AF196990

Praktische huisartsgeneeskunde

Praktische huisartsgeneeskunde

In de reeks Praktische huisartsgeneeskunde verschijnen uitgaven met praktische en klachtgerichte informatie over de verschillende deelgebieden van de huisartsgeneeskunde.

De boeken zijn te bestellen via de boekhandel of rechtstreeks via de webwinkel van uitgeverij Bohn Stafleu van Loghum: www.bsl.nl

Redactie:
Prof. dr. P.J.E. Bindels
Dr. M.M.M. Brueren (reviewend reeksredacteur Oncologie)
Prof. dr. J.W.M. Muris
Prof. dr. A. De Sutter
Prof. dr. N.J. de Wit

onder redactie van:
A.J. Berendsen
S. Van Belle

Oncologie

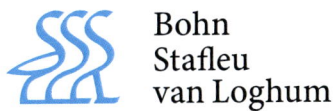
Bohn
Stafleu
van Loghum

Houten 2017

ISSN 1567–7672
Praktische huisartsgeneeskunde
ISBN 978-90-368-0960-3
DOI 10.1007/978-90-368-0961-0

ISSN 2542–4998 (electronic)

ISBN 978-90-368-0961-0 (eBook)

© Bohn Stafleu van Loghum, onderdeel van Springer Media BV 2017
Alle rechten voorbehouden. Niets uit deze uitgave mag worden verveelvoudigd, opgeslagen in een
geautomatiseerd gegevensbestand, of openbaar gemaakt, in enige vorm of op enige wijze, hetzij
elektronisch, mechanisch, door fotokopieën of opnamen, hetzij op enige andere manier, zonder
voorafgaande schriftelijke toestemming van de uitgever.

Voor zover het maken van kopieën uit deze uitgave is toegestaan op grond van artikel 16b Auteurswet j° het
Besluit van 20 juni 1974, Stb. 351, zoals gewijzigd bij het Besluit van 23 augustus 1985, Stb. 471 en artikel
17 Auteurswet, dient men de daarvoor wettelijk verschuldigde vergoedingen te voldoen aan de Stichting
Reprorecht (Postbus 3060, 2130 KB Hoofddorp). Voor het overnemen van (een) gedeelte(n) uit deze uitgave
in bloemlezingen, readers en andere compilatiewerken (artikel 16 Auteurswet) dient men zich tot de uitgever
te wenden.

Samensteller(s) en uitgever zijn zich volledig bewust van hun taak een betrouwbare uitgave te verzorgen.
Niettemin kunnen zij geen aansprakelijkheid aanvaarden voor drukfouten en andere onjuistheden die
eventueel in deze uitgave voorkomen.

NUR 870/876
Basisontwerp omslag: Studio Bassa, Culemborg
Automatische opmaak: Scientific Publishing Services (P) Ltd., Chennai, India

Bohn Stafleu van Loghum
Het Spoor 2
Postbus 246
3990 GA Houten

www.bsl.nl

Voorwoord

Elk jaar wordt in België en Nederland bij respectievelijk ongeveer 65.000 en 102.500 personen kanker vastgesteld. Een huisarts met een normpraktijk van 2.350 patiënten heeft binnenkort 100 (ex-)kankerpatiënten in de praktijk. Dit aantal neemt nog steeds toe, onder
andere omdat de bevolking ouder wordt. Een deel van de stijging van de kankerincidentie is echter niet alleen door de vergrijzing te verklaren, waarschijnlijk zijn veranderende
leefgewoonten mede de oorzaak. Hoewel de absolute sterfte ook toeneemt, neemt de relatieve sterfte af. Anders gezegd, de procentuele kans op overlijden door kanker daalt steeds
meer. Deze overleving neemt onder andere toe door vroege opsporing van kanker, maar
vooral doordat de behandeling van kanker de afgelopen jaren sterk veranderd is, mede
door de introductie van nieuwe behandelingen. Deze nieuwe behandelingen omvatten de
zogenoemde 'doelgerichte' therapie die aangrijpt op kwaadaardige eigenschappen van de
tumorcel en 'immuuntherapie' die aangrijpt op het immuunsysteem van de patiënt. De ontwikkelingen van deze therapieën gaan ook vandaag de dag erg snel. De palliatieve behandeling van kanker kan daardoor voor sommige soorten kanker jaren (>10 jaar) duren.
Daarnaast is er een verschuiving van wat vroeger nog een palliatieve behandeling was naar
wat nu, en waarschijnlijk in de toekomst nog meer, een behandeling met curatieve opzet is
geworden. Dit geldt inmiddels voor een beperkt aantal situaties, maar de verwachting is dat
deze trend zich zal doorzetten. De huisarts kan een belangrijke rol spelen bij het nemen van
al deze behandelbeslissingen.

Door al deze ontwikkelingen wordt kanker steeds meer gezien als een chronische ziekte.
Deze evolutie heeft een belangrijke impact op de plaats van de huisarts in het hele proces.
Een huisarts wordt immers op verschillende tijdstippen van het ziekteproces geconfronteerd
met kankerpatiënten, zowel in de diagnostische fase, de behandelfase, de follow-up fase, de
palliatieve fase, als de terminale fase. Met de verschuiving van het behandelarsenaal verandert ook de positie van de huisarts in de begeleiding van kankerpatiënten. Daarmee treden
niet alleen de langetermijneffecten van de ziekte zelf maar ook die van de vaak toxische
behandeling, meer op de voorgrond. De ziekte zelf en de behandeling hebben vaak na jaren
nog schadelijke gevolgen voor de gezondheid en het dagelijks functioneren.

Praktische huisartsgeneeskunde Oncologie gaat in op deze (veranderende) rol van de huisarts nu en in de toekomst bij de zorg rond de oncologische patiënt in de dagelijkse praktijk.
In een inleidend deel komen algemene onderwerpen aan bod, zoals incidentie/prevalentie/
sterfteaantallen, en de veranderende rol van de huisarts in de toekomst. Maar ook preventie, diagnostiek, erfelijkheid, nieuwe behandelmethoden, herstel en revalidatie, psychologische distress, de organisatie van de oncologische zorg in Nederland en Vlaanderen en de rol
van de huisarts bij palliatieve zorg. In het tweede deel worden aan de hand van casuïstiek
de volgende vormen van kanker besproken: colorectale kanker, borstkanker, prostaatkanker, longkanker en gepigmenteerde huidkanker. Daarbij wordt ook ingegaan op de rol van
de huisarts. Vanaf het eerste contact bij de klacht (diagnostiek, verwijzing); de rollen die
de huisarts vervult voor de patiënt en familie tijdens de behandeling van de specialist; tijdens het controletraject bij het signaleren van langetermijneffecten; en tijdens het palliatieve
traject.

Het boek is geschreven door verschillende auteurs met verschillende achtergronden uit Nederland en België. Wij danken de auteurs voor hun bijdragen. Wij hopen met deze uitgave de lezer een goede weergave te geven van de huidige stand van zaken.

A.J. Berendsen
S. Van Belle
Groningen, The Netherlands
Gent, Belgium
November 2016

Inhoud

Deel II The Big Five

Lijst van redacteuren en auteurs

Redacteuren

Dr. A.J. Berendsen
Huisarts, onderzoeker en docent
Huisartsgeneeskunde, Universitair Medisch
Centrum Groningen

Prof. dr. S. Van Belle
Gewoon Hoogleraar Medische oncologie,
Universiteit Gent, medisch oncoloog, Dienst
Medische Oncologie, Universitair Ziekenhuis Gent

Auteurs

Drs. S.W.M.C. Accord-Maass
Afdeling Huisartsgeneeskunde, Universitair
Medisch Centrum Groningen

Dr. K.M. van Asselt
Huisarts te Kockengen, senior-onderzoeker
Academisch Medisch Centrum Amsterdam

Dr. J.D.W. van der Bilt
Gastro-intestinaal chirurg, Afdeling Chirurgie,
Academisch Medisch Centrum Amsterdam/
Flevoziekenhuis Almere

Prof. dr. P.J.E. Bindels
Huisartsgeneeskunde, Erasmus Medisch Centrum
Rotterdam

Dr. M.H. Blanker
Huisarts-epidemioloog, Afdeling
Huisartsgeneeskunde, Universitair Medisch
Centrum Groningen tevens Huisartsenpraktijk
Blanker & Thiele, Zwolle

Prof. dr. G.H. de Bock
Afdeling Epidemiologie, Universitair Medisch
Centrum Groningen

Prof. dr. V. Cocquyt
Medisch oncoloog, Universitair Ziekenhuis Gent

Drs. M. Corsten
Huisarts te Elst Overbetuwe

E. Decoene
Verpleegkundig specialist Oncologie, Universitair
Ziekenhuis Gent

Dr. D. De Maeseneer
Medisch oncoloog, Dienst Medische
Oncologie – urogenitale tumoren, Universitair
Ziekenhuis Gent, Algemeen Ziekenhuis Sint-Lucas
Brugge

Dr. A. De Sutter
Vakgroep Huisartsgeneeskunde en
Eerstelijnsgezondheidszorg, Universiteit Gent,
tevens huisarts

Prof. dr. M. Deveugele
Vakgroep Huisartsgeneeskunde en
Eerstelijnsgezondheidszorg, Universiteit Gent

Prof. dr. D. Devroey
Vakgroep Huisartsgeneeskunde, Vrije Universiteit,
Brussel

Prof. dr. W. Distelmans
Radiotherapeut-oncoloog, hoogleraar Palliatieve
geneeskunde, Vrije Universiteit Brussel, Hoofd
Supportieve & Palliatieve Zorg, Universitair
Ziekenhuis Brussel

Prof. dr. K. Geboes
Maag-, darm-, leverarts met bijzondere
bekwaamheid in de oncologie, Afdeling Maag-,
darm- en leverziekten, Universitair Ziekenhuis
Gent

Drs. B.C.M. Gijsen
Senior adviseur, Integraal Kankercentrum
Nederland, Utrecht

Dr. W.K. van der Heide
Afdeling Huisartsgeneeskunde, Universitair
Medisch Centrum Groningen

K. Henau
Stichting Kankerregister Brussel

Dr. T.J.N. Hiltermann
Longarts aandachtsgebied oncologie, Afdeling
Longziekten en Tuberculose, Universitair Medisch
Centrum Groningen

Dr. V. Kruse
Medisch oncoloog, klinisch farmacoloog,
staflid Dienst Medische Oncologie, Universitair
Ziekenhuis Gent

Drs. M.A. de Meij
Huisarts, Palliatief team OLVG, Oncologisch
Centrum Amsterdam, Expertisecentrum Palliatieve
Zorg Academisch Medisch Centrum Amsterdam

Dr. E. Naert
Medisch oncoloog, Universitair Ziekenhuis Gent

Dr. J. Nuver
Medisch oncoloog, Afdeling Medische oncologie,
Universitair Medisch Centrum Groningen

Dr. F. Poelaert
Arts urologie, Dienst Urologie, Universitair
Ziekenhuis Gent

Prof. dr. B. Poppe
Centrum voor Medische Genetica, Universitair
Ziekenhuis Gent

Dr. P. Pype
Vakgroep Huisartsgeneeskunde en
Eerstelijnsgezondheidszorg, Universiteit Gent

Dr. E. Rácz
Afdeling Dermatologie, Universitair Medisch
Centrum Groningen

Prof. dr. S. Rottey
Medisch oncoloog, klinisch farmacoloog, staflid
Medische Oncologie – urogenitale tumoren,
diensthoofd Dienst voor Geneesmiddelenonderzoek,
Universitair Ziekenhuis Gent

Dr. H.J. Schers
Afdeling Eerstelijnsgeneeskunde, Radboudumc
Nijmegen, tevens huisarts Gezondheidscentrum
Thermion te Lent

Prof. dr. S. Siesling
Senior researcher Integraal Kankercentrum
Nederland (IKNL), Nederlandse Kankerregistratie,
Utrecht, Universiteit Twente, Health Technology
and Services

Prof. dr. V. Surmont
Longarts/thoracaal oncoloog, Dienst Longziekten/
Thoracale oncologie, Universitair Ziekenhuis Gent

Dr. L. Van Eycken
Directeur Stichting Kankerregister Brussel

B. Van Ruymbeke
Fysiotherapeut, Dienst Fysische geneeskunde en
Revalidatie, Universitair Ziekenhuis Gent

Dr. O. Visser
Integraal Kankercentrum Nederland (IKNL),
Nederlandse Kankerregistratie, Utrecht

Drs. B.S. Wanrooij
Huisarts n.p., Amsterdam, kaderhuisarts palliatieve
zorg, consulent palliatieve zorg

Prof. J.J.J. Weyler
Epidemiologie en Sociale Geneeskunde,
Universiteit Antwerpen

Dr. J. Wind
Huisarts en senior onderzoeker, Afdeling
Huisartsgeneeskunde, Academisch Medisch
Centrum Amsterdam

Prof. dr. N.J. de Wit
Julius Centrum voor Gezondheidswetenschappen
en Eerstelijns Geneeskunde, Universitair Medisch
Centrum Utrecht

Dr. M.W.J.M. Wouters
Chirurg-oncoloog, Nederlands Kanker
Instituut – Antoni van Leeuwenhoek, Amsterdam

Deel I Algemeen

Kankerepidemiologie: incidentie, prevalentie, sterfte en verwachtingen

L. Van Eycken, K. Henau, O. Visser en S. Siesling

Samenvatting

Elk jaar wordt in België en Nederland bij ongeveer 65.000 en 102.500 personen kanker vastgesteld. De huisarts wordt op verschillende tijdstippen van het ziekteproces geconfronteerd met kankerpatiënten. Het incidentiecijfer is voor de huisarts belangrijk, omdat dit aangeeft hoe groot de kans is dat een patiënt met een bepaald type kanker zich aanbiedt in de praktijk. Ongeveer 42 % van deze patiënten overlijdt ten gevolge van kanker. Deze cijfers hebben een onmiddellijke impact op de praktijk van de huisarts. Hij of zij is immers vaak de spilfiguur in de behandeling en begeleiding van de patiënt vanaf diagnose tot aan het levenseinde (palliatieve zorg, symptomatische en comforttherapie). Wat betreft de organisatie van de zorg moeten we rekening houden met een stijgende trend van de kankerincidentie, die zich de volgende jaren zal voortzetten. In dit hoofdstuk introduceren we de begrippen kankerincidentie, sterfte en prevalentie en vermelden we telkens enkele kerncijfers ter illustratie. De verwachtingen voor de kankerincidentie in de toekomst (2025) worden kort besproken. Daarnaast wordt het belang van de kankerregistraties als bron van dit hoofdstuk toegelicht.

© Bohn Stafleu van Loghum, onderdeel van Springer Media BV 2017
A.J. Berendsen, S. Van Belle (Red.), *Oncologie*, Praktische huisartsgeneeskunde,
DOI 10.1007/978-90-368-0961-0_1

1.1 Kankerincidentie in België en Nederland

1.1.1 Algemeen

In 2013 werden in België 65.487 nieuwe diagnoses van kanker gesteld (alle invasieve tumoren, exclusief non-melanoma huidkanker), waarvan 34.542 bij mannen en 30.945 bij vrouwen. Voor Nederland betreft dit 102.578 nieuwe diagnoses, waarvan 53.573 bij mannen en 49.005 bij vrouwen. Zowel in Nederland als in België zal één op de drie mannen en één op de vier vrouwen met de ziekte te maken krijgen vóór zijn of haar 75e verjaardag.

Kankerincidentie, maar ook sterfte, wordt uitgedrukt in het aantal nieuwe ziekte- of sterfgevallen per 100.000 personen per jaar (◗tab. 1.1). Het onderling vergelijken van deze bruto-incidentiecijfers (N/100.000 persoonsjaren) kan een foutief beeld geven als gevolg van eventuele verschillen in de leeftijdsstructuur van de populaties die men wenst te vergelijken. Het risico op kanker neemt immers toe met de leeftijd. Dit zou met zich meebrengen dat de kankerincidentie bij een oudere populatie hoger uitvalt dan bij een jongere populatie en een 'vertekend' beeld geeft. Dit probleem kan worden ondervangen door bij de berekening van de incidentie een standaardisatie voor leeftijd toe te passen. Bij de directe standaardisatie maakt men bijvoorbeeld gebruik van de Europese standaardpopulatie. De voor leeftijd gestandaardiseerde incidentie (of sterfte) wordt eveneens uitgedrukt in het aantal ziektegevallen per 100.000 personen per jaar. De incidentie wordt voor mannen en vrouwen apart weergegeven in ◗tab. 1.1.

Het risico op kanker, berekend op basis van de voor leeftijd gestandaardiseerde incidentie (ESR), is in België 22 % en in Nederland 17 % hoger voor mannen dan voor vrouwen.

1.1.2 Kankerincidentie en leeftijd

De incidentie van kanker of het risico op kanker hangt zeer nauw samen met de leeftijd. ◗Figuur 1.1 geeft voor alle tumoren samen en per geslacht de leeftijdsspecifieke incidentie weer per vijf jaar leeftijdscategorie. Kanker treft voornamelijk oudere personen: ongeveer 64 % van de vrouwen en 75 % van de mannen is 60 jaar of ouder op het ogenblik van de diagnose.

Kanker bij kinderen (0–14 jaar) en adolescenten (15–19 jaar) is zeldzaam. In 2013 werden in België en Nederland respectievelijk 584 en 629 jonge mensen met een diagnose van kanker geconfronteerd. Dat is in beide landen minder dan 1 % van alle kankergevallen. Mannen en vrouwen vertonen onder andere qua leeftijd een verschillend risicopatroon. Het risico op kanker stijgt vanaf jongere leeftijd bij vrouwen (30 jaar) en is vóór de leeftijd van 50 jaar bijna twee keer hoger dan bij mannen. Dit is in deze leeftijdscategorie voornamelijk te wijten aan het melanoom, borst-, schildklier- en baarmoederhalskanker. Na de leeftijd van 45 jaar is er een snelle toename van het risico bij mannen en vanaf 65 jaar is de kankerincidentie bij mannen twee keer hoger dan bij vrouwen. Dit hangt samen met de hoge incidentie bij mannen van prostaat- en aan roken gerelateerde kankersoorten zoals blaas-, long- en hoofd- en halskanker.

1.1.3 De meest frequente tumoren in België en Nederland, 2013

In 2013 is prostaatkanker de meest frequente tumor bij de man (in België 23 % van alle kankers en in Nederland 21 %), gevolgd door long- (België 17 %, Nederland 13 %) en

◘ **Tabel 1.1**   Kankerincidentie in België en Nederland, 2013

incidentie 2013	mannen			vrouwen		
	N	bruto-incidentie (N/100.000 persoonsjaren)	ESR[a]	N	bruto-incidentie (N/100.000 persoonsjaren)	ESR[a]
België	34.542	634,1	492,7	30.945	547,5	402,7
Nederland	53.573	643,8	494,3	49.005	577,7	421,7

[a] ESR: voor leeftijd gestandaardiseerde incidentie, gebruikmakend van de Europese standaardpopulatie en uitgedrukt in N/100.000 persoonsjaren.

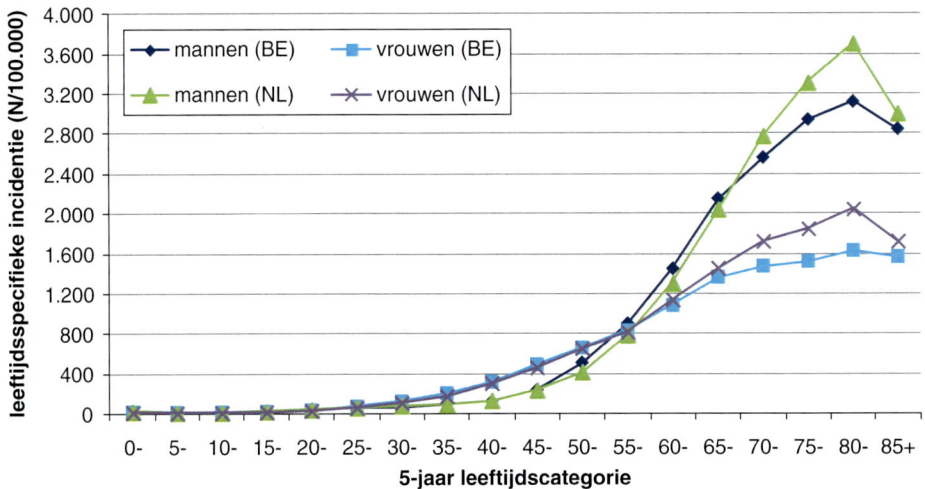

◘ **Figuur 1.1**   Leeftijdsspecifieke incidentie per *vijf jaar leeftijdscategorie* voor alle kankers, 2013, België en Nederland

dikkedarmkanker (België en Nederland 14 %). Bij de vrouwen is borstkanker verantwoordelijk voor een derde van alle tumoren en daarmee ook het meest frequente type, gevolgd door dikkedarm- (België 13 %, Nederland 12 %) en longkanker (België 8 %, Nederland 10 %). Deze vier tumoren vertegenwoordigen samen meer dan 50 % van alle kankers. ◘ Figuur 1.2 geeft een overzicht van de incidentie van en sterfte aan de meest frequente tumoren bij mannen en vrouwen in België en Nederland.

De verdeling van de primaire tumorlokalisaties varieert ook per leeftijdscategorie. Bij kinderen tot en met de leeftijd van 14 jaar zijn leukemie, lymfomen, hersen- en niertumoren het meest frequent. Hematologische maligniteiten, hersentumoren, melanoom, testis- en baarmoederhalskanker komen meer voor op jonge tot middelbare leeftijd, terwijl de tumoren met de grootste aantallen (bijv. borst-, prostaat-, long-, baarmoeder- en dikkedarmkanker) voornamelijk in de oudere leeftijdscategorieën te vinden zijn.

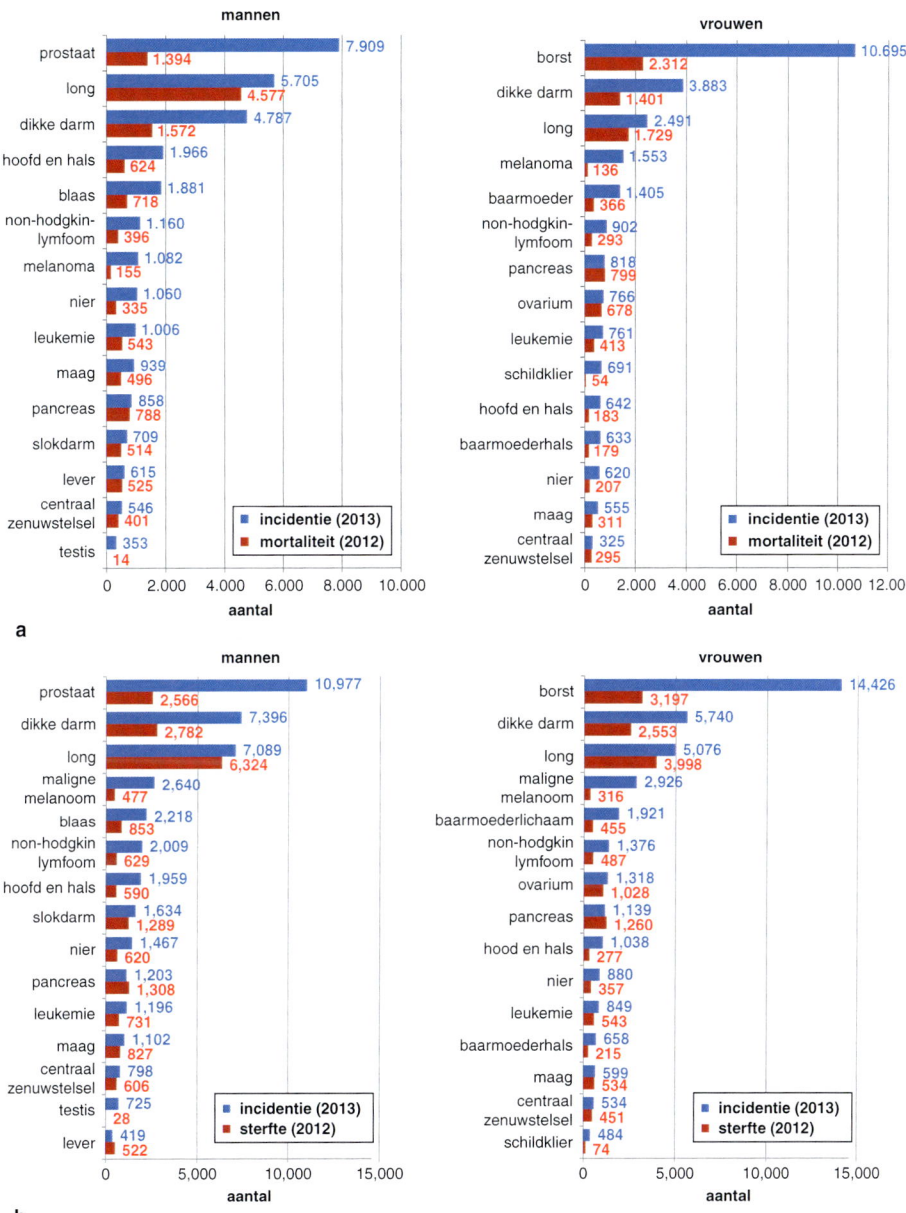

Figuur 1.2 Overzicht van de *incidentie* van en sterfte aan de meest frequente tumoren bij *mannen* en *vrouwen* voor België (**a**) en Nederland (**b**) (absolute *aantallen*)

1.2   Sterfte ten gevolge van kanker

In 2012 stierven er in België en Nederland respectievelijk 26.923 en 43.666 personen ten gevolge van kanker. Daarmee is kanker in Nederland doodsoorzaak nummer één; in België komt kanker op de tweede plaats na sterfte ten gevolge van cardiovasculaire ziekten. In België betrof het 15.146 mannen en 11.777 vrouwen; in Nederland kwam dit neer op 23.710 mannen en 19.956 vrouwen (◘tab. 1.2).

Het risico om te sterven aan kanker, berekend op basis van de voor leeftijd gestandaardiseerde sterfte (ESR), is in België 67 % en in Nederland 44 % hoger bij mannen dan bij vrouwen. Het belangrijke aandeel van prognostisch minder gunstige tumoren bij mannen, waaronder de aan roken gerelateerde tumoren zoals long-, slokdarm- en hoofd- en halskanker, kan dit grotendeels verklaren.

◘Figuur 1.3 biedt een overzicht van het jaarlijks aantal sterfgevallen voor de meest frequente tumoren bij mannen en vrouwen voor België en Nederland en plaatst deze in relatie tot de incidentie. Longkanker is bij mannen de voornaamste doodsoorzaak ten gevolge van kanker (30 % van de totale kankersterfte in België, 27 % in Nederland) gevolgd door dikkedarm- (België 11 %, Nederland 12 %) en prostaatkanker (België 9 %, Nederland 11 %). Bij vrouwen is dit de sterfte door borstkanker (België 20 %, Nederland 16 %), gevolgd door long- (België 15 %, Nederland 20 %) en dikkedarmkanker (België 12 %, Nederland 13 %).

1.3   Evolutie kankerincidentie en sterfte in België en Nederland

1.3.1   Evolutie kankerincidentie voor de periode 2004–2013

In België is het jaarlijks aantal nieuwe invasieve tumoren tussen 2004 en 2013 gestegen met 12 %, namelijk van 58.465 naar 65.487 en in Nederland met 25 % van 81.314 naar 101.885. Deze stijging is in de beide landen voornamelijk te wijten aan de vergrijzing en de groei van de bevolking. Andere oorzaken van deze stijging hebben te maken met wijziging in levensstijl en risicofactoren (UV, obesitas, roken, alcohol, HPV, etc.). Daarnaast spelen vroege ontdekking door het bevolkingsonderzoek, zoals voor borstkanker en (in de toekomst eveneens) het vrij recent opgestarte dikkedarmkanker screeningsprogramma, een rol. Ook opportunistische screeningsactiviteiten (bijv. PSA-bepaling) en vroegtijdige diagnose door meer geavanceerde beeldvormingstechnieken beïnvloeden de cijfers. Door al deze verschillende factoren vertoont elk type kanker in beide landen een specifieke evolutie (toename, afname, stabiel).

Wanneer er rekening wordt gehouden met de stijgende gemiddelde leeftijd en het grotere aantal ouderen in de bevolking (de vergrijzing) in de berekeningen, stelt men bij de evolutie van de voor leeftijd gestandaardiseerde incidentie vast, dat het risico op kanker voor beide geslachten samen over de periode 2004–2013 in België vrij stabiel blijft en in Nederland met 4 % is gestegen.

De voor leeftijd gestandaardiseerde incidentie bij mannen in België neemt langzaam af met 0,6 % per jaar. ◘Figuur 1.3 geeft per geslacht de evolutie van de voor leeftijd gestandaardiseerde incidentie (ESR) en sterfte weer voor alle kankers samen voor de periode 2004–2013. De snelle daling van de prostaatkankerincidentie sinds 2006 (−3,5 % per jaar) en een continue daling van de hoofd- en halstumoren (−1,4 % per jaar) en longkanker (−1,2 % per jaar) zijn hiervoor voornamelijk verantwoordelijk.

Tabel 1.2	Sterfte ten gevolge van kanker in België en Nederland, 2012					
sterfte 2012	**mannen**			**vrouwen**		
	N	**bruto-incidentie (N/100.000 persoonsjaren)**	**ESRª**	**N**	**bruto-incidentie (N/100.000 persoonsjaren)**	**ESRª**
België	15.146	279,8	205,8	11.777	209,5	123,4
Nederland	23.710	285,8	219,0	19.956	235,9	151,7

ª ESR: voor leeftijd gestandaardiseerde mortaliteit, gebruikmakend van de Europese Standaard Populatie en uitgedrukt in N/100.000 persoonsjaren.

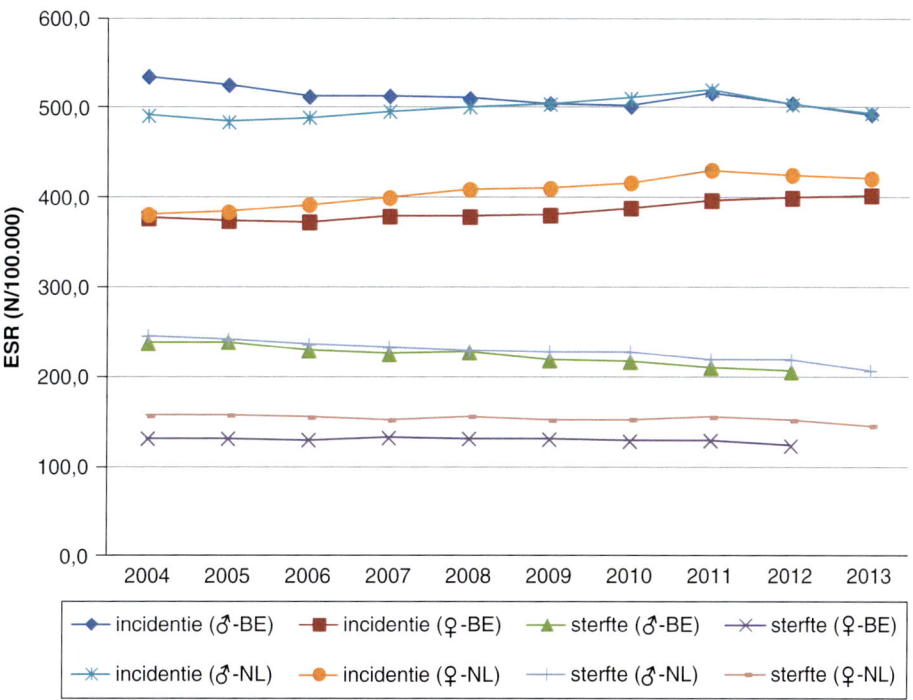

Figuur 1.3   Evolutie van de voor leeftijd gestandaardiseerde (ESR) *incidentie* en *sterfte* voor de periode 2004–2013 in België en Nederland

De voor leeftijd gestandaardiseerde incidentie bij mannen in Nederland blijft vrijwel constant (**□** fig. 1.3). In Nederland daalde voornamelijk de incidentie van longkanker gestaag (−1,3 % per jaar). Darmkanker steeg daarentegen, waardoor de incidentie voor alle tumoren vrijwel gelijk bleef. Bij prostaatkanker werd geen toename of afname gezien voor deze periode.

Bij de Belgische vrouwen zien we een stijging van de kankerincidentie met 1 % per jaar ten gevolge van de toename van aan roken gerelateerde kankers (voornamelijk longkanker en hoofd- en halstumoren). Vrouwen zijn later begonnen met roken dan mannen en het effect ervan laat zich nu voelen in de cijfers. In Nederland zien we ook een stijging van de kankerincidentie met 1 % per jaar, die zich ook voornamelijk laat verklaren door een stijging in longkanker en in mindere mate door hoofd- en halstumoren.

1.3.2 Evolutie van de sterfte ten gevolge van kanker voor de periode 2004–2012

Het risico om te sterven aan kanker daalt voortdurend. Bij de Belgische mannen daalt dit met 1,6 % per jaar, wat meteen driemaal sneller is dan bij de vrouwen (−0,5 % per jaar) (zie ◻fig. 1.3). In Nederland zien we een gelijksoortige daling in sterfte.

Een gewijzigde levensstijl heeft zeer zeker invloed gehad op de sterfte: bij mannen is de daling vooral te danken aan een vermindering van het aantal longkankers. Longkanker heeft met de sombere prognose en een daling van de incidentie een vrij onmiddellijk, belangrijk en gunstig effect op de sterftecijfers.

Deze verbetering is ook toe te schrijven aan betere diagnostische hulpmiddelen, zoals meer gevoelige medische beeldvormingstechnieken en aan het bevolkingsonderzoek, die een (meer) vroegtijdige diagnose mogelijk maken. Een vroegtijdige diagnose biedt mogelijkheden voor een betere behandeling en prognose.

Een in diverse opzichten verbeterde behandeling verklaart eveneens deze goede resultaten, zoals geavanceerde en minder invasieve chirurgische technieken, geoptimaliseerde radiotherapeutische behandelingen, nieuwe chemotherapeutische middelen, combinaties van therapieën. Daarnaast evolueert de kennis van de tumorkarakteristieken, die het mogelijk maakt meer doelgerichte en gepersonaliseerde behandelingen te starten.

Sterftecijfers zijn voor België afkomstig van 'Statistics Belgium' en voor Nederland van het Centraal Bureau voor de Statistiek (CBS). Sterftecijfers vormen een essentieel onderdeel voor de interpretatie van de subtiele samenhang tussen kankerincidentie, -overleving en -sterfte en de evolutie ervan.

1.3.3 Verwachtingen: voorspelling van de kankerincidentie in het jaar 2025

In 2025 zullen er naar schatting 78.000 nieuwe kankerdiagnoses gesteld worden, wat meteen een toename in aantallen betekent van 19 % in België ten opzichte van 2013. In Nederland zal het aantal nieuwe kankerdiagnoses in 2025 ongeveer 156.000 bedragen, een toename van 53 %. In absolute cijfers zal de stijging van het aantal tumoren bij mannen vooral te wijten zijn aan de veroudering en de groei van de populatie (die in Nederland ongunstiger uitpakt dan in België), terwijl bij vrouwen voornamelijk als gevolg van het gewijzigde rookpatroon een additionele toename verwacht wordt.

De meer uitgesproken toename in Nederland wordt mogelijk veroorzaakt door verschillen in demografische ontwikkeling. In Nederland was er van 1943 tot en met 1972 een enorme babyboom. In België was de toename in het aantal geboorten beperkter. De eerste Nederlandse babyboomers zijn inmiddels met pensioen. De groei van het aantal ouderen houdt in Nederland nog enkele decennia aan, wat leidt tot een sterke toename van de kankerincidentie.

Door de latentietijd – de tijd die nodig is tot een tumor zich heeft ontwikkeld en zich openbaart – wordt verwacht dat vrouwen hun sterke inhaalslag op mannen zullen voortzetten, vooral wat tabakgerelateerde tumoren betreft (long-, hoofd- en halstumoren), terwijl voor de mannen een blijvend dalende trend verwacht wordt voor deze kankers evenals voor prostaatkanker.

Het aantal nieuwe diagnoses evenals het risico om kanker te ontwikkelen zal hierdoor in 2025 ongeveer evenredig verdeeld zijn tussen mannen en vrouwen.

1.4 Prevalentie van kanker

Prevalentiecijfers geven aan hoeveel mensen er in het verleden (bijv. 1, 5, 10, 20 jaar geleden) kanker kregen én op een bepaalde datum nog in leven zijn. Deze mensen hebben potentieel medische zorg en/of ondersteuning nodig.

Prevalentie op korte termijn (1 of 5 jaar) wordt voornamelijk gevormd door personen met een nieuwe diagnose, personen in behandeling en/of personen die intensieve verzorging en follow-up nodig hebben (risico op recidief en bijwerkingen). Prevalentie op lange termijn (10, 15 of 20 jaar) voegt aan de voorgaande groep de personen toe die genezen zijn van kanker, personen die worden gevolgd vanwege risico op recidief en personen die zorg ontvangen vanwege een recidief en/of bijwerkingen ten gevolge van vroegere behandelingen.

Dankzij de prevalentiecijfers kan men de nodige middelen en medische behoeften inschatten die niet alleen noodzakelijk zijn voor de behandeling maar ook voor het vervolg en de aanpak van fysieke en mentale gevolgen van de ziekte evenals voor de hulp bij sociale re-integratie. Prevalentiecijfers kunnen bijdragen aan de organisatie van een gezondheidszorgsysteem dat gebaseerd is op de zorgbehoeften van de bevolking. Huisartsen spelen een cruciale rol bij deze mensen in de follow-up en nazorgfase. De stijgende prevalentie en de toename van het aantal nieuwe patiënten met kanker zullen bijkomende druk voor de huisartsenpraktijk met zich meebrengen evenals de noodzaak van een goede organisatie van de gezondheidszorg.

Meer dan 425.000 personen in België (ongeveer 205.000 mannen en 220.000 vrouwen) die in de afgelopen twintig jaar (1991–2010) de diagnose kanker kregen, waren in leven op 31 december 2010; dit is 4 % van de Belgische bevolking die leeft met kanker of die in het verleden kanker heeft gehad. Van hen kregen bijvoorbeeld 130.000 vrouwen de diagnose borstkanker en 55.000 personen (mannen en vrouwen) de diagnose dikkedarmkanker. De helft van deze personen was 70 jaar en ouder (210.000 mensen). Dit betekent dat één op zes in deze leeftijdscategorie de diagnose kanker kreeg in de afgelopen twintig jaar.

In Nederland waren er op 31 december 2011 meer dan 571.000 personen (ongeveer 253.000 mannen en 318.000 vrouwen) in leven die de afgelopen twintig jaar de diagnose kanker hebben gekregen; dit is 3,3 % van de Nederlandse bevolking. In deze afgelopen twintig jaar kregen meer dan 144.000 vrouwen de diagnose borstkanker en bijna 79.000 personen de diagnose dikkedarmkanker. Ook in Nederland betrof dit voornamelijk de oudere populatie (◘ fig. 1.4).

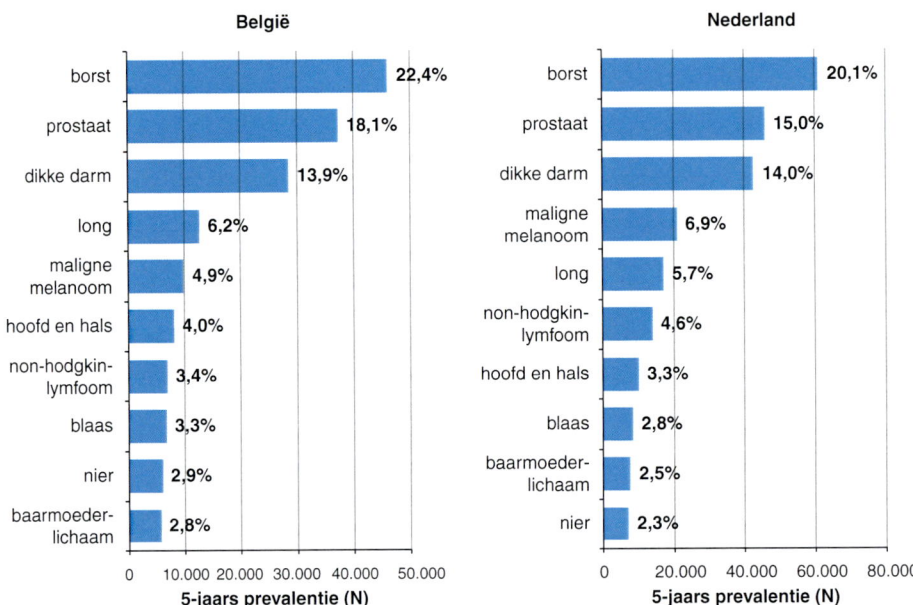

□ Figuur 1.4   De tien meest frequente *5-jaarsprevalente* vormen van kanker in *België* en *Nederland*

1.5   Het belang van de kankerregistratie

Kankerregistratie levert een schat aan informatie voor zorgverleners en onderzoekers, voor de beleidsmakers en voor het algemene publiek. Op basis van de gegevens ontstaan inzichten in de kenmerken van de verschillende vormen van kanker, de trends in de tijd en in de ruimte en de (mogelijke) oorzaken van kanker. De verkregen effecten van primaire en secundaire preventiecampagnes kunnen bestudeerd en gemeten worden. Primair zorgden de kankerregistraties voor inzage in de incidentie, prevalentie en overleving, maar nu spelen zij ook steeds meer een rol in de evaluatie van de kwaliteit van zorg. In de kankerregistratie worden steeds meer gegevens opgenomen (of door middel van koppelingen toegankelijk gemaakt) betreffende het stadium van de ziekte, specifieke tumorkenmerken, diagnostische procedures, behandeling en follow-up. In dit kader maken de gegevens uit de kankerregistratie het ook mogelijk om de resultaten van de behandeling te evalueren onder meer op basis van proces- en uitkomstindicatoren. Hiermee kan bijvoorbeeld de introductie van nieuwe richtlijnen, nieuwe technologieën, dure medicatie en wijzigingen in de organisatie van de zorg voor de kankerpatiënt gevolgd worden.

Geraadpleegde literatuur

Algemene Directie Statistiek België (Statistics Belgium ► www.statbel.fgov.be/).
Armstrong BK. The role of the cancer registry in cancer control. Cancer causes control. 1992;3:569–79.
Centraal Bureau voor de Statistiek (CBS: ► www.statline.nl).
Donabedian A. Quality of care. How can it be assessed? JAMA. 1988;260:1743–8.
► www.cijfersoverkanker.nl Geraadpleegd op 01 februari 2016 via ► http://www.kankerregister.org/media/docs/publications/BCR_publicatieCancerBurden2015.pdf.

De rol van de huisarts in de toekomst

H.J. Schers en A. De Sutter

Samenvatting

De rol van de huisarts in de oncologische zorg zal veranderen in de nabije toekomst. In ieder geval zullen meer patiënten in de gemiddelde praktijk kanker hebben, en de patiënten zullen langer overleven. Met de voortschrijding van technologische ontwikkelingen zal veel informatie over kanker vroeger en dichter bij de patiënt verzameld worden. De patiënten zullen hierover vragen hebben en met deze vragen vaak bij de huisarts aankloppen. Als er eenmaal kanker is geconstateerd en behandelingen zijn ingezet, dan zullen die behandelingen dichter bij huis en zelfs thuis kunnen worden gegeven. Hierbij zullen professionals uit ziekenhuizen zijn betrokken die in nauwe verbinding staan met de eerste lijn. Dit vraagt nieuwe competenties van de professionals en interprofessionele samenwerking in netwerkzorg. In de nazorgfase en ook in de laatste levensfase zullen de taken tussen de diverse professionele rollen steeds verder uitkristalliseren, waardoor patiënten nog vaker op hun plaats van voorkeur kunnen overlijden.

© Bohn Stafleu van Loghum, onderdeel van Springer Media BV 2017
A.J. Berendsen, S. Van Belle (Red.), *Oncologie*, Praktische huisartsgeneeskunde,
DOI 10.1007/978-90-368-0961-0_2

Casus Een toekomstscenario

Terwijl u 's avonds bezig bent met de verwerking van uw elektronische post, ziet u dat er een e-consult is aangevraagd door mw. Janssen. Ze is een vitale weduwe van 84 jaar oud. Ze meldt u dat haar ontlasting veranderd is. Ze heeft last van verstopping en er zit wat slijm bij. Ze vraagt u of u iets kunt voorschrijven. U raadpleegt het elektronisch patiëntendossier. U ziet dat mw. Janssen twee jaar geleden netjes heeft meegedaan aan het bevolkings- onderzoek op dikkedarmkanker (iFOBT). De leeftijdsgrens hiervoor is onder politieke druk een aantal jaren geleden opgetrokken van 75 naar 85 jaar. De test was toen niet verdacht. U ziet in het elektronische risicoprofiel wel dat twee van haar familieleden dikkedarmkanker hebben gehad. Haar risicoprofiel is sinds kort ook ingevoerd in het Huisarts Informatie Systeem. Het profiel berekent de kans dat de klachten van mw. Janssen berusten op een coloncarcinoom. U vertrouwt het mede hierdoor niet helemaal en nodigt haar uit voor een consult. Na anamnese en lichamelijk onderzoek bespreekt u met haar dat u niet kunt uitsluiten dat het dikkedarmkanker is. Mw. Janssen geeft aan dat ze daarvoor dan nog wel behandeld zou willen worden. Na verdere analyse in een sneltraject wordt de diagnose coloncarcinoom gesteld. Er zijn geen aanwijzingen voor uitzaaiingen.

Vóór de operatie belt de chirurg u op om te overleggen hoe u als huisarts tegen de situatie aankijkt. U legt dat vast in het ziekenhuisdossier van patiënte, waartoe u sinds enkele jaren toegang heeft. Mw. Janssen wordt snel geopereerd. Ze herstelt goed van de operatie. Tijdens het ontslaggesprek bent u daarbij via beeldverbinding virtueel aanwezig en worden er afspraken gemaakt over het vervolgtraject. Er zullen nog vier maanden chemokuren volgen; deze worden in uw huisartsenpraktijk toegediend door een specialistisch verpleegkundige van de afdeling Oncologie. Mw. Janssen krijgt een uitgewerkt nazorgplan, dat ze via een gratis app op haar tablet kan downloaden. Het format hiervoor is vastgesteld door Domus Medica in België en door het Nederlands Huisartsen Genootschap (NHG) en de verenigingen van oncologisch werkzame specialisten. De app geeft bovendien, na het inspreken of intoetsen van een vraag, advies of mw. de huisarts of de oncologieafdeling moet raadplegen, en wie de komende jaren welke controles doet. Uiteraard heeft ze hier zelf een belangrijke stem in gehad, en ze heeft ervoor gekozen zo veel mogelijk dicht bij huis te doen. Het nazorgplan is direct op te vragen op de tablet, die ze overal met zich meedraagt.

De meeste controles vinden plaats in uw huisartsenpraktijk. Tijdens toedienen van de chemokuren loopt u af en toe even bij haar binnen. U ziet haar in de jaren erna regelmatig voor controles. Vooral de impact van de problemen met de ontlasting op haar sociale leven komt aan de orde. Vanwege de nefrotoxische werking van de postoperatieve chemotherapie die ze heeft gehad, bepaalt ze halfjaarlijks zelf thuis de nierfunctie via een speekseltestje. Na een aantal jaren krijgt mw. Janssen uitzaaiingen, waarvoor ze na uitgebreide afweging niet verder behandeld wil worden. De oncoloog is hiervoor virtueel aangeschoven bij het gesprek dat u daarover met haar hebt in uw praktijk. In de palliatieve fase treedt nog een aantal vervelende complicaties op die met behulp van het palliatief team thuis kunnen worden opgelost. Gelukkig was daarop in een vroeg stadium geanticipeerd door de huisarts en de thuiszorg. Het plan lag al klaar. Mw. Janssen overlijdt na een aantal jaren thuis, in de haar vertrouwde omgeving, in het bijzijn van familie. Door de veranderde rol van de huisarts overlijdt nu 90 % van de patiënten in Nederland en België op hun plaats van voorkeur.

Met voorspellingen over de toekomstige kankerzorg begeven we ons natuurlijk op glad ijs. Het gaat er uiteindelijk ook niet echt om of voorspellingen al dan niet uitkomen, ze moeten vooral iets losmaken bij de lezer. Dit hoofdstuk staat dus bol van speculaties zonder evidentie, en voorgaande casus beschrijft hoe de rol van de huisarts in de komende jaren zou kunnen veranderen. Of dat daadwerkelijk gebeurt, is uiteraard niet te zeggen. Wel zijn er vele ontwikkelingen die het aannemelijk maken dat er dingen gaan veranderen.

Die ontwikkelingen hebben ook te maken met allerlei maatschappelijke veranderingen. Ook de zorg zal veranderen. Er is straks niet langer een monopolie op kennis; iedere burger kan in een korte tijdsspanne evenveel of meer weten dan zijn behandelend arts. De burger neemt daarnaast in toenemende mate verantwoordelijkheden op zich, al dan niet in coöperatief verband. Patiënten zullen veel meer dan nu hun eigen zorgproces gaan regisseren, en direct en overal toegang hebben tot hun medische gegevens. Ziekenhuizen zullen kleiner worden en vooral ruimte bieden aan ernstig zieke mensen en ingewikkelde diagnostische procedures. De technologische ontwikkelingen gaan razendsnel en de mogelijkheden voor allerlei diagnostische testen nemen exponentieel toe. De enorme versnelling die de bio-, nano- en gentechnologie doormaken, zal de medische wereld veranderen, ook de wereld van kanker. Preventie, detectie en nacontrole van kanker krijgen een andere vorm door de steeds toenemende technologische mogelijkheden. Optimistische voorspellers geloven dat kanker in 2030 de wereld uit is. Anderen voorspellen dat er ruim voor die tijd een consumentenhorloge op de markt is dat kanker kan opsporen en monitoren. Mooie perspectieven, maar zover zijn we nog niet.

De prevalentie van kanker neemt op dit moment toe. Ook de overleving van kanker neemt toe. De behandelingen worden steeds complexer en diverser. Dit doet een stevig beroep op zowel de generalistische als de specialistische zorg. Wanneer de huidige trend zich voortzet, is het aantal kankergevallen in 2030 bijna verdubbeld. Om ook in de toekomst kwalitatief hoogwaardige oncologische zorg te kunnen bieden, is een andere invulling van de organisatie en taken in de kankerzorg noodzakelijk. Er komt meer aandacht voor vroege opsporing van kanker in de huisartsenpraktijk. De huisarts krijgt beslissingsondersteunend instrumentarium ter beschikking, waarmee hij beter op risicofactoren kan monitoren en beter kan voorspellen wat de kansen op kanker zijn bij bepaalde contactredenen, rekening houdend met een aantal context- en patiëntkenmerken. Vragenlijstonderzoek laat zien dat patiënten en huisartsen vinden dat huisartsen tijdens de behandelfase meer betrokken moeten worden. Dat zal noodzakelijk zijn, omdat de verwachting is dat behandeling en nazorg toenemend buiten de ziekenhuismuren zullen gaan plaatsvinden. De strikte scheiding tussen eerste en tweede lijn zal verdwijnen, en de zorg zal meer vanuit netwerken worden vormgegeven, waarbij de inzet van de specialist die werkt in en vanuit de eerstelijnsvoorziening erg voor de hand ligt.

2.1   Preventie en screening

De rol van de huisarts bij de preventie van kanker is nog niet goed uitgewerkt. De kans op het ontstaan van kanker hangt samen met leeftijd, lifestylefactoren, met omgevingsfactoren, en daarnaast met genetische factoren. Vooral waar het gaat over lifestyle en genetische factoren is de verwachting dat de huisartsenvoorziening in de toekomst een grotere rol gaat spelen in een poging om kanker te voorkomen. Daarnaast heeft de huisarts een rol bij screening op vroege uitingen van kanker.

2.1.1 Lifestyle

Roken is de belangrijkste risicofactor voor kanker. Ook een gebrek aan fysieke fitheid is gerelateerd aan kanker. Ofschoon er in de loop van de tijd veel discussie is over de rol van de huisarts(envoorziening) bij preventie en beïnvloeding van leefstijlfactoren, lijkt het erop dat de huisarts zich toenemend verantwoordelijk gaat voelen voor preventie in de zorg, en dus ook voor de preventie van kanker. Ook het NHG ziet in zijn Toekomstvisie Huisartsenzorg 2022 een belangrijke rol weggelegd voor de huisarts. De huisarts voelt zich hierin verantwoordelijk voor geïndiceerde en zorggerelateerde preventie, maar ook voor een wijkaanpak op het gebied van preventie. Dat gaat dus veel verder dan op dit moment het geval is. De huisartsenpraktijk, en dus ook de huisarts, gaat zich in de toekomst meer buiten zijn spreekkamer laten zien om samen met gemeentelijke instanties en welzijnsorganisaties te werken aan een gezonde wijk, aan gezonde scholen en aan meer sportvoorzieningen voor alle leeftijden. Er zullen meer groepsbijeenkomsten over gezonde leefstijl ontwikkeld worden. Ook daarin is de rol van de huisartsenvoorziening gewenst. Patiëntenorganisaties en coöperaties van burgers zullen huisartsen daar in toenemende mate om vragen. Huisartsen zijn immers bij uitstek de aanspreekbare medische professionals in de wijk. De huisarts hoeft dat niet allemaal zelf te doen, hij kan het deels uitbesteden aan andere professionals in de praktijk.

2.1.2 Genetische factoren

Bij een aanzienlijk deel van de tumoren speelt erfelijkheid een rol. De verwachting is dat het aantal bekende erfelijke factoren in de nabije toekomst exponentieel zal uitbreiden. Dat betekent dat de huisarts in de toekomst op basis van het profiel en de voorgeschiedenis van patiënten een soort oncologisch risicoprofiel kan gaan opstellen. De huisarts zal deze factoren dus veel nauwkeuriger dan nu in kaart kunnen brengen en houden. Het systematisch vastleggen van kankers in de familie vormt daarvan een belangrijk onderdeel. De verwachting is dat patiënten in toenemende mate zelf een profiel bijhouden. Er zullen ook steeds vaker vragen in de spreekkamer gesteld worden, variërend van mogelijkheden tot het beïnvloeden van dit profiel, bijvoorbeeld via lifestyle-interventies tot mogelijkheden voor vroegdiagnostiek door DNA-diagnostiek. Ook zal de huisarts een rol vervullen als adviseur op dit gebied: wat is verstandig, wat doen we liever niet? Het ontsluiten van kennisbronnen voor de huisarts en patiënten wordt in de toekomst steeds gemakkelijker. De verwachting is dat de interpretatie en het gesprek over de betekenis voor het individu om een medische coachingsrol zullen blijven vragen. Deze rol lijkt bij uitstek geschikt voor de huisarts.

2.1.3 Screeningsprogramma's

Het aantal screeningsprogramma's om tumoren op te sporen is op dit moment nog beperkt. In Nederland heeft de huisartsenvoorziening sinds langere tijd een rol bij het opsporen van baarmoederhalskanker en borstkanker. Sinds kort is de screening op darmkanker daaraan toegevoegd. Het aantal screeningsmogelijkheden gaat in de nabije toekomst zeker toenemen. De technologische vooruitgang is immers groot. Genetische en biochemische profielen zullen daarin steeds belangrijker worden, en veel van die testen zullen de mensen thuis aan de keukentafel kunnen doen, al dan niet met door de zorgverzekeraar vergoede testen. Ook hier is de verwachting dat voor de interpretatie en het betekenis geven aan al die testen weer een professional nodig is, die de zaken in proportie brengt en die rekening houdt met de context van de patiënt. Ook hier ligt een rol voor de huisarts voor de hand.

2.2   Een snelle diagnose

Hoewel bij sommigen de diagnose kanker wordt gesteld als gevolg van screeningsactiviteiten, geldt nog steeds dat 85 % van de nieuwe patiënten met kanker zich eerst bij de huisarts meldt met klachten. Het tijdig diagnosticeren van kanker is voor de huisarts een zeer belangrijke stap.

2.2.1   Risicoprofielen

De huisarts heeft op dit moment nog relatief weinig handvatten om te bepalen bij welke klachten en bevindingen hij snel moet doorverwijzen voor verdere diagnostiek. Er zijn in de huisartsenpraktijk slechts enkele klachten met een bewezen hoge voorafkans op kanker. Daartoe behoren een knobbel in de borst en postmenopauzaal vaginaal bloedverlies. Vele andere klachten hebben nauwelijks voorspellende waarde. De huisarts beslist nu vaak op basis van de combinatie van een aantal klachten en zijn niet-pluisgevoel tot een verwijzing. Met de toenemende mogelijkheden voor analyse van big data zullen er meer precieze risico-profielen gaan ontstaan, waarmee de huisarts beter kan bepalen bij wie verdere diagnostiek moet plaatsvinden. Dat zal vergelijkbaar zijn met de manier waarop nu het cardiovasculaire risicoprofiel wordt toegepast. Ook erfelijke factoren en lifestylefactoren kunnen daarin een rol gaan spelen. De trefzekerheid van de diagnostiek door de huisarts zal hierdoor toenemen.

2.2.2   Beslissingsondersteuning

Met de toenemende beschikbaarheid van de hiervoor genoemde gegevens is de stap naar beslissingsondersteuning niet ver verwijderd. De computer kan op basis van de gegevens die in het informatiesysteem beschikbaar zijn de kans op kanker berekenen. Factoren die daarin van belang zijn: comorbiditeit, erfelijke belasting en lifestylefactoren, en gegevens die nieuw zijn, zoals klachten en combinaties van klachten. Klachten kunnen gecodeerd worden inge-voerd, maar tekstherkenning zal steeds beter en sneller mogelijk zijn, waardoor ook vrije tekst bruikbaar wordt in de ondersteuning van het dagelijks handelen. Bij nieuwe klachten kan dit behulpzaam zijn. Daarnaast zal er meer diversiteit dan nu zijn in het diagnostiek- en behandelaanbod in de tweede lijn. Ook hierbij liggen beslissingsondersteuning en de inzet van keuzehulpen voor de hand; op basis van de ingevoerde gegevens en een aantal toege-kende kwaliteitsindicatoren wordt een verwijsadvies gegeven waarmee de patiënt zo goed mogelijk is geholpen. Gegevens over de performance en andere kwaliteitsindicatoren zijn binnen enkele jaren over alle ziekenhuizen beschikbaar voor huisartsen en patiënten.

2.3 De huisarts als coach

Het is lastig te voorspellen hoe de rol van de huisarts zal gaan veranderen. Uit onderzoek blijkt dat patiënten het contact tussen huisarts en specialist belangrijk vinden, en dat zij de huisarts een belangrijke rol toedichten in het informeren en begeleiden van patiënten bij kanker. Door de massale beschikbaarheid van kennis wordt de rol van de huisarts als kennisbron bij kanker misschien minder belangrijk, het duiden van al die kennis vergt waarschijnlijk wel een begeleidende rol.

Een belangrijke rol waaraan in de diagnostische en therapeutische fase in toenemende mate behoefte is, is samen met de patiënt de beschikbare opties te bekijken. Dat geldt voor een diagnostisch vervolgtraject maar ook voor opties voor behandelen of niet-behandelen. De huisarts helpt de patiënt hiermee om de voor hem of haar goede keuzes te maken. De mogelijkheden voor behandeling dijen steeds verder uit. Het is onmogelijk voor de huisarts steeds goed en actueel geïnformeerd te zijn over de behandelmogelijkheden bij kanker. Wel kan hij de patiënt helpen door zijn kennis over context en leefomgeving van de patiënt te betrekken bij de beslissingen die genomen moeten worden. Wat is belangrijk voor de patiënt? Wegen voordelen van behandelen op tegen de nadelen? Is er ook een mogelijkheid om te besluiten tot niet-behandelen? Ook voor deze coachingsrol gaan ongetwijfeld beslissingsondersteunende tools gebruikt worden in de spreekkamer en in de voorbereiding van consulten door de patiënt zelf.

Ook kan de huisarts samen met de patiënt een soort beoordeling doen van allerhande potentiële aanbieders. Terwijl de kankerbehandelingen nu nog vooral in de regio worden gegeven waar de patiënt woont, is dit in de toekomst mogelijk minder het geval. Patiënten zullen vaker over de grenzen heen naar het buitenland gaan, en sneller bereid zijn om te reizen voor de beste behandeling. Ook daarbij kan de huisarts gesprekspartner zijn. Patiënten aarzelen nogal eens, omdat ze de behandelaars in het eigen ziekenhuis niet voor het hoofd willen stoten, of hebben irreële verwachtingen van wat ver weg mogelijk is.

Op dit moment liggen de wensen van patiënten met betrekking tot coaching door hun huisarts vooral op het gebied van psychosociale begeleiding en het hulp bieden in een fase vol emoties. Dat speelt zowel in de diagnostische fase als in de therapeutische en nazorgfase. Het omgaan met de diagnose kanker is niet eenvoudig. Direct al in de onzekere diagnostische fase roept dit angsten en vragen op waarbij de huisarts van waarde kan zijn.

Ook in de therapeutische fase is ondersteuning van belang. De coachingsrol van de huisarts gaat dan verder dan de patiënt alleen, het hele gezin heeft vragen en onzekerheden waarvoor begeleiding vaak is aangewezen. In het ziekenhuis ligt de nadruk vaak sterk op het medische aspect, de huisarts kan in deze fase ook het andere perspectief laten zien. De indruk bestaat dat deze rol op dit moment nog (te) weinig wordt ingevuld door de huisarts, terwijl er juist op dit terrein veel vragen zijn.

Ook nadat een intensief behandeltraject is afgesloten, zijn er vaak hulpvragen. Vragen waarop antwoorden moeilijk te vinden zijn in de vrij beschikbare kennisbronnen. Het nadenken over de toekomst, wat betekent de kanker voor mijzelf, voor mijn relatie en voor de eventuele werksituatie? Wie kan me daarbij helpen? Het is bekend dat patiënten met een oncologische aandoening in deze fase vaker contact hebben met hun huisarts. Soms komen deze patiënten voor andere klachten, soms voor andere chronische aandoeningen, en soms komen ze voor kankergerelateerde zorg. Driekwart van de patiënten met kanker heeft een relevante comorbide aandoening, waarvoor ze ook contact hebben met de huisarts: diabetes, coronaire hartziekte, en artrose zijn bij 20–30 % van de kankerpatiënten comorbide. Het aanbod en de aanpak van de nazorgfase zijn in de huisartsenpraktijk echter nog weinig gestructureerd. De coachingsrol van de huisarts kan in de toekomst nog beter ingevuld worden, als duidelijker wordt wat de patiënt en diens omgeving van de huisarts kunnen verwachten. De huisarts zal zich daarin wel actief moeten opstellen, omdat er voor de patiënt ook andere mogelijkheden voorhanden zijn: gespecialiseerde verpleegkundigen uit het ziekenhuis, psychologen gericht op participatie en herstel, trajectbegeleiders bij kanker. De uitgangspositie van de huisarts is echter ideaal voor deze rol: hij kent zijn patiënten al van voor de fase met kanker, kent de andere gezondheidsproblemen van de patiënt, kent de context en de sociale omgeving van de patiënt en zal ook als het naar omstandigheden goed blijft gaan met de patiënt nog steeds deze rol kunnen blijven vervullen.

2.4   Behandelfase

Op dit moment is de uitvoerende rol van de huisarts in de behandelfase beperkt. Door de intensieve en vaak vooral klinisch-specialistische behandeling en begeleiding in het ziekenhuis, vindt de huisarts hier vaak moeilijk aansluiting. Dat zal in de toekomst mogelijk veranderen.

2.4.1   Transmurale behandelingen

De verwachting is dat steeds meer behandelingen in de thuissituatie zullen worden aangeboden, mogelijk door gespecialiseerde verpleegkundigen in huisartsencentra of in de directe leefomgeving van de patiënt. Het contact tussen huisarts en patiënt, en tussen huisarts en specialistische zorg intensiveert daardoor. Specialisten kunnen via realtime videoverbinding en smartphones verbonden worden. Dat komt voor een deel tegemoet aan de wens van vooral oudere patiënten: ze vinden de communicatie tussen eerste en tweede lijn, en de samenwerking tussen beide lijnen erg belangrijk, en willen graag zo veel mogelijk in de eigen omgeving worden behandeld. Het maakt het ook mogelijk dat er veel directer contact is tussen patiënt en specialist. Het is zeker niet vanzelfsprekend dat de huisarts steeds in de lead is bij een eventuele thuisbehandeling of bij een behandeling in een huisartsencentrum. De verwachting is dat de verticale structuur, zoals die nu bestaat van specialist, huisarts, patiënt, zal gaan veranderen in een netwerkstructuur, die soms synchroon en soms asynchroon met elkaar communiceert. Afhankelijk van de expertise die iemand inbrengt, kan de patiënt zelf mede bepalen wie er aanschuift in het netwerk.

2.4.2   Context en familie

Op dit moment heeft de huisarts in de behandelfase al vaak bemoeienis met de directe omgeving van de patiënt. Partners komen mee naar het spreekuur, kinderen bellen over hun ouders, en ouders zijn vaak zeer betrokken als hun kind wordt getroffen door kanker. Maar ook buren en anderen uit de sociale omgeving van de patiënt laten zich vaker zien in de huisartsenpraktijk met soms vragen over zichzelf en hun kansen op kanker. Al deze mensen kunnen drempelloos binnenlopen bij de huisarts, en hun zorgen delen in de beslotenheid van de spreekkamer. De rol van de huisarts in de contextuele kankerzorg is dus groot, ondanks de relatieve onzichtbaarheid.

2.5   Nazorg en controles

Na de initiële behandelfase worden traditioneel de nacontroles uitgevoerd in het ziekenhuis, door de medisch specialist. Nacontroles zijn bedoeld om een recidief van de ziekte in een vroeg stadium op te sporen. De nazorg begint volgens de definitie als de behandeling in het ziekenhuis wordt afgesloten, en richt zich meer op de aan de oncologische behandeling gerelateerde klachten. De begrippen nacontrole en nazorg zijn echter niet scherp gedefinieerd. Hoe dan ook zullen er veranderingen plaatsvinden in de manier waarop we nu de contacten met de medische zorg inrichten.

2.5.1   Nacontrole

De nacontroles zoals die nu worden uitgevoerd in ziekenhuizen zullen grotendeels verdwijnen. Van de meeste klassieke nacontroles is bekend dat er geen winst wordt geboekt met betrekking tot overleving of kwaliteit van leven. Mogelijk verschuift de verantwoordelijkheid voor de nacontrole veel meer richting de patiënten zelf. Ongetwijfeld zullen er immers in de nabije toekomst betere markers worden ontdekt, die patiënten periodiek bij zichzelf kunnen meten – alsof ze een zwangerschapstest doen. En dat meten zullen patiënten frequenter gaan doen dan nu het geval is. De klassieke nacontrole lijkt dus geen lang leven meer beschoren. Het ligt daarom niet erg voor de hand dat de huisarts de meeste van de huidige nacontroles gaat overnemen, zeker niet als deze niet effectief zijn, maar vooral angstinducerend. Overigens zal de huisarts bij het interpreteren van de zelfcontroles voor een deel van de mensen een coachende rol hebben.

2.5.2   Nazorg

De nazorg blijft grotendeels wel intact. In deze menselijke interactie zal het vooral gaan om de psychosociale begeleiding van patiënten. De onzekerheid die al het meten veroorzaakt, de emoties die ermee gepaard gaan, en de consequenties die de aandoening heeft voor het leven van alledag blijven een gespreksonderwerp tussen huisarts en patiënt. Het is bekend dat er in deze fase veel problemen zijn: cognitieve problemen, slaapproblemen, seksuele problemen, problemen rondom het werk, enzovoort. Revalidatie en re-integratie blijven zeer belangrijke aspecten van de kankerzorg, waarin de huisarts een veel prominentere rol kan vervullen. Ook het verdere onderzoek van door de patiënt zelf gesignaleerde aanwijzingen voor mogelijke recidieven kan in de nazorg aan de orde komen.

Om een vinger aan de pols te houden, kunnen veel van de nazorgmomenten plaatsvinden in de huisartsenvoorziening, en al eerder dan na het afsluiten van de behandelfase, die afhankelijk van de tumorsoort vaak langer duurt door allerlei adjuvante behandelingen. De huisarts zal na afsluiting van de diagnostische fase en na het eerste deel van de behandelfase samen met de patiënt en eventuele mantelzorger een plan opstellen voor het natraject. De wensen van de patiënt zijn daarin leidend.

In dit nazorgplan zal worden afgesproken wanneer mensen bij de huisarts of specialist komen voor een gesprek. Dat gaat dan langer duren dan de huidige tien minuten en zal grotendeels via een vast format verlopen. Hiervoor gaan de Domus Medica en het NHG ongetwijfeld een richtlijn ontwikkelen. De specialist kan eenvoudig geconsulteerd worden, maar de diagnostische verrichtingen kunnen thuis, of vlak bij huis, bij de huisarts, worden verricht.

2.6   Palliatieve en terminale fase

Een derde van de Nederlandse en Belgische burgers sterft aan kanker. De helft van hen overlijdt thuis. Dat betekent dat de gemiddelde huisarts jaarlijks twee of drie sterfgevallen door kanker meemaakt. Dat lijkt niet veel, maar het zijn dikwijls intensieve trajecten. Vaak lang voor dat overlijden begint de palliatieve fase, de fase die per definitie ingaat als duidelijk wordt dat er geen curatie meer mogelijk is. In toenemende mate is dat dus het geval in een fase dat er actieve behandelingen worden ingezet: chemotherapie, hormonale therapie, radiotherapie enzovoort. Door de vergrijzing, door de uitbreiding van mogelijkheden tot palliatieve behandeling, en door de langere overleving neemt het aantal mensen in de palliatieve fase in de huisartsenpraktijk langzamerhand toe. De inzet van palliatieve zorg is gericht op het voorkómen en verlichten van lijden door een proactieve benadering van fysieke, psychosociale en sprituele noden.

2.6.1   Plaats van overlijden

De meeste mensen overlijden bij voorkeur thuis. Op dit moment geldt nog steeds dat dit bij een aanzienlijk deel van de mensen niet lukt. Het tijdig en proactief bespreken met patiënten wat ze willen en wat ze niet willen is een belangrijke voorwaarde om meer mensen thuis te laten sterven. De huisarts zal daartoe in de toekomst actiever dan nu het gesprek moeten aangaan. Het besprokene wordt vastgelegd in het individuele zorgplan. Dat zal in de huisartsenpraktijk ook steeds meer teamwork zijn. Meer dan nu zal een deel van de patiënten bovendien zelf invulling willen geven aan dat zorgplan. De indruk bestaat dat veel onverwachte ziekenhuisopnamen ontstaan buiten kantoortijden, als de eigen huisarts niet bereikbaar is. Juist in de terminale fase is persoonlijke continuïteit een belangrijke bijdragende factor aan hoge kwaliteit van zorg. Als die persoonlijke continuïteit op enig moment wegvalt, dan kan het zorgplan in crisissituaties helpen om te besluiten wat wel en wat niet wenselijk is. Het is moeilijk te voorspellen hoe huisartsen zich gaan opstellen wat betreft de persoonlijke continuïteit. Zeker is dat de techniek en mobiele telefonie het contact met de eigen huisarts in de terminale fase ook buiten kantoortijden hebben vergemakkelijkt. In de praktijk zullen de hybride constructies om invulling te geven aan de huisartsgeneeskundige continuïteit niet minder worden.

2.6.2   Oncologische netwerkzorg

Door technologische vernieuwing is er ook steeds meer thuis mogelijk. ICT kan veel functies overnemen die voorheen alleen in de ziekenhuissituatie konden worden geboden. De continue toediening van medicatie via een infuuspomp is daarvan een eenvoudig en reeds lang ingeburgerd voorbeeld. Dat kan prima via de huisarts worden geregeld. Toch zijn er nog heel veel situaties waarvoor de ernstig zieke kankerpatiënt aan het einde van het leven naar het ziekenhuis gaat. Dat varieert van adviezen over pijnbehandeling tot technische handelingen als een pleurapunctie of een ascitespunctie. Mogelijk dat de specialist in de toekomst veel vaker en eenvoudiger dan nu in de wijk komt om specialistische zorg thuis te bieden. De patiënt zou daarmee gediend zijn.

Geraadpleegde literatuur

Korevaar J, Heins M, Donker G, Rijksen M, Schellevis F. Oncologie in de huisartsenpraktijk. Huisarts Wet. 2013;1:6–10.

NHG-Standpunt Oncologische zorg in de huisartsenpraktijk. Utrecht: NHG; 2014 (► www.nhg.org).

The Lancet Oncology Commission, Rubin G, Berendsen A, Crawford SM, Dommett R, Earle C, et al. The expanding role of primary care in cancer control. Lancet Oncol. 2015;16:1231–72.

Toekomstvisie huisartsenzorg 2022. Modernisering naar menselijke maat. NHG/LHV in samenwerking met Interfacultair overleg huisartsgeneeskunde; 2012.

Preventie

J.J.J. Weyler en P.J.E. Bindels

Samenvatting

De impact van kanker op de volksgezondheid neemt nog steeds toe. In de strijd tegen kanker kunnen preventieve maatregelen compenseren voor de beperkte successen van sommige van de huidige behandelingsmogelijkheden. Teneinde de kans op het ontstaan van kanker te verlagen, worden preventieve acties gericht op het vermijden van de blootstelling aan risicofactoren en dit zowel op het niveau van populatie(s) als van het individu. Vaccinatie en chemopreventie zijn nieuwe, deels nog te ontwikkelen, methoden voor 'primaire' preventie. De vroegdiagnostiek ('secundaire' preventie) maakt het voor een beperkt aantal vormen van kanker (borst-, baarmoederhals- en dikkedarmkanker) mogelijk een effectievere behandeling toe te passen. Aan verschillende randvoorwaarden moet voldaan zijn, voordat een screeningsprogramma (bevolkingsonderzoek) kan worden opgezet. Rond deze aanpak heerst controverse, die niet in het minst het gevolg is van de complexiteit van de evaluatie van bestaande screeningsprogramma's.

© Bohn Stafleu van Loghum, onderdeel van Springer Media BV 2017
A.J. Berendsen, S. Van Belle (Red.), *Oncologie, Praktische huisartsgeneeskunde*,
DOI 10.1007/978-90-368-0961-0_3

3.1 Inleiding

3.1.1 Kanker is (steeds meer) een belangrijk gezondheidsprobleem

In de eerste helft van de twintigste eeuw is de kankermortaliteit in de geïndustrialiseerde wereld opgeklommen van ongeveer de tiende plaats naar de tweede in de rangorde van de meest frequente doodsoorzaken. Een deel van deze toename kon zeker toegeschreven worden aan een toegenomen levensverwachting en deze trend tot 'vergrijzing' zet zich tot vandaag de dag door.

Op een totaal van 239.988 overlijdens in 2011 in Nederland en België samen, waren er 72.384 (30,2 %) het gevolg van kanker en 69.132 (28,8 %) het gevolg van hart- en vaatziekten (zie ◘ tab. 3.1).

Een belangrijke bijdrage aan deze evolutie is echter afkomstig van de gewijzigde blootstelling aan risicofactoren, niet in het minst door een veranderende levensstijl. De meest opvallende verandering was het tabaksgebruik, eerst bij mannen, later bij vrouwen. De longkankersterfte speelt in deze cijfers dan ook een belangrijke rol.

Bij vrouwen staat de sterfte door hart- en vaatziekten nog op de eerste plaats (zowel in Nederland als in België), maar nu al is duidelijk dat in de jongere leeftijdsgroepen (<60 jaar) de longkankerincidentie bij vrouwen en mannen ongeveer op gelijke hoogte is gekomen en dit doet vermoeden dat op korte termijn ook bij vrouwen kanker de belangrijkste doodsoorzaak wordt.

In de lijst van ziekten opgenomen in de Volksgezondheid Toekomst Verkenning (VTV) en het Nationaal Kompas Volksgezondheid (2014, Nederland) werden longkanker, dikkedarmkanker, borstkanker, non-hodgkinlymfomen, huidkanker, prostaatkanker en baarmoederhalskanker opgenomen. Dit is vooral gemotiveerd op basis van hun bijdrage aan de totale morbiditeit, aan de (vroegtijdige) sterfte, de vermijdbaarheid van ontstaan of de kosten in de gezondheidszorg.

3.1.2 Mogelijkheden voor preventie?

In de tweede helft van de vorige eeuw is de nadruk in de aanpak van kanker steeds meer verschoven van de curatieve naar een preventieve aanpak. Het was duidelijk geworden dat de sterke daling van de algemene sterftecijfers, die men in het Westen had gekend in de loop van de 19e eeuw, vooral verklaard werd door een algemene verbetering van de levensstandaard. Men hoopte, naar analogie met de infectieziekten, nu ook voor kanker, door specifieke preventieve acties, de incidentie en de mortaliteit gunstig te kunnen beïnvloeden. Verwacht werd zo te kunnen compenseren voor de beperkte successen van de behandeling in de strijd tegen kanker. Een mijlpaal was de publicatie in 1981 van een tabel waarin de bijdrage van verschillende oorzaken aan het kankersterfterisico werd geschat als een indicatie voor de mogelijkheden van preventieve acties (Doll 1981). Volgens de auteurs was 30 % van de kankersterfte te wijten aan roken, 35 % aan dieet en 35 % aan andere oorzaken zoals virussen, hormonen, ioniserende straling, industriële carcinogenen. Hoewel het belang van deze publicatie niet kan worden ontkend, was deze inschatting niet correct, vanwege het negeren van de interacties tussen al deze oorzaken in een spel van multicausaliteit. De afgelopen jaren is er veel aandacht besteed aan het belang van de genetische constitutie voor de gevoeligheid voor omgevingsfactoren (de zgn. 'gene-environment interaction') en dit biedt zeker perspectieven voor meer gerichte preventieve actie.

Het belang van vroegtijdige diagnostiek en daarmee de mogelijkheid van vroege behandeling en dus van daling van de letaliteit wordt reeds lang onderkend. De eerste test voor de

	sterfte door kanker	sterfte door hart- en vaatziekten	totaal aantal sterfgevallen
Tabel 3.1 Aandeel sterfgevallen door kanker en hart- en vaatziekten in Nederland en België 2011 (Bron: Nationaal Kompas Volksgezondheid RIVM 2014; FOD Economie, Algemene Directie Statistiek 2015)			
Nederland	44.038 (32,4 %)	38.132 (28,1 %)	135.741
België	28.346 (27,2 %)	31.000 (29,7 %)	104.247

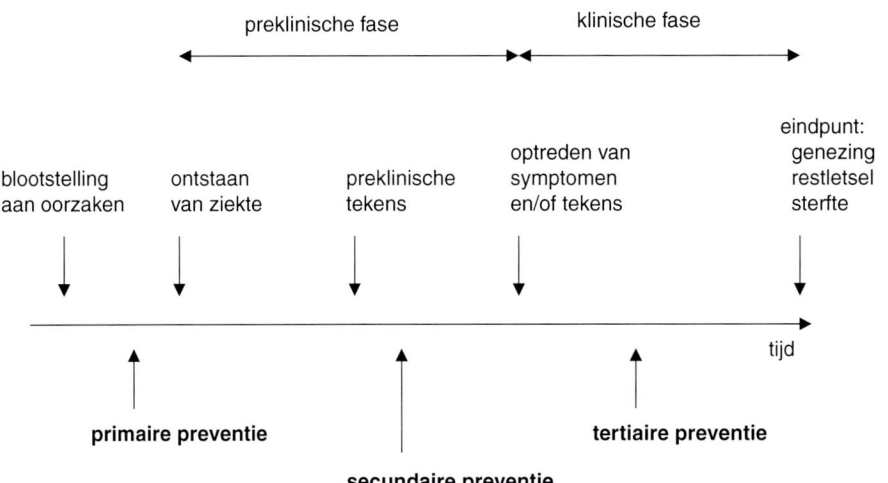

Figuur 3.1   Drie soorten preventie van kanker: primaire, secundaire en tertiaire preventie

preklinische diagnose van (voorlopers van) baarmoederhalskanker werd in 1943 beschreven door Papanicolau en Traut. Deze test is nog steeds bekend als de 'Pap-test'. Het heeft echter ruim 30 jaar geduurd, voordat deze test algemeen toegepast werd in 'bevolkingsonderzoek'.

Met betrekking tot het nut van de vroegtijdige diagnose is in de loop van de jaren steeds meer verwarring ontstaan. Ondanks het grote enthousiasme bij de voorstanders van 'screening', groeide ook het scepticisme: er zou onvoldoende evidentie zijn gebaseerd op experimentele studies en de rapportering van de verbeterde overleving zou verklaard worden door de zogeheten 'lead-time bias'. Deze vertekening is het gevolg van het niet-incorporeren van de langere doorlooptijd ('lead-time'), die ontstaat door het vervroegen van het moment van diagnose in het ziekteproces. De overlevingstijd vanaf het moment van diagnose wordt hierdoor automatisch (ook zonder echte winst) een stuk langer.

Naast de toegenomen overleving, is er in de afgelopen jaren in toenemende mate aandacht gekomen voor de keerzijde van screening. Bevolkingsonderzoek naar kanker leidt eveneens tot overdiagnostiek met als gevolg overbehandeling en (soms letale) complicaties van deze diagnostiek en behandeling. De voor- en nadelen van screening krijgen daarom een meer prominente plaats in de discussie en in de voorlichting aan patiënten.

Een deel van deze verwarring heeft te maken met onvoldoende inzicht in het conceptuele kader van preventie. Hierna zullen we een poging doen om deze concepten in het kader van 'kankerpreventie' toe te lichten.

Er worden drie soorten preventie van kanker onderscheiden, afhankelijk van de plaats waarop in het natuurlijk verloop wordt ingespeeld (**fig. 3.1): het ontstaan van de ziekte (primaire preventie), de vaststelling van de aanwezigheid van de ziekte (secundaire preventie) en de behandeling van de ziek(t)e (tertiaire preventie). Op deze laatste vorm gaan we hier niet verder in. Het betreft immers het vermijden van complicaties en ziekteprogressie enerzijds en het aanpassen van de patiënt aan zijn toestand als chronisch zieke anderzijds. Deze activiteiten maken deel uit van de curatief georiënteerde praktijkvoering (behandeling en rehabilitatie).

3.2   Ontstaan van kanker: 'primaire' preventie

De meest voor de hand liggende preventie is gericht op het vermijden van het ontstaan van kanker. Deze vorm van preventie wordt dan ook meestal 'primaire' preventie genoemd.

Op individueel niveau betekent dit het verlagen van het risico om kanker te krijgen, hetzij door het vermijden van de blootstelling aan risicofactoren, hetzij door het verhogen van de weerstand via immunisatie of via chemopreventie. Op het niveau van de populatie is de doelstelling het verlagen van de incidentie.

3.2.1   Bestrijden van risicofactoren

Het mag duidelijk zijn dat de eerste stap om tot primaire preventie te kunnen overgaan het identificeren van de relevante blootstellingen (de oorzaken) is en het bepalen van de impact van deze blootstellingen op het ziekterisico. Zijn deze blootstellingen eenmaal geïdentificeerd, dan moet nagegaan worden welke maatregelen genomen kunnen worden om deze blootstellingen te vermijden of verminderen. Het grootste effect kan verwacht worden van interventies gericht op de totale bevolking. De strategieën die invloed hebben op de sociale, economische en culturele voorwaarden die leiden tot een levensstijl met een verhoogd risico voor ziekte (kanker) worden dan ook soms 'primordiale' preventie genoemd. De longkankerepidemie, waarmee we in de geïndustrialiseerde landen reeds geruime tijd te maken hebben (bij vrouwen is de piek nog niet bereikt), is ondertussen wereldwijd aan een opmars begonnen. Effectieve primordiale preventie vereist een sterk regulerend (overheids)beleid, gericht op het verbod op tabaksreclame en het fiscaal onaantrekkelijk maken van tabaksgebruik. Primaire preventie kan ook gericht zijn op individuen met een verhoogde gevoeligheid voor het ontstaan van kanker. Een strategie gericht op het beschermen van de meer gevoelige individuen kan zeer efficiënt zijn, zoals het gebruik van zonnebescherming bij getransplanteerde patiënten ter preventie van huidkanker. Dit betekent echter niet dat een substantiële daling van de globale incidentie verwezenlijkt wordt, indien deze gevoelige individuen slechts een zeer beperkte deel van de totale populatie vormen. Toch kan ook bij een minder effectieve strategie een primaire preventiestrategie, gericht op alle individuen uit de populatie, impact hebben op de incidentie. Voordeel hierbij is dat er geen identificatie van de individuen met een verhoogd risico nodig is. Anderzijds vergen deze strategieën het betrekken van grote bevolkingsgroepen (last) met een winst (voordeel) voor slechts een beperkt aantal individuen.

Het is aan te bevelen na het identificeren van causale factoren in epidemiologische studies (case-control studies bij voorkeur) interventiestudies te verrichten met het oog op het aantonen van het effect van preventieve interventiestrategieën, voordat deze worden geïmplementeerd. Deze interventiestudies moeten enerzijds aantonen dat de strategie haar eerste doelstelling, het reduceren van de blootstelling, bereikt. Anderzijds moeten ze aantonen dat de reductie in blootstelling ook leidt tot een reductie van het kankerrisico (incidentie). Vaak is de beschikbare evidentie (of het geloof in de evidentie) zo sterk dat interventiestrategieën worden geïmplementeerd zonder het uitvoeren van pilotstudies. In dat geval is het noodzakelijk evaluatiestudies uit te voeren die nagaan of de preventieve interventie enig positief effect heeft gehad en of de reductie in blootstelling niet geleid heeft tot toename van de incidentie van een andere negatieve gezondheidsuitkomst.

Het grootste effect op de kankerincidentie op basis van het vermijden van blootstelling mag verwacht worden van de acties gericht op tabaksgebruik, gezonde voeding en zonbescherming. Dit wordt enerzijds verklaard door de duidelijke rol van deze factoren in het ontstaan van longkanker, dikkedarmkanker en huidkanker en door het grote aandeel van deze kankers in de totale kankermortaliteit anderzijds. Voor andere risicofactoren kan slechts een veel kleiner effect verwacht worden. De associaties zijn meestal minder uitgesproken en werden vaak onder experimentele omstandigheden met onrealistisch hoge doses vastgesteld.

3.2.2 Vaccinatie

Een reductie van het individuele risico op kanker of van de kankerincidentie op populatieniveau kan ook worden bereikt door toename van de individuele weerstand ten opzichte van de risicofactoren door immunisatie. De vaccinatie van alle meisjes met oncogene subtypen van het humaan papillomavirus en van de hoogrisicogroepen voor hepatitis B zullen op termijn een belangrijk effect hebben op de incidentie van baarmoederhalskanker (en bij gebruik van een polyvalent vaccin ook van anuscarcinoom en farynxcarcinomen) in de totale bevolking, en van leverkanker in de gevaccineerde bevolking.

3.2.3 Chemopreventie

Het bestrijden van het ontstaan van kanker door het toedienen van natuurlijke, synthetische of biologische agentia is een nog relatief onontgonnen terrein. Om zich niet alleen te hoeven baseren op historische epidemiologische studies, werden de afgelopen jaren verschillende preklinische en klinische studies verricht om agentia te selecteren met een potentieel voor chemopreventie (Stewart 2013). Verschillende nieuwe targets werden geïdentificeerd. De beschermende effecten van verschillende scheikundige stoffen en elementen uit het dieet (bijv. selectieve oestrogeenreceptormodulatoren, 5-alfa-reductase inhibitoren, cyclo-oxygenase 2-inhibitoren) werden aangetoond in verschillende kwalitatief hoogstaande studies. Op dit moment is de toepassing van chemopreventie nog beperkt tot experimentele settings en hebben de voorgestelde schema's nog te veel toxische neveneffecten om toegepast te kunnen worden in de algemene bevolking.

3.3 Vaststellen van de aanwezigheid van kanker: 'secundaire' preventie

3.3.1 Vroegdiagnostiek

Tijdig ingrijpen is essentieel voor het optimaliseren van de genezingskansen voor ongeveer alle vormen van kanker. Het nemen van maatregelen gericht op het detecteren van kanker in een vroeg presymptomatisch stadium wordt 'secundaire' preventie genoemd. Wanneer deze vroegdetectie gevolgd wordt door een effectieve behandeling, kan progressie van de ziekte en de hieraan gerelateerde complicaties (inclusief sterfte) worden vermeden. Men zou kunnen argumenteren dat het opzetten van deze 'secundaire' preventie in feite niet tot doel heeft het ontstaan van ziekte te voorkomen en dus een slecht gekozen term is. De term wordt echter wijdverspreid gebruikt en de vroegtijdige detectie (en een aantal daaraan gekoppelde concepten), hoewel regelmatig slecht begrepen, is zeer populair. Daarom staan wij stil bij een aantal conceptuele aspecten.

Kenmerkend voor deze aanpak is dat de diagnostische procedure gericht is op de periode tussen het ontstaan van de ziekte en het optreden van de eerste klachten (min of meer overeenkomend met het gewoonlijke moment van de diagnose). Het initiatief tot het toepassen van de vroegtijdige diagnostiek kan uitgaan van het individu zelf of van de aanbieder van gezondheidszorg. In dit laatste geval onderscheiden we twee strategieën op basis van de wijze waarop de niet-symptomatische bevolking uitgenodigd wordt. De uitnodiging kan gericht zijn op een doelpopulatie ('screening', bevolkingsonderzoek) of op een (hoogrisico-)individu. Beide strategieën hebben voor- en nadelen. Voor beide geldt in ieder geval dat het initiatief uitgaat van de aanbieder van zorg (overheid of individuele arts: 'onderwerp') en dat het 'lijdend voorwerp' het individu is, of een groep individuen, die voor de betrokken aandoening geen hulp zoekt. Dit heeft belangrijke (ethische) gevolgen: voor de meeste participanten zal er geen winst zijn en zij zullen alleen het effect ondervinden van de mogelijke bijwerkingen.

3.3.2 Voorwaarden

Zich bewust van deze voor de reguliere zorg 'nieuwe' situatie heeft de Wereldgezondheidsorganisatie (WHO) reeds in 1968 tien criteria (de zogenoemde criteria van Wilson en Jungner) geformuleerd, waaraan voldaan zou moeten worden voordat een ziekte voor deze aanpak in aanmerking zou komen (Wilson 1968). Sedertdien heeft een aantal auteurs gemeend nog enkele elementen te moeten toevoegen. Toch is het goed om de oorspronkelijke criteria even in herinnering te brengen. Aangezien ze vaak slecht geciteerd worden en/of verkeerd vertaald, geven we ze in hun oorspronkelijke vorm.

1. The condition sought should be an important health problem.
2. There should be an accepted treatment[1] for patients with recognized disease.
3. Facilities for diagnosis and treatment should be available.
4. There should be a recognizable latent or early symptomatic stage.
5. There should be a suitable test or examination.
6. The test should be acceptable to the population.
7. The natural history of the condition, including development from latent to declared disease, should be adequately understood.
8. There should be an agreed policy on whom to treat as patients.
9. The cost of case-finding (including diagnosis and treatment of patients diagnosed) should be economically balanced in relation to possible expenditure on medical care as a whole.
10. Case-finding should be a continuing process and not a 'once and for all' project.

---

1 Treatment: breed te interpreteren als (be)handeling (bijv. ook zwangerschapsonderbreking).

▢ Tabel 3.2   Screeningsresultaat en reële ziektetoestand in de schijnbaar gezonde populatie

| screeningsresultaat | reële ziektetoestand in de schijnbaar gezonde populatie | |
	ziek	niet-ziek
positief	zieken met een positief testresultaat (echt-positieven)	niet-zieken met een positief testresultaat (vals-positieven)
negatief	zieken met een negatief testresultaat (vals-negatieven)	niet-zieken met een negatief testresultaat (echt-negatieven)
totaal	totaal aantal zieken	totaal aantal niet-zieken

sensitiviteit = zieken met een positieve test/totaal aantal zieken
specificiteit = niet-zieken met een negatieve test/totaal aantal niet-zieken

In hun publicatie bespreken de auteurs ook de criteria voor het evalueren van de detectietest: validiteit, betrouwbaarheid, screeningsopbrengst, kosten, aanvaardbaarheid en de mogelijkheden tot 'follow-up'.

3.3.3   Interpretatie van de screeningstest

Vooral met betrekking tot de validiteit van de screeningstest heeft de publicatie een bijzonder grote impact gehad op het huidige (gebrek aan) inzicht in de diagnostiek. Hierbij wordt uitvoerig bediscussieerd hoe de test ontwikkeld wordt door het dichotomiseren van een diagnostisch kenmerk (multidimensioneel zoals bij borst- en baarmoederhalskanker, continue meting zoals bij iFOB en PSA). Samen met de 'echte ziektetoestand' (=de anatomopathologie op hetzelfde moment) geeft deze test dan aanleiding tot het ontstaan van vier categorieën testresultaten (zie ▢tab. 3.2).

Het gevolg hiervan is dat de echte diagnostische vraag ('wat is de kans dat een persoon de betreffende ziekte heeft, gegeven zijn specifiek diagnostisch profiel?') herleid wordt tot de kans op ziekte bij de testpositieven, ongeacht hoe 'positief' het testresultaat was. Deze kans (positief voorspellende waarde) is de gemiddelde kans op ziekte bij alle testpositieven. Deze kans kan sterk afwijken van de correcte kans, die men verkrijgt wanneer men rekening houdt met het (bekende) specifieke testresultaat. Strategieën van vroegdetectie die gebaseerd zijn op dit (over)gesimplificeerde concept leiden tot foutieve kansinschattingen en, als gevolg hiervan, tot vermijdbare over- en onderbehandeling. Bij wijze van voorbeeld mag het duidelijk zijn dat een groot stellair letsel met microcalcificaties bij mammografie een andere kans op borstkanker betekent dan een kleine afgeronde opaciteit. Het toepassen van één gemeenschappelijke aanpak voor lezen en verwijzen (alle positieven zijn gelijk) is daarom niet houdbaar. Het gebruik van een individuele risicoscore, waarin het resultaat van de verschillende aspecten van de screeningstest een van de onderdelen vormt, lijkt hier een beter alternatief.

3.3.4 Evaluatie

Een belangrijke consequentie van het feit dat men de vroegtijdige diagnose 'secundaire preventie' noemt is, dat men ervan uitgaat dat het om een preventieve interventie gaat en dat
men deze ook als zodanig evalueert. In plaats van de nadruk van de evaluatie te leggen op
het diagnostische proces (in termen van validiteit, betrouwbaarheid, aanvaardbaarheid,
opbrengst, verschuiving van de stadiumverdeling in het voordeel van de minder gevorderde letsels, financiële kosten en bijwerkingen), beweren sommige onderzoekers dat men
een screeningsprogramma moet evalueren aan de hand van interventiestudies, bij voorkeur
gerandomiseerde gecontroleerde onderzoeken (RCT's). Deze onderzoeken zouden dan moeten aantonen dat het screeningsprogramma effectief is om de ziektespecifieke morbiditeit
en mortaliteit te reduceren. Hierbij wordt uit het oog verloren, dat deze activiteiten tot doel
hebben een eerste stap te zijn in een (vroegtijdige) diagnostische procedure, die na diagnostische uitwerking bij een deel van de screeningspositieven aanleiding geeft tot een (vroegtijdige) interventie. Het is (gelukkig) niet gebruikelijk diagnostische procedures te evalueren
aan de hand van de uitkomsten van de eropvolgende therapeutische acties. Evaluaties van
screeningsprogramma's gebaseerd op RCT's, waarbij de gescreende populatie vergeleken
wordt met een niet-gescreende populatie voor de uitkomsten van de behandeling (vaak oor-
zaak-specifieke mortaliteit), hebben geleid tot verwarring en controverse (bijv. het dispuut
rond de waarde van borstkankerscreening aan het begin van de 21e eeuw). De vroegtijdige
behandeling is in de regel geen onderdeel van het screeningsprogramma, maar ze moet uiteraard wel leiden tot een daling van de morbiditeit en tot een verbeterde letaliteit ('case-fata-
lity rate'). De vergelijking van vroeg-behandelde patiënten met laat-behandelde patiënten op
basis van de overlevingstijd (bijv. vijfjaarsoverleving) is immers vertekend door de zogeheten
'lead-time' bias. Deze bias ontstaat, omdat bij de vroeg-behandelde patiënten de overlevingstijd automatisch verlengt door het includeren van de tijd van de progressie van het preklinische naar het klinische stadium (de 'lead-time'). Het spreekt voor zichzelf dat de verbeterde
gezondheidsuitkomst moet vaststaan, voordat men überhaupt het organiseren van vroegtijdige diagnostiek overweegt; het is een van de (belangrijkste) criteria van Wilson en Jungner
waaraan moet worden voldaan.

Als de voordelen van vroegtijdige behandeling zijn aangetoond en als overwogen wordt
om over te gaan tot vroegtijdige diagnostiek, dan moet het echter ook duidelijk zijn dat de
door vroegtijdige diagnostiek gevonden letsels geen random steekproef zijn van alle vroege
letsels. Dit geldt vooral als de vroegtijdige diagnostiek wordt toegepast met relatief lange
tussenperiodes (screeningsintervallen). Kankers met een langere preklinische fase (de trage
groeiers) worden door vroegtijdige detectie gemakkelijker opgepikt dan de snelgroeiende
tumoren. Verschillen in de letaliteit tussen de door vroegtijdige diagnostiek gedetecteerde
kankers en de bij symptomen gedetecteerde gevallen van kanker kunnen daarom te wijten
zijn aan de selectie van minder snelgroeiende (en dus minder fatale) letsels (de zogenoemde
'length bias'). De vraag die beantwoord moet worden is dus, of de door de vroegtijdige diagnose gedetecteerde gevallen van kanker er beter aan toe zijn wanneer ze behandeld worden in
dit vroegtijdige stadium dan wanneer ze zouden zijn behandeld op het moment van het ontstaan van de klinische tekenen en symptomen. Het ontbreken van de evidentie hiervoor heeft
er bij prostaatkanker toe geleid om een 'watchful waiting' (passieve observatie) of 'active surveillance' (actieve opvolging; met herhaalde PSA, DRE, ultrasonografie of biopsie) strategie
toe te passen. Het is duidelijk dat het beantwoorden van deze vraag niet vanzelfsprekend is,

aangezien men hiervoor de gezondheidsuitkomsten moet vergelijken van mensen die gevolg geven of geen gevolg geven aan de therapeutische consequenties van een positief en bevestigd screeningsresultaat.

Tot slot is het mogelijk dat sommige letsels, door vroegtijdige diagnose gedetecteerd, nooit geëvolueerd zouden zijn tot klinisch manifeste ziekte (eventueel gevolgd door sterfte) ten gevolge van competitieve sterfterisico's. Dit is uiteraard vooral een zorg wanneer de screening wordt aangeboden aan een oudere bevolking of wanneer de betrokken kanker een lange preklinische fase kent, zoals dit vaak het geval is bij prostaatkanker.

Hoewel er nog steeds uitvoerig over de voor- en nadelen gedebatteerd wordt, worden op dit moment in de meeste Europese landen programma's opgezet voor de vroegtijdige detectie van borst-, baarmoederhals- en dikkedarmkanker. Voor deze programma's wordt nauwgezet onderzocht of nieuwe screeningstesten de performantie kunnen verhogen. Te verwachten valt bijvoorbeeld dat de HPV-test als eerste screeningstest het uitstrijkje voor de vroegtijdige diagnostiek van baarmoederhalskanker zal vervangen. Voor de screening naar prostaatkanker neemt men in de regel eerder een wat terughoudende positie in. Een aantal studies onderzoekt of er een plaats is voor specifieke screeningsprogramma's voor hoogrisicogroepen (bijv. longkanker bij rokers, ovariumkanker bij familiair voorkomen).

Geraadpleegde literatuur

Ames BN, Gold LS. Paracelsus to Parascience: the environmental cancer distraction. Mutation Res. 2000;447:3–13.

Doll R, Peto R. The causes of cancer: quantitative estimates of avoidable risks of cancer in the United States today. J Natl Cancer Inst. 1981;66:1192–308. FOD Economie, Algemene Directie Statistiek, 2015 (► http://statbel.fgov.be/nl/statistieken/cijfers/).

Santos Silva I. dos. Cancer epidemiology: Principles and methods. Lyon (France): IARC; 1999.

Miettinen OS. Reflections on preventive medicine. Prev Med. 2014;67:313–5.

Nationaal Kompas Volksgezondheid. Bilthoven: RIVM; 2014 (► http://www.nationaalkompas.nl/gezondheid-en-ziekte/).

Steward WJ, Brown K. Cancer chemoprevention: a rapidly evolving field. Br J Cancer. 2013;109:1–7.

Wilson JMG, Jungner G. Principles and practice of screening for disease. Geneva: World Health Organization; 1968.

Diagnostiek

N.J. de Wit en D. Devroey

Samenvatting

Het grootste deel van de patiënten die later kanker blijken te hebben presenteert zich met klachten bij de huisarts. De huisarts speelt dus een belangrijke rol bij het tijdig opsporen van kanker, en adequate diagnostiek van kanker is daarom een grote uitdaging. Minder dan 1 % van de patiënten heeft kanker, en het merendeel presenteert zich niet met alarmsymptomen maar met alledaagse klachten. Bovendien is de voorspellende waarde van de meeste alarmsymptomen minder dan 5 %. Het diagnostisch besluitvormingsproces van de huisarts bij kanker is daarom gebaseerd op een individuele risico-inschatting, op basis van leeftijd en geslacht, familierisico, leefstijlfactoren, anamnese en lichamelijk onderzoek. De uitkomsten daarvan geven een indicatie voor het absolute risico op kanker, en de reden voor verwijzing naar de tweede lijn.

© Bohn Stafleu van Loghum, onderdeel van Springer Media BV 2017
A.J. Berendsen, S. Van Belle (Red.), *Oncologie*, Praktische huisartsgeneeskunde,
DOI 10.1007/978-90-368-0961-0_4

4.1   Inleiding

Ondanks de stijgende incidentie, is kanker nog steeds een relatief zeldzame ziekte in de huisartsenpraktijk. Afhankelijk van de praktijkomvang en praktijkpopulatie heeft de huisarts jaarlijks gemiddeld vijf tot vijftien nieuwe patiënten met kanker. Hierbij betreft het voornamelijk kanker van de borst, dikke darm, long, prostaat en melanoom. Door de steeds betere behandeling verbetert de prognose en steeds meer patiënten overleven kanker. Anderzijds wordt door de screening kanker in een vroeger stadium opgespoord, waardoor de tijd dat patiënten behandeld en opgevolgd worden voor hun kanker langer wordt. Daardoor krijgt de huisarts ook in toenemende mate te maken met klachten rondom kanker als chronische ziekte.

Kanker is een beladen ziekte, en wordt door velen gezien als gezondheidsprobleem nummer één. Door het potentieel levensbedreigende karakter heeft zelfs het vermoeden van de ziekte al een grote impact op de patiënt. Angst voor kanker is een vaak voorkomende reden voor consultatie, en patiënten zijn bereid om heel ver te gaan om kanker uit te sluiten. Dat is vanuit professioneel perspectief niet altijd gerechtvaardigd: bij een laag risico op kanker is nader onderzoek in het algemeen niet nodig, en kunnen verder onderzoek en de daaraan gekoppelde diagnostische procedures, door de toenemende kans op fout-positieve uitslagen, zelfs schadelijk zijn. Kankerbehandeling genereert hoge kosten, en de overheid en zorgverzekeraars zetten daarom in op tijdige diagnostiek om de kosten van behandeling te beperken. Ondanks dat kanker maar incidenteel voorkomt, presenteert 85 % van de symptomatische patiënten met kanker zich in eerste instantie bij de huisarts. Het merendeel van die patiënten heeft geen alarmklachten maar alledaagse klachten. Dat tekent de uitdaging: opsporen van een zeldzame maar ernstige ziekte in een oerwoud van alledaagse klachten. Diagnostiek van kanker stelt daarom hoge eisen aan de kennis en kunde van de huisarts.

Bij die diagnostiek maakt de huisarts gebruik van een aantal informatiebronnen en vaardigheden. De medische voorgeschiedenis van de patiënt, de familieanamnese, de klachten en bevindingen bij lichamelijk onderzoek zijn belangrijke gegevens die gezamenlijk het risico op de aanwezigheid van kanker bepalen.

De inschatting van het risico is de basis van het diagnostisch proces van de huisarts, en de uitdaging is de juiste afweging te maken tussen de indicatie voor nader onderzoek op basis van een verhoogd risico op kanker enerzijds en het afzien daarvan op basis van een te hoog risico op overdiagnostiek anderzijds. Die risicoafweging is anders voor een patiënt van 75 jaar met multimorbiditeit en een verkorte levensverwachting dan voor een patiënt van 45 jaar met alarmsymptomen. Door de persoonlijke relatie met de patiënt kan de huisarts die risicoafweging afstemmen op de persoonlijke omstandigheden en afwegingen van de patiënt.

In het diagnostisch proces bij kanker is het van groot belang dat de huisarts de verschillende onderdelen van die risicoafweging optimaal gebruikt, en de uitkomsten met de patiënt bespreekt. Deze zullen in dit hoofdstuk besproken worden.

4.2   Internationale verschillen in diagnostiek van kanker

De overleving van kanker wordt in het algemeen beter, naarmate de ziekte in een vroeger stadium wordt ontdekt. Dat is gebaseerd op observationeel onderzoek, causaliteit is moeilijk te bewijzen. Voor bijna alle kankervormen geldt dat de vijfjaarsoverleving met oplopend ziektestadium daalt, maar er zijn grote verschillen tussen de diverse soorten. Bijvoorbeeld bij longkanker is de vijfjaarsoverleving in stadium 1 en 2 53 % resp. 42 %, om daarna te dalen naar 10 % in stadium 3 en 2 % in stadium 4. Bij prostaatkanker daarentegen is de vijfjaars-overleving bij stadium 1, 2 en 3 allemaal boven de 90 %, en in stadium 4 nog altijd bijna 45 %. Vroegopsporing lijkt daarom niet bij alle kankervormen van even groot belang.

Sommige kankervormen zijn weliswaar in een vroeg stadium op te sporen, maar de relatief vroege diagnose en eventueel daaropvolgende behandeling hebben niet altijd invloed op de uiteindelijke uitkomst. Bijvoorbeeld: een vrouw met een snelgroeiende borstkanker laat zich regelmatig screenen. Bij haar wordt de borstkanker vastgesteld op de leeftijd van 45 jaar. Zij krijgt vroegtijdige en intensieve behandelingen, maar sterft aan de kanker op de leeftijd van 50 jaar. Haar zus krijgt dezelfde kanker, maar laat zich niet regelmatig screenen. Bij haar wordt de kanker pas vastgesteld op de leeftijd van 48 jaar en zij sterft ook op de leeftijd van 50 jaar. Natuurlijk is het beloop van veel meer factoren afhankelijk, maar in dit voorbeeld heeft de zus die zich niet liet screenen eigenlijk drie gezonde levensjaren meer gehad dan haar zus die zich wel liet screenen.

De huisarts heeft een belangrijke rol in de tijdige opsporing van kanker, zeker in die gezondheidszorgsystemen waar de huisarts een poortwachterfunctie heeft. Bij vergelijking van Europese gegevens over kankeroverleving bleek, dat sommige landen met een sterk eerstelijnssysteem significant slechtere overleving van kanker lieten zien. De gemiddelde vijf-jaarsoverleving van kanker in de EU-landen was in de periode 2000–2007 54 % (Eurocare 5 studie ◻tab. 4.1). Nederland zit op het Europees gemiddelde, maar andere landen, zoals het Verenigd Koninkrijk (50,2 %) en Denemarken (50,9 %) scoren lager. Dat leidde in die landen tot de vraag of de huisarts de kern van het probleem is. Nadere analyse van internationale overlevingscijfers bevestigde inderdaad dat deze cijfers in landen met een poortwachter-systeem over het algemeen wat lager zijn. Dat zou verklaard kunnen worden, doordat huis-artsen geneigd zijn de risico's van patiënten te laag in te schatten. Anderen zeggen dat die verschillen juist veroorzaakt worden door het beter opsporen van vroege kankerstadia met een gunstige prognose in landen waar patiënten direct toegang hebben tot specialistische diagnostiek. Door toevoeging van die patiënten bij wie de kanker in een vroeg stadium is ontdekt, wordt de gemiddelde overleving weliswaar gunstiger, maar de uiteindelijke levens-verwachting van de individuele patiënt blijkt in veel gevallen niet verlengd door de vroege diagnostiek.

De slechtere overlevingscijfers zijn met name in Denemarken en het Verenigd Konink-rijk aanleiding geweest tot grootschalige investering in onderzoek en beleid naar vroegdi-agnostiek van kanker. Nederland (gemiddeld 54 % vijfjaarsoverleving) en België (60,4 % vijfjaarsoverleving) scoren gemiddeld tot goed in de Europese kankeroverlevingsstatistiek. Toch is het ook in Nederland aanleiding geweest om de diagnostische intervallen in de eer-ste lijn te gaan inventariseren. De eerste resultaten laten zien dat de huisarts het relatief goed doet. De mediane doorlooptijd tussen eerste consult bij de huisarts en verwijzing voor spe-cialistische diagnostiek blijkt bij analyse van huisartsenregistraties één dag voor borstkan-ker (range 1–1 dag), dertien dagen voor longkanker (range 2–36 dagen) en acht dagen voor darmkanker (1–60 dagen). Patiënten in het bovenste kwartiel vragen wel om nadere analyse; er zijn aanwijzingen dat bijvoorbeeld patiënten met een hoge consultatiefrequentie of met psychiatrische comorbiditeit een relatief langere diagnostische doorlooptijd hebben.

◘ Tabel 4.1   Eurocare 5 Survival Analysis 2000–2007 (Bron: Eurocare database: ▶http://www.eurocare.it/Database/tabid/77/Default.aspx)

Percentage vijfjaarsoverleving (95 % BI) kanker per land, alle leeftijden, gestandaardiseerde cijfers

Denemarken	50,92
Finland	61,36
IJsland	61,22
Noorwegen	58,57
Zweden	64,75
Noord-Europa	59,65
Ierland	53,95
VK, Engeland	50,2
VK, Noord-Ierland	51,01
VK, Schotland	46,62
VK, Wales	49,94
VK en Ierland	50,06
Oostenrijk	60,1
België	60,44
Frankrijk	58,62
Duitsland	59,09
Zwitserland	59,15
Nederland	54,57
Centraal-Europa	58,04
Kroatië	46,23
Italië	56,77
Malta	52,93
Portugal	56,39
Slovenië	47,79
Spanje	52,82
Zuid-Europa	54,25
Bulgarije	38,72
Tsjechië	50,66
Estland	45,99
Letland	41,69
Litouwen	46,06
Polen	40,59
Slowakije	44,75
Oost-Europa	45,03
Europees gemiddelde	54,15

Casus

Dhr. Van den Brink is 52 jaar en bezoekt uw spreekuur, omdat hij zich ongerust maakt over zijn stoelgang. Hij heeft u daar in het verleden wel eens vaker voor geraadpleegd, u kon toen geen duidelijke verklaring vinden en u hebt hem gerustgesteld en een laxeermiddel gegeven. Daarmee ging het jaren goed, maar sinds twee maanden wordt het steeds moeizamer.

U kent dhr. Van den Brink en zijn familie goed. Hij heeft een kleine kruidenierszaak, waar hij van 's ochtends vroeg tot 's avonds laat te vinden is. Hij kan maar met moeite het hoofd boven water houden. Hij komt regelmatig op het spreekuur met wisselende klachten. Hij heeft een periode van rugklachten gehad, en u een aantal keren geconsulteerd in verband met hoofdpijn. Hij heeft vijf kinderen, van wie vooral de jongste zoon van 15 veel problemen geeft: spijbelen op school, contact met de politie.

Bij navraag blijkt hij één tot twee keer per week harde ontlasting te hebben, met veel krampen en persen. Hij heeft soms krampende buikpijn, en is de laatste maand 3 kg afgevallen. De laatste weken heeft hij regelmatig wat rood bloed op de ontlasting, maar dat wijt hij aan aambeien door het vele persen.

Hij maakt zich ernstige zorgen, ook omdat zijn vader op 62-jarige leeftijd overleden is aan dikkedarmkanker.

U vraagt zich af hoe groot het risico is dat hij dikkedarmkanker heeft. Moet hij toch niet verder onderzocht worden?

4.3 Diagnostisch proces rondom kanker in de huisartsenpraktijk

Het merendeel van de patiënten met kanker (85–90 %) heeft klachten. Uit Deens onderzoek bleek dat 85 % van de patiënten die uiteindelijk de diagnose kanker kregen zich in eerste instantie met symptomen presenteerde bij de huisarts. De huisarts ziet gemiddeld 25–30 patiënten per dag, maar de diagnose kanker wordt maar vijf tot vijftien keer per jaar gesteld. Toch bleek uit datzelfde Deense onderzoek dat 15 % van de patiëntenpopulatie in het afgelopen jaar een symptoom had gehad dat mogelijk op kanker wees. Het merendeel van de patiënten met kanker presenteert zich met 'alledaagse' symptomen, slechts een minderheid heeft alarmsymptomen. En van de patiënten met alarmsymptomen heeft het overgrote deel geen kanker.

Diagnostiek van kanker in de huisartsenpraktijk is daarom een complex proces. Er zijn veel patiënten die klachten hebben die kunnen wijzen op kanker, maar slechts een minderheid krijgt uiteindelijk de diagnose.

In dat diagnostisch proces gebruikt de huisarts een aantal elementen: iedere patiënt heeft een *uitgangsrisico* op kanker, gebaseerd op leeftijd, geslacht, familierisico, voorgeschiedenis, leefstijl, comorbiditeit en omgevingsfactoren. Daarbij heeft de patiënt *klachten* die in meerdere of mindere mate zouden kunnen wijzen op kanker. De huisarts doet vervolgens een gericht *lichamelijk onderzoek*, dat vooral gericht is op tekenen die zouden kunnen wijzen op kanker, zoals een vergrote lever, lymfeklieren of een onregelmatig vergrote prostaat. Op basis hiervan maakt de huisarts een risico-inschatting. Als de kans op kanker laag genoeg is, dan is er geen reden voor verder onderzoek en kan de patiënt worden gerustgesteld. Als het risico hoog lijkt dan is er reden voor uitvoerig diagnostisch onderzoek, meestal na verwijzing naar de specialist. In het 'grijze' tussengebied tussen een laag en een hoog risico kan de huisarts zelf dat risico nog verder detailleren door aanvullend onderzoek te doen in eigen praktijk of bij het huisartsenlaboratorium.

Over de juiste afkappunten bij die risico-inschatting is veel discussie. Welk risico op kanker is (on)acceptabel? Iedereen heeft gedurende zijn leven een risico op dikkedarmkanker van gemiddeld 6 %. Toch is dat geen reden om al op jonge leeftijd bij iedereen endoscopisch onderzoek te doen. In het Verenigd Koninkrijk wordt op dit moment 3 % aangehouden als acceptabele ondergrens voor het risico op kanker bij patiënten in de eerste lijn, maar onder het motto 'how low should we go' is daar veel discussie over onder huisartsen. Er is weinig bekend over welk risico patiënten acceptabel vinden. Uit een enquêteonderzoek onder 1.000 patiënten in het VK bleek dat patiënten sterk verschillen in hun bereidheid om fout-positieve testresultaten te accepteren bij onderzoek naar kanker. Van de geïnterviewden vond 7–14 % het zelfs acceptabel als desnoods iedereen fout-positief zou zijn, als kanker maar volledig wordt uitgesloten. Vier tot zeven procent wilde helemaal geen fout-positieven. Oudere patiënten accepteren meer en hoogopgeleiden minder fout-positieve uitslagen in de diagnostiek van kanker.

4.4   Patiëntkarakteristieken en het risico op kanker

Iedereen heeft een basisrisico om kanker te krijgen in het leven. Dat risico (de zgn. 'a-priori-kans') is een gemiddeld populatierisico, gebaseerd op de incidentie van de betreffende kanker in de bevolking. Eén op de acht vrouwen krijgt borstkanker, een op de zestien mensen krijgt dikkedarmkanker. Bijkomende factoren kunnen dat risico verder verhogen.

Allereerst kan het voorkomen in de familie een risico verhogen. Borstkanker is naar schatting bij 20 % van de patiënten familiair, bij 5–8 % is sprake van erfelijkheid. Het levensrisico op borstkanker voor vrouwen is circa 12 %. Bij vrouwen met een eerstegraadsfamilielid met borstkanker is dat 15 %, bij een eerste- en een tweedegraadsfamilielid is dat risico 40 %. Dikkedarmkanker is bij 15 % van de patiënten familiair bepaald, bij 5 % is er sprake van erfelijke vormen. Afhankelijk van leeftijd en aantal familieleden is het individuele risico verhoogd: bij een patiënt van 40 jaar met twee eerstegraadsfamilieleden met dikkedarmkanker onder de 50 jaar loopt dat levensrisico op naar 30 % (◘ fig. 4.1).

Leeftijd en geslacht spelen uiteraard ook een belangrijke rol in het risico op kanker. Over het algemeen loopt het risico op kanker op met de leeftijd. Van alle patiënten met borstkanker is bijna 20 % jonger dan 50 jaar, 80 % is 50 jaar of ouder en 27 % zelfs ouder dan 70 jaar. Dikkedarmkanker komt maar zelden voor onder de 40 jaar, en het risico loopt daarna op; het merendeel van de patiënten is ouder dan 60 jaar. Testiskanker komt daarentegen juist vooral in de leeftijdsgroep 15–40 jaar voor.

Ook de voorgeschiedenis speelt een belangrijke rol: patiënten die in het verleden kanker hebben gehad hebben bijna altijd een grotere kans om het terug te krijgen. Vrouwen met eenzijdig borstkanker lopen een verhoogd risico om ook borstkanker aan de andere kant te krijgen. Ook comorbiditeit is van invloed op het risico op kanker: zo hebben patiënten met colitis ulcerosa een verhoogd risico op dikkedarmkanker.

Ten slotte spelen ook leefstijl en omgevingsfactoren een rol bij het risico op kanker. Roken is de belangrijkste risicofactor voor het optreden van longkanker. Veel voedingsmiddelen worden gerelateerd aan kanker, zoals het eten van rood vlees of lage inname van groenten, maar dat is zelden relevant voor de risico-inschatting van de huisarts in de spreekkamer. Kennis over het arbeidsverleden is soms wel van belang: zo is mesothelioom sterk gerelateerd aan het werken met asbest, en lopen werknemers uit de verfindustrie een verhoogd risico op blaaskanker.

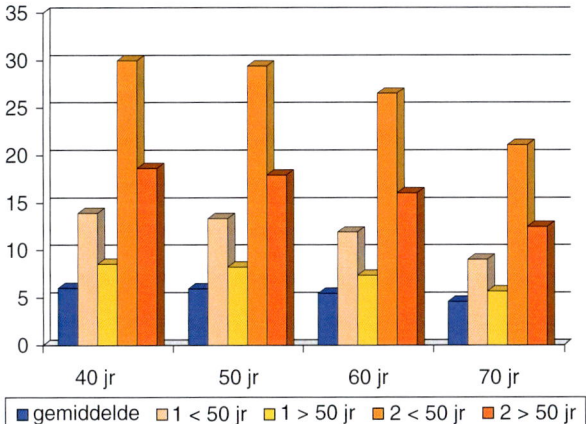

🔲 **Figuur 4.1**   Absolute levenslooprisico op dikkedarmkanker (%) op vier verschillende leeftijden in relatie tot aantal familieleden met bekende dikkedarmkanker en de leeftijd waarop ze dit kregen (Baglietto 2006; Johns 2001)

4.5   Anamnese, lichamelijk onderzoek en aanvullend onderzoek in de praktijk

Bijna alle patiënten met kanker presenteren zich met symptomen bij de huisarts. Die klachten zijn vaak niet specifiek. Uit onderzoek in de huisartsenpraktijk blijkt dat van de patiënten met kanker naar schatting 50 % alarmsymptomen heeft, 20 % ernstige, maar geen kankerspecifieke symptomen en 30 % 'normale', soms zelfs vage klachten.

Klachten zijn uiteraard veelal wel orgaan- of tractusspecifiek, maar de traditionele 'typische' klachtenclusters uit de leerboeken blijken toch vaak te zijn gebaseerd op studies in populaties die zijn verwezen naar de tweede lijn. Klachten in de huisartsenpraktijk zijn veel minder specifiek.

Dat geldt ook voor alarmsymptomen. Deze moeten uiteraard altijd aanleiding zijn voor grondige analyse, maar na nadere diagnostiek blijkt het overgrote deel van de patiënten geen kanker te hebben. De positief voorspellende waarde (positive predictive value = PPV), dat wil zeggen het aantal patiënten met alarmsymptomen op het spreekuur van de huisarts dat uiteindelijk kanker blijkt te hebben, is gemiddeld 6–8 %. Zelfs voor 'typische' alarm symptomen als rectaal bloedverlies (PPV 8,1 % boven de 50 jaar) of bloed ophoesten (PPV van 2,4 %) geldt dat het merendeel uiteindelijk geen kanker blijkt te hebben (zie 🔲 tab. 4.2).

De betekenis van de anamnese voor de diagnose van kanker is uitvoerig onderzocht door middel van patiëntcontroleonderzoek in grote eerstelijns routinezorg databases in het VK. Daaruit blijkt dat de voorspellende waarde van geïsoleerde symptomen voor de diagnose van kanker in het algemeen beperkt is. De PPV van buikpijn voor dikkedarmkanker (🔲 fig. 4.2) is 1,2 %, die van gewichtsverlies 1,2 % en die van obstipatie 0,4 %. Dat geldt ook voor symptomen van prostaatkanker, zoals nycturie (PPV 2,2 %) urgency (2,2 %) en hesitatie (3,0 %). Combinaties van symptomen daarentegen hebben een hogere voorspellende waarde. Zo hebben slikklachten geïsoleerd een PPV van 4,8 % voor slokdarm/maagkanker, maar in combinatie met maagpijn (gezamenlijke PPV 9,3 %), dyspepsie (PPV 9,8 %) of gewichtsverlies (PPV 9,2 %) is die veel hoger.

◘ **Tabel 4.2**   PPV (%) van alarmsymptomen voor kanker in de huisartsenpraktijk (Shapley 2010)

PPV	
knobbel in borst voor borstkanker	8–24 %
rectaal bloedverlies voor darmkanker	2–20 %
bloed in urine voor blaaskanker	6–22 %
bloed ophoesten voor longkanker	2–20 %
slikproblemen voor slokdarmkanker	6–10 %
postmenopauzale bloeding voor gynaecologische kanker	5 %

constipatie	diarree	rectaal bloedverlies	gewichtsverlies	buikpijn	gevoelige buik	afwijkend rectaal onderzoek	hemoglobinewaarde 10–13g dl^{-1}	hemoglobinewaarde <10g dl^{-1}	
0.42 0.3, 0.5	0.94 0.7, 1.1	2.4 1.9, 3.2	1.2 0.9, 1.6	1.1 0.9, 1.3	1.1 0.8, 1.5	1.5 1.0, 2.2	0.97 0.8, 1.3	2.3 1.6, 3.1	pvv als uniek symptoom
0.81 0.5, 1.3	1.1 0.6, 1.8	2.4 1.4, 4.4	3.0 1.7, 5.4	1.5 1.0, 2.2	1.7 0.9, 3.4	2.6	1.2 0.6, 2.7	2.6	constipatie
	1.5 1.0, 2.2	3.4 2.1, 6.0	3.1 1.8, 5.5	1.9 1.4, 2.7	2.4 1.3, 4.8	11	2.2 1.2, 4.3	2.9	diarree
		6.8	4.7	3.1 1.9, 5.3	4.5	8.5	3.6	3.2	rectaal bloedverlies
			1.4 0.8, 2.6	3.4 2.1, 6.0	6.4	7.4	1.3 0.7, 2.6	4.7	gewichtsverlies
				3.0 1.8, 5.2	1.4 0.3, 2.2	3.3	2.2 1.1, 4.5	6.9	buikpijn
					1.7 0.8, 3.7	5.8	2.7	>10	gevoelige buik

◘ **Figuur 4.2**   De positief voorspellende waarde (%) van symptomen voor dikkedarmkanker (Hamilton 2009)

Ook lichamelijk onderzoek is van belang voor het bepalen van de kans op kanker. In het algemeen geldt dat dit onderzoek vooral gericht is op het uitsluiten van abnormale bevindingen; het merendeel van de patiënten zal immers geen afwijkingen hebben. Uit diezelfde populatiestudies blijkt dat de kans op prostaatkanker bij een afwijkende prostaat bij rectaal onderzoek 12 % is, een pijnlijke buik bij onderzoek 1,1 % en afwijkend rectaal onderzoek 1,5 %. Zij hebben dus individueel beperkte waarde, maar in combinatie veel meer (gezamenlijke PPV 5,8 %).

Soms kan gericht aanvullend onderzoek in de eigen praktijk of in het huisartsenlaboratorium bijdragen aan de diagnostiek. Anemie verhoogt de kans op de diagnose van dikkedarmkanker (PPV 2,3 %), zeker in combinatie met buikpijn (gezamenlijke PPV 6,9 %) en met een gevoelige buik bij onderzoek (gezamenlijk PPV 10 %). Recent onderzoek laat zien dat een negatieve immunochemische occult-bloedtest (FIT in Nederland of iFOBT in België) van de ontlasting de kans op dikkedarmkanker minimaliseert.

4.6 Epiloog: naar individuele risicoprofilering

Uiteindelijk integreert de huisarts alle klinische informatie rondom de patiënt in een individuele risicoschatting. Daartoe zijn geïntegreerde risicomodellen ontwikkeld die de diagnostiek in de huisartsenpraktijk kunnen ondersteunen. Op basis van gegevens van een prospectief cohort van meer dan vijf miljoen eerstelijnspatiënten in het VK zijn in de zogenoemde *Q studies* de klinische kenmerken van meer dan 200.000 patiënten die in tien jaar follow-up van kanker kregen geanalyseerd. Op basis daarvan werden combinaties van kenmerken, klachten en bevindingen berekend die het risico op het optreden van kanker bij patiënten in de huisartsenpraktijk het beste voorspellen.

Voor dikkedarmkanker bleek een combinatie van familiegeschiedenis, verhoogde BMI, symptomen van rectaal bloedverlies, gewichtsverlies en buikpijn het best het risico op dikkedarmkanker te voorspellen. Voor borstkanker was dat de combinatie van een palpabele afwijking, tepelsecretie en pijn in de mamma. Longkanker blijkt het beste te voorspellen op basis van de combinatie van verhoogde leeftijd, roken, COPD en symptomen als hemoptoe, hoesten, verlies van eetlust en gewichtsverlies.

Uiteraard moet het individuele risico geplaatst en geïnterpreteerd worden in de persoonlijke context van de patiënt. Patiënten verschillen sterk in de beleving en acceptatie van risico's. Soms is het mogelijk het risico concreet met de patiënt te bespreken. In dat gesprek moeten dan naast het 'objectieve' risico op kanker ook de medisch voorgeschiedenis, de levensverwachting, de voor- en nadelen van verder onderzoek en de kwaliteit van leven allemaal een rol spelen. Soms is de uitkomst van deze gezamenlijke besluitvorming dan om af te zien van verwijzing en verder onderzoek.

Inmiddels is het mogelijk om op basis van de gegevens van deze voorspellingsmodellen voor mannen en vrouwen het individuele risico op verschillende vormen van kanker te berekenen (zie voorbeeld ◘ fig. 4.3). Deze systemen worden in het VK al gebruikt. Naar verwachting zullen ze in de toekomst in toenemende mate worden ingezet om tijdens het spreekuur de diagnostiek van de huisarts in geval van vermoeden op kanker te ondersteunen. Ook speciale 'fast track' diagnostische verwijstrajecten, voor patiënten met alarmsymptomen, of speciale geïntegreerde diagnostische voorzieningen bij patiënten met een vermoeden op kanker zullen aan verbetering van de diagnostiek bij kanker in de eerste lijn gaan bijdragen.

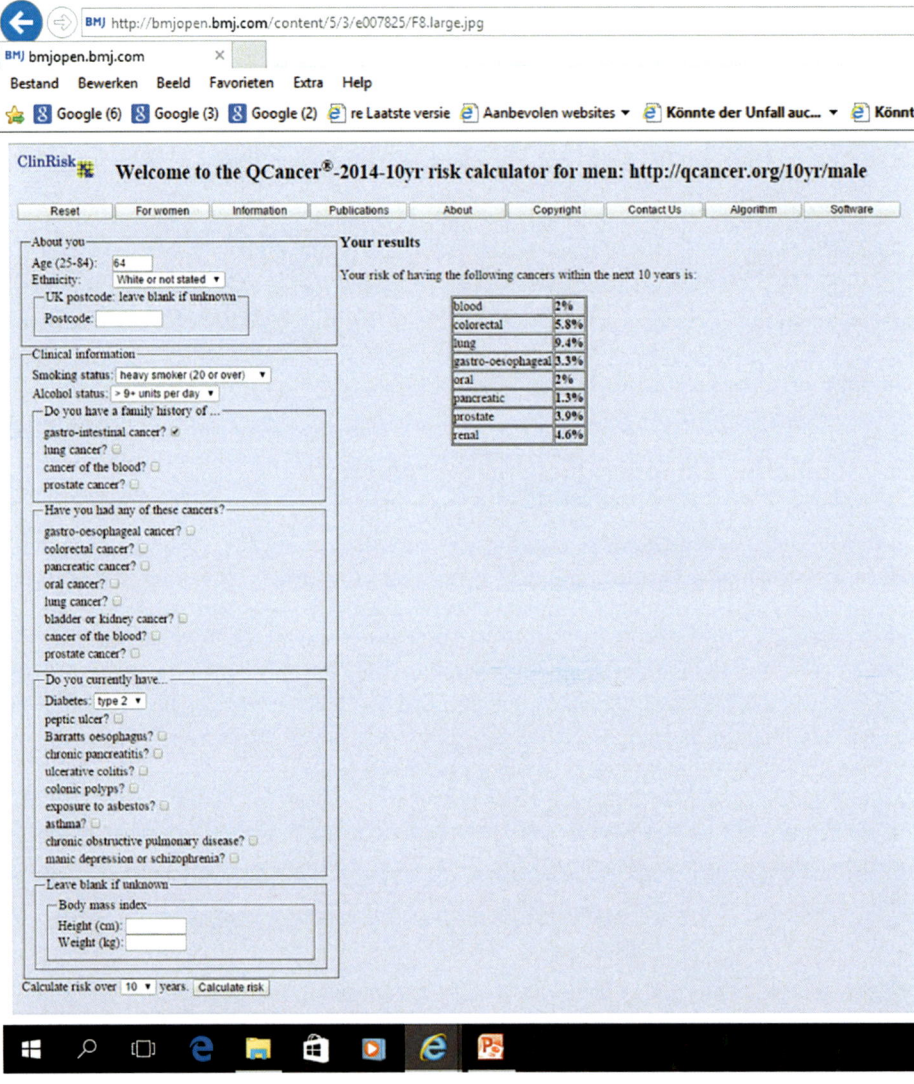

■ **Figuur 4.3**   Geïntegreerd individueel tienjaarsrisico op kanker voor een 64-jarige man (berekend via
► http://www.qcancer.org/)

Geraadpleegde literatuur

Bruel A van den, Jones C, Yang Y, Oke J, Hewitson P. People's willingness to accept overdetection in cancer
    screening: population survey. BMJ. 2015;350:h980.
Angelis R de, et al. Cancer survival in Europe 1999–2007 by country and age: results of Eurocare 5, a population
    based study. Lancet oncol. 2014;15:23–34.
Emery JD, et al. The role of primary care in the detection and follow-up of cancer. Nat Rev Clin Oncol.
    2013;11(1):38–48.
Vedsted P, Olesen F. A differentiated approach to referrals from general practice to support early cancer
    diagnosis –the Danish three-legged strategy. Br J Cancer. 2015;112:S65–9.

Hout AM van, Wit NJ de, Rutten FH, Peeters PH. Determinants of patient's and doctor's delay in diagnosis and treatment of colorectal cancer. Eur J Gastroenterol Hepatol. 2011;23(11):1056–63.

Baglietto L, Jenkins MA, Severi G, Giles GG, Bishop DT, Boyle P, et al. Measures of familial aggregation depend on definition of family history: meta-analysis for colorectal cancer. J Clin Epidemiol. 2006;59:114–24.

Johns LE, Houlston RS. A systematic review and meta-analysis of familial colorectal cancer risk. Am J Gastroenterol. 2001;96:2992–3003.

Shapley M, et al. Positive predictive values of $\geq$ 5 % in primary care for cancer: systematic review. Br J Gen Pract. 2010;60(578):e366–77.

Hamilton W. The CAPER studies: five case-control studies aimed at identifying and quantifying the risk of cancer in symptomatic primary care patients. Br J Cancer. 2009;101(Suppl 2):S80–6.

Rubin G, et al. The expanding role of primary care in cancer control. Lancet Oncol. commission. 2015;16:1231–72.

Hippisley Cox J, Coupland C. Symptoms and risk factors to identify men with suspected cancer in primary care; derivation and validation of an algorithm. Br J Gen Pract. 2013:e1–10.

► http://www.qcancer.org.

► http://www.oncoline.nl/erfelijke-darmkanker.

Erfelijkheid

B. Poppe en G.H. de Bock

Samenvatting

Het ontwikkelen van kanker kan erfelijk bepaald zijn. Personen en families waarin dit het geval is kunnen herkend worden aan het frequent voorkomen van bepaalde tumoren, vaak op jongere leeftijd, en aan het familiair voorkomen van al of niet zeldzame vormen van kanker. Erfelijkheidsonderzoek kan deze predispositie bewijzen door het aantonen van het causale genetische defect, ook wel mutatie genoemd. Het aantonen van erfelijke belasting voor kanker bij de patiënt wordt belangrijker en biedt zowel prognostische als therapeutische informatie. Daarnaast is erfelijkheidsonderzoek belangrijk om het risico op het ontwikkelen van kanker bij (nog) gezonde familieleden in te schatten. Verder kan het aantonen van een genetisch defect belangrijk zijn bij het maken van reproductieve keuzes.

© Bohn Stafleu van Loghum, onderdeel van Springer Media BV 2017
A.J. Berendsen, S. Van Belle (Red.), *Oncologie*, Praktische huisartsgeneeskunde,
DOI 10.1007/978-90-368-0961-0_5

5.1   Verschil tussen erfelijke en familiaire vormen van kanker

Een belaste familiaire voorgeschiedenis is een belangrijke risicofactor voor het ontwikkelen van kanker en bepaalt gedeeltelijk het risico dat andere familieleden hebben om hetzelfde type tumor te ontwikkelen. De bijdrage van genetische factoren is in wisselende mate belangrijk. Nemen we het voorbeeld van borstkanker (zie ◗fig. 5.1). Als er in een grote familie een beperkt aantal vrouwelijke familieleden borstcarcinoom ontwikkelt en als deze diagnose bovendien op hogere leeftijd wordt gesteld, dan is de kans dat erfelijke factoren een rol spelen niet zo groot. Een belangrijk gegeven is natuurlijk dat borstkanker veel voorkomt in West-Europese landen, zeker bij vrouwen op hogere leeftijd. In dit geval spreken we van sporadisch borstcarcinoom. Aan de andere kant zijn er ook families waarin borstkanker in sterke mate erfelijk bepaald is: borstcarcinoom komt er voor in verschillende generaties, bij vele vrouwelijke of soms ook mannelijke verwanten en vaak op zeer jonge leeftijd. In deze families is de kans groot dat erfelijkheid bewezen kan worden door moleculaire diagnostiek van de borstkankergenen. Het risico op borstcarcinoom kan voor andere vrouwelijke verwanten sterk verhoogd zijn. Tussen deze twee extremen zijn er ook families waarin borstcarcinoom familiair bepaald is: borstkanker komt er meer voor dan verwacht zou worden op basis van de populatiefrequentie, maar er is geen duidelijk dominant overervingspatroon zichtbaar. In families met een erfelijke belasting betreft het mutaties die aanleiding geven tot een sterk verhoogd risico: zo hebben draagsters van een *BRCA1*- of *BRCA2*-mutatie een cumulatief risico op borstcarcinoom, dat kan oplopen tot meer dan 80 %. Bij familiair borstcarcinoom spelen genetische afwijkingen een rol die geassocieerd zijn met een matige stijging van het risico: doorgaans een risico dat maximaal 30 % is.

5.2   Moleculaire genetica als basis voor erfelijkheid

Tumorsuppressorgenen zijn genen die normaal aanwezig zijn en bij goed functioneren de processen van celgroei en celdood onder controle houden. Dit zijn essentiële cellulaire processen, bijvoorbeeld de celcyclus, het herstel van beschadigd DNA en signaaltransductie (het doorgeven van signalen binnen de cel). Erfelijke kankersyndromen worden vrijwel steeds veroorzaakt door een mutatie in de tumorsuppressorgenen, waardoor deze hun functie verliezen. Voordat kanker kan ontstaan, is het essentieel dat beide allelen van het betreffende suppressorgen geïnactiveerd worden. In het geval van erfelijke kanker wordt door overerving een gemuteerd tumorsuppressorgen doorgegeven. Dit ene allel is dan gemuteerd in alle lichaamscellen. De oncogenese in erfelijke kankersyndromen volgt daardoor de bekende knudson-hypothese, die stelt dat voor het ontstaan van kanker verschillende stappen noodzakelijk zijn (◗fig. 5.2).

De meeste mutaties in erfelijke kankersyndromen zijn overgeërfd. Dit betekent dat ook andere familieleden drager zijn van de mutatie, wat blijkt uit een familiaire belasting of voorgeschiedenis. In andere gevallen ontstaat de mutatie bij de patiënt zelf: dit noemt men een *de novo* mutatie. Patiënten met een *de novo* mutatie hebben geen belaste familiaire voorgeschiedenis en zijn vaak de eerste in de familie die het fenotype (in dit geval kanker) ontwikkelen.

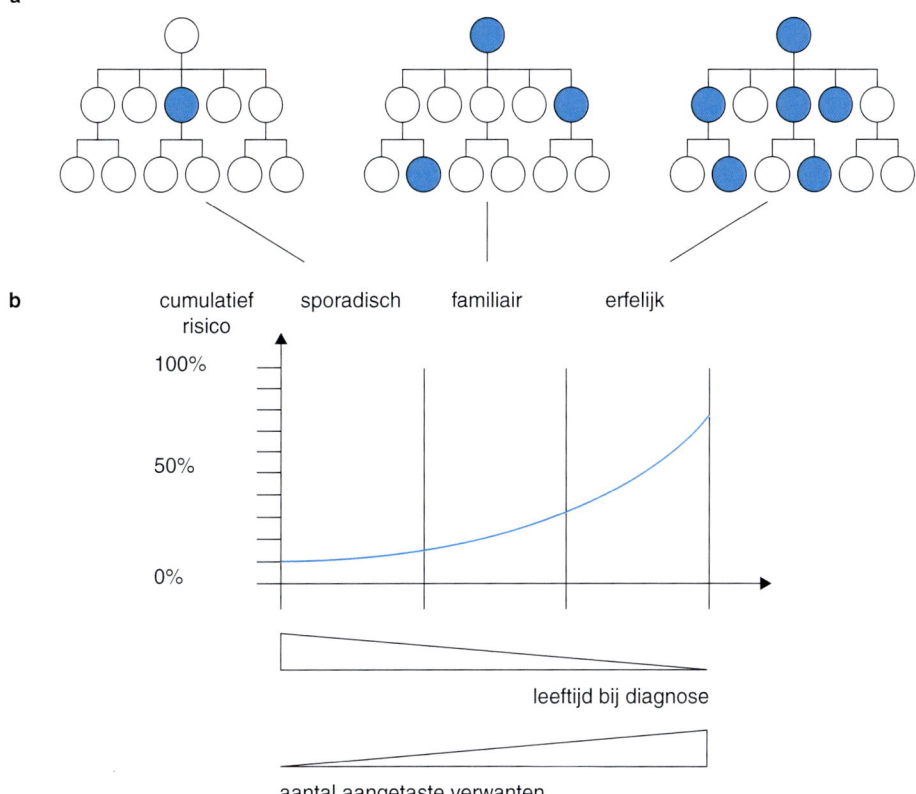

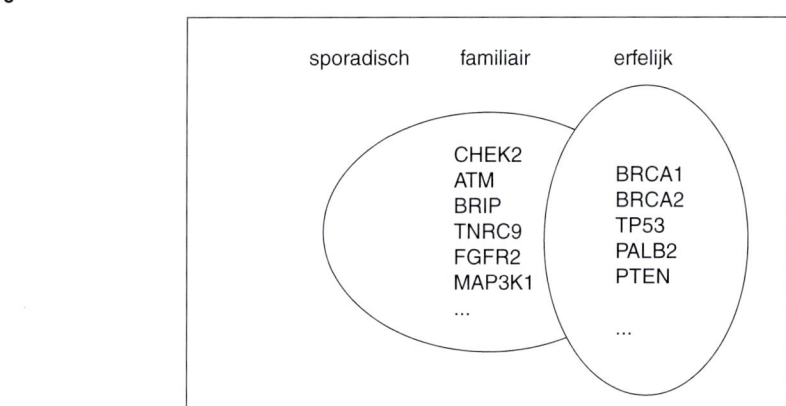

■ **Figuur 5.1** *Sporadisch, familiair en erfelijk* borstcarcinoom. **a** Theoretische stambomen als illustratie (voor de duidelijkheid zijn alleen vrouwelijke verwanten opgenomen). Van *links* naar *rechts*: voorbeelden van *sporadisch, familiair en erfelijk* borstcarcinoom. **b** Bijdrage van de familiaire voorgeschiedenis aan het risico op borstkanker. Naarmate het aantal verwanten toeneemt en de *leeftijd bij diagnose* daalt, stijgt de kans op een erfelijke vorm en het risico op het ontwikkelen van borstcarcinoom. **c** Genetische afwijkingen betrokken bij familiair en erfelijk borstcarcinoom. Varianten in familiair borstcarcinoom zijn typisch geassocieerd met een cumulatief risico van ongeveer 30 %. Voor mutaties die betrokken zijn bij erfelijke vormen is er een hoge penetrantie – cumulatieve risico's van 80 % en meer

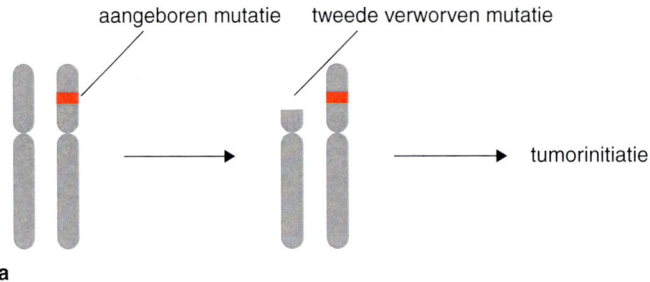

a

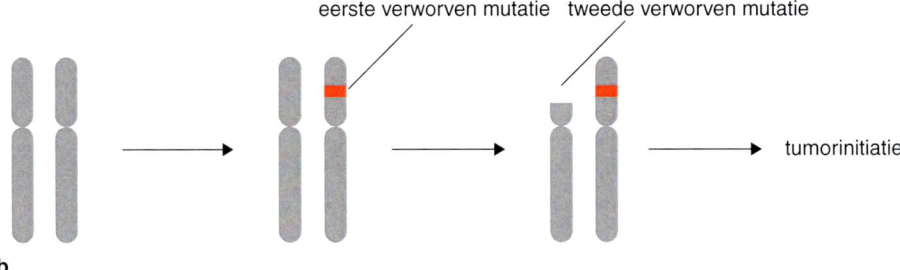

b

Figuur 5.2   Het knudson 2-hit model voor het ontstaan van kanker. **a** Bij personen met een erfelijke pre-dispositie is een van de *mutaties* in een tumorsuppressorgen overgeërfd. Een bijkomende mutatie in het allel op het andere homologe chromosoom (vaak een deletie zoals weergegeven) leidt tot inactivatie van beide allelen en dus tot afwezige activiteit van de tumorsuppressor en mogelijk tot kankerinitiatie. **b** Bij personen zonder erfelijke voorbeschiktheid zijn beide allelen voor de tumorsuppressor zonder afwijkingen ('wild type'). Opeenvolgende *mutaties* in de twee allelen leiden uiteindelijk tot tumorsuppressorinactivatie en dus tot maligne transformatie. Het knudson-model biedt op deze manier een verklaring voor de jongere leeftijd en het hogere risico op de erfelijke kankersyndromen

5.3   Diagnostisch en presymptomatisch genetisch onderzoek

Evaluatie van het erfelijk bepaald zijn van kanker in een familie start steeds met het opmaken van een stamboom. Hierbij kan de huisarts een rol spelen. Op basis van deze familiegegevens kan nagegaan worden of het opstarten van erfelijkheidsonderzoek zinvol is. Moleculaire diagnostiek kan erfelijkheid bewijzen door een genetisch defect aan te tonen. Doorgaans wordt dit uitgevoerd bij een persoon die al het fenotype (in dit geval kanker) ontwikkeld heeft. Een onderzoek in deze setting wordt een *diagnostisch genetisch onderzoek* genoemd. Dit onderzoek neemt vaak enkele weken tot maanden in beslag. Afhankelijk van de genetische heterogeniteit (i.e. het feit dat een aandoening veroorzaakt kan worden door mutaties in verschillende genen), moet in deze fase van het onderzoek de volledige coderende sequentie van verschillende genen geanalyseerd worden. Wanneer met een diagnostisch genetisch onderzoek het causale gendefect wordt gevonden, dan wordt het mogelijk om aan gezonde familieleden *presymptomatisch (predictief) onderzoek* aan te bieden. Hierbij wordt nagegaan of het causale defect bij familieleden wel of niet aanwezig is. Dit onderzoek is zeer informatief om het risico op kanker bij deze familieleden in te schatten. Wanneer de mutatie aanwezig is, is dit risico meestal sterk verhoogd, is de mutatie afwezig dan is het risico voor dit familielid meestal gelijk aan het populatierisico.

5.4 Belang van genetische counseling en psychologische begeleiding

Bij een bezoek aan het klinisch-genetisch spreekuur wordt stamboomonderzoek verricht. Vaak worden, na verkregen toestemming, de medische gegevens van familieleden opgevraagd om zekerheid te verkrijgen over het voorkomen van kanker in de familie. Indien er een indicatie is voor DNA-onderzoek of tumorweefselonderzoek, wordt uitleg gegeven over het erfelijk tumorsyndroom waarnaar onderzoek wordt verricht. In deze uitleg zal men ingaan op de cumulatieve risico's op kanker, de eventueel preventieve maatregelen, en de beperkingen van erfelijkheidsonderzoek. Dit gesprek zal ook plaatsvinden als het mutatieonderzoek negatief is, omdat onbekende erfelijke factoren mogelijk een rol hebben gespeeld.

Het is belangrijk de patiënt te helpen een weloverwogen keuze te maken om wel of niet DNA-onderzoek te laten verrichten. Weten dat je drager van een mutatie bent, kan aanzienlijke gevolgen hebben. Ongeveer 15–20 % van de mensen die getest zijn, ervaart psychologische problemen waarvoor gespecialiseerde psychologische hulp nodig kan zijn. Behalve deze psychologische problemen kunnen er praktische problemen ontstaan: het afsluiten van een levensverzekering bij een hypotheekaanvraag bijvoorbeeld of een arbeidsongeschiktheidsverzekering boven een bepaald bedrag kan worden bemoeilijkt. Erfelijkheidsonderzoek kan ook belangrijke gevolgen hebben voor de overige familieleden. De patiënt wordt bij het vaststellen van een erfelijke vorm van kanker gevraagd overige familieleden te informeren over de mogelijkheid van DNA-onderzoek. Ook het niet-vinden van een mutatie kan als belastend worden ervaren, zeker als dat met zich meebrengt dat betrokkene niet (meer) in aanmerking komt voor een preventieve ingreep.

5.5 Erfelijke kankersyndromen

5.5.1 Algemeen

Elementen die kunnen wijzen op een erfelijke belasting voor kanker omvatten: het vaststellen van kanker op jonge leeftijd, het diagnosticeren van verschillende primaire tumoren bij eenzelfde patiënt, het voorkomen van bilaterale tumoren en een belaste familiaire voorgeschiedenis.

De meest frequent voorkomende erfelijke kankersyndromen worden autosomaal dominant overgeërfd (◘tab. 5.1). Dit betekent dat zowel vrouwen als mannen drager kunnen zijn van een predisponerend genetisch defect en dit kunnen doorgeven aan hun kinderen; de kans op overerving bedraagt dan 50 %. De meest voorkomende soorten erfelijke kanker worden besproken.

◘ Tabel 5.1   Belangrijkste erfelijke kankersyndromen

aandoening	genen	overerving
hereditair borst- en ovariumcarcinoomsyndroom	BRCA1, BRCA2	autosomaal dominant
polyposissyndromen: familiaire polyposis coli (FAP) en MutYH-geassocieerde polyposis (MAP)?	APC MutYH	autosomaal dominant autosomaal recessief
hereditair non-polyposis-colorectaal carcinoom (HNPPC) – lynchsyndroom	MLH1, MSH2, MSH6, PMS2	autosomaal dominant
familiair melanoom (FAMMM)	CDKN2A	autosomaal dominant
multipele endocriene neoplasieën type 2A/2B (MEN2A/2B); familiair medullair schildkliercarcinoom	RET	autosomaal dominant
multipele endocriene neoplasieën type 1 (MEN1);	MEN1	autosomaal dominant
neurofibromatose type 1	NF1	autosomaal dominant
neurofibromatose type 2	NF2	autosomaal dominant
hereditair paraganglioom en feochromocytoom	SDHB, SDHC, SDHD	autosomaal dominant
syndroom van von Hippel-Lindau	VHL	autosomaal dominant
li-fraumenisyndroom	TP53	autosomaal dominant
hereditair diffuus maagcarcinoom	CDH1	autosomaal dominant

5.5.2   Erfelijk borst- en ovariumcarcinoom

Borstkanker is wereldwijd de meest voorkomende vorm van kanker. Zowel in België als in Nederland zal ongeveer 12 % van de vrouwen gedurende het leven met borstkanker worden gediagnosticeerd. Van deze vrouwen heeft 15–20 % een familiaire belasting voor borstkanker en bij 5 %–10 % van de familiaire borstkankervormen zal een erfelijke aanleg worden gevonden. De belangrijkste erfelijke oorzaak voor borstkanker is een mutatie in het *BRCA1*-gen of het *BRCA2*-gen. De kans op borstkanker bij aanwezigheid van een *BRCA1*-mutatie wordt geschat op 35 tot 83 %, voor *BRCA2* lopen deze schattingen uiteen van 41 tot 86 %. Belangrijke redenen voor deze variatie in schattingen zijn de verschillen in populaties die zijn onderzocht en de methodologieën die zijn gebruikt om tot een risicoschatting te komen.

Een mutatie in het *CHEK2*-gen is recentelijk onder de aandacht gekomen. Deze aanleg leidt meestal tot een licht verhoogd risico op borstkanker. Vooralsnog heeft dit geen belangrijke klinische implicaties.

Ook mensen met het li-fraumenisyndroom of de ziekte van Cowden hebben naast een verhoogd risico op borstkanker meer kans op andere soorten kanker. Deze aandoeningen komen gelukkig heel weinig voor.

Een *BRCA1/2*-mutatie leidt ook tot een verhoogde kans op ovariumkanker. In de algemene populatie is de kans op het ontwikkelen van ovariumkanker ongeveer 1,2 %. Draagsters van een *BRCA1*-mutatie hebben een kans van 39–69 % om gedurende het leven ovariumkanker te ontwikkelen, voor *BRCA2*-draagsters wordt deze kans op 11–35 % geschat.

5.5.3 Erfelijk colorectaal carcinoom

In de erfelijkheid voor darmkanker worden twee belangrijke syndromen onderscheiden op basis van de klinische presentatie: namelijk het al of niet voorkomen van poliepen in het colon en/of het rectum.

Bij de polyposissyndromen komen poliepen frequent voor, vaak al op zeer jonge leeftijd. De klinische diagnose kan gesteld worden wanneer bij één individu cumulatief meer dan tien poliepen of adenomen worden vastgesteld.

Twee verschillende polyposissyndromen worden onderscheiden: familiaire adenomateuze polyposis (FAP) en MutYH-geassocieerde polyposis (MAP).

FAP erft autosomaal dominant over en wordt veroorzaakt door een mutatie in het APC-gen (een tumorsuppressorgen). De klassieke vorm van FAP is volledig penetrant: het risico op het ontwikkelen van darmpoliepen en darmkanker is 100 %. De enige optie om darmkanker te voorkomen in FAP is een profylactische colectomie met ileoanale of ileorectale anastomose – een ingreep die overwogen kan worden vanaf het moment dat poliepen worden vastgesteld bij een bewezen drager van het gen. De meeste FAP-patiënten hebben een familiaire voorgeschiedenis. Bij ongeveer 20 % van de patiënten is de mutatie *de novo* ontstaan.

MAP erft recessief over: de meeste MAP-patiënten hebben hierdoor geen sterk belaste familiaire voorgeschiedenis. Het risico op het ontwikkelen van darmpoliepen en darmkanker bij patiënten met MAP is eveneens sterk verhoogd. Het aantal poliepen ligt meestal wel lager dan bij patiënten met FAP. Daardoor hoeft er niet altijd overgegaan te worden tot preventieve heelkunde, maar kan endoscopische opvolging voor een aantal patiënten volstaan.

Bij het hereditair non-polyposis-colorectaal carcinoom (HNPPC), ook wel het lynchsyndroom genoemd, ontstaat darmkanker uit een adenoom, ook al is het aantal poliepen dat wordt vastgesteld bij deze patiënten veel minder groot. Het lynchsyndroom wordt gedefinieerd op basis van de Amsterdam-I-criteria (kader), erft dominant over en kan worden veroorzaakt door genetische afwijkingen in een groot aantal genen. Van deze genen zijn MLH1, MSH2, MSH6 en PMS2 de belangrijkste. Dragerschap van een mutatie in een van deze genen leidt tot een risico op darmkanker dat kan oplopen tot 82 %. Daarnaast wordt in families met het lynchsyndroom frequent ook endometriumcarcinoom vastgesteld, bij mutatiedraagsters kan dit risico oplopen tot 60 %.

Amsterdam-I-criteria voor de diagnose van lynchsyndroom

De diagnose lynchsyndroom bij colorectaal carcinoom wordt gesteld als aan al deze criteria wordt voldaan. Colorectaal carcinoom wordt vastgesteld:

- bij ten minste drie verwanten, van wie één een eerstegraadsverwant is van de andere twee;
- in ten minste twee opeenvolgende generaties;
- bij ten minste één patiënt op een leeftijd jonger dan 50 jaar;
- en familiaire adenomateuze polyposis (FAP) is uitgesloten.

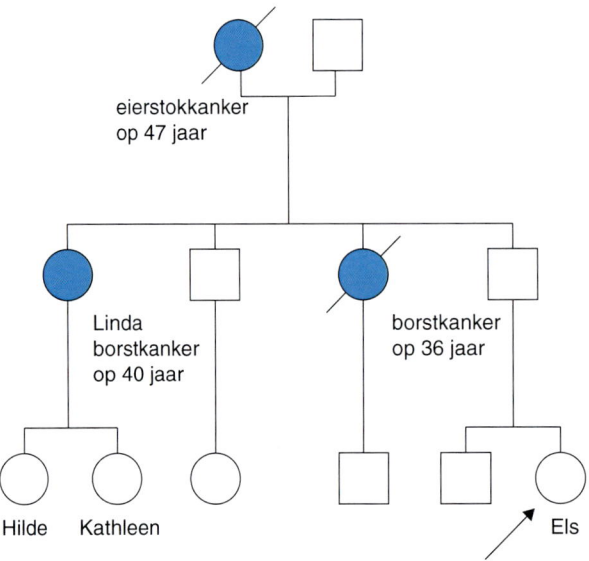

eierstokkanker
op 47 jaar

Linda
borstkanker
op 40 jaar

borstkanker
op 36 jaar

Hilde   Kathleen   Els

▣ Figuur 5.3   Representatieve stamboom van een familie waarin *borstkanker* erfelijk bepaald is. Voor verdere toelichting zie de tekst

Erfelijkheidsonderzoek in de praktijk – een casus

Els is 27 jaar oud en consulteert de klinisch geneticus uit bezorgdheid wegens het voorkomen van borstkanker in haar familie (▣ fig. 5.3). Een groot aantal familieleden van vaders kant ontwikkelde borstkanker. Els komt tijdens het consult te weten dat er een reële kans is dat erfelijkheid een rol speelt in het ontstaan van borstkanker in haar familie en dat een erfelijkheidsonderzoek zeker zinvol lijkt. Ze is wel wat verwonderd dat er niet onmiddellijk bloed wordt afgenomen bij haar. De arts vertelt dat in een familie waarin een erfelijkheidsonderzoek gestart wordt, dit onderzoek bij voorkeur gestart wordt bij iemand die borstkanker ontwikkeld heeft, omdat de kans het grootst is, dat bij die personen een mutatie wordt gevonden. Els had al op voorhand met haar tante Linda over het erfelijk-heidsonderzoek gesproken en ze weet dat haar tante hier zeer positief tegenover staat. Bij haar tante Linda is vijf jaar geleden op 40-jarige leeftijd borstkanker gediagnosticeerd. Zij heeft toen een mastectomie ondergaan, gevolgd door adjuvante therapie. Ze besluit samen met haar tante een afspraak te maken op de genetische polikliniek, zodat het erfelijkheids-onderzoek bij Linda gestart kan worden.

Wanneer ze op deze afspraak komen, krijgt tante Linda uitgebreide informatie over het hoe en het waarom van het erfelijkheidsonderzoek en wordt ook stilgestaan bij haar motivatie. Het is voor Linda geen probleem dat haar nichtje Els haar gevraagd heeft om mee te gaan naar een genetische polikliniek. Voordien had ze dit zelf ook al overwogen. Dit heeft ze ook in alle openheid met haar eigen kinderen besproken. Ze is wel bezorgd over de mogelijke gevolgen van een ongunstig resultaat: vooral het idee dat haar kinderen dit ook kunnen hebben overgeërfd vindt ze niet gemakkelijk.

Zes maanden later is het consult. Ze horen dat er, zoals werd verwacht, inderdaad een afwijking of mutatie in het *BRCA1*-gen werd aangetoond. Linda had de mogelijkheid van dragerschap al besproken met haar oncoloog en had al beslist om, indien ze inderdaad draagster zou zijn, te kiezen voor een preventief verwijderen van de eierstokken. Preventief wegnemen van de tot nu toe niet door borstkanker aangetaste borst schrikt haar te veel af, al blijft de angst voor een nieuwe borsttumor natuurlijk bestaan. Zij kiest ervoor zich jaarlijks te laten onderzoeken.

Els zelf verwacht dat er voor een erfelijkheidsonderzoek onmiddellijk bloed zal worden afgenomen, zeker omdat haar tante draagster is van het gemuteerd BRCA1-gen. Ze kunnen nu immers bij haar kijken of ze eveneens draagster is. De arts vertelt haar echter dat een van de mogelijkheden zou kunnen zijn eerst haar vader, de broer van Linda, te onderzoeken. De vader van Els heeft namelijk 50 % kans op dragerschap. Als hij de mutatie niet heeft overgeërfd, dan hoeven zijn kinderen ook niet getest te worden. Els is wat ontgoocheld, maar de mogelijkheid dat haar vader geen drager is vindt ze een comfortabele gedachte. Ze is ook tevreden dat het onderzoek bij haar vader nu veel minder lang zal gaan duren: nu het type mutatie in het BRCA1-gen bekend is, kan veel sneller bepaald worden of iemand drager is of niet. Haar vader heeft al binnen vier weken een afspraak om zijn resultaat te komen bespreken. Hij blijkt geen drager te zijn. Els is enorm blij met dit resultaat. Het betekent immers dat zij en haar zussen de BRCA1-mutatie niet van hem kunnen hebben overgeërfd en dat hun risico op borstkanker niet hoger is dan dat van andere vrouwen van hun leeftijd. Els besluit zich vanaf 50-jarige leeftijd te laten controleren door het mammografisch bevolkingsonderzoek op borstcarcinoom.

Linda's oudste dochter Hilde (25 jaar oud) weet niet of ze dit onderzoek wel wil laten doen. Ze twijfelt eraan of ze een slecht resultaat zou aankunnen en besluit nog wat af te wachten. Linda's jongere dochter, Kathleen (23 jaar oud), is ervan overtuigd dat ze het onderzoek wel wil laten doen. Ze maakt een afspraak op de polikliniek en krijgt informatie over de verschillende aspecten van het onderzoek. Ze wordt ook gezien door een psycholoog. Deze wisselt met haar van gedachten over de redenen waarom ze dit onderzoek wil laten doen en hoe het resultaat van dit onderzoek haar verdere leven zou kunnen beïnvloeden. Kathleen vertelt dat ze, indien ze draagster is, een preventieve borstamputatie zal laten uitvoeren. Het verwijderen van de eierstokken overweegt ze niet onmiddellijk, vooral omdat ze nog zo jong is. Het risico dat ze borstkanker zou ontwikkelen baart haar meer zorgen: ze heeft het ziekteproces van moeder van nabij meegemaakt toen zij chemotherapie kreeg en ze wil dit zelf tot elke prijs vermijden. Daarnaast spelen haar jonge kinderen een belangrijke rol in haar beslissing: Kathleen wil er altijd voor hen zijn en daarom wil ze de kans dat ze net als haar moeder op jonge leeftijd ziek zou worden zo klein mogelijk maken. Na vier weken komt Kathleen opnieuw op de polikliniek om haar resultaat te vernemen. Het onderzoek heeft aangetoond dat ze de mutatie van haar moeder heeft overgeërfd. Na een eerste fase van heftige emoties hervindt ze zichzelf en vindt ze een zeker evenwicht. Ze put vooral kracht uit het feit dat ze weet waar ze aan toe is. Ze vindt het ook geruststellend dat ze steeds op de polikliniek terechtkan bij een arts en bij een psycholoog als ze aanvullende medische informatie nodig heeft of wanneer het resultaat moeilijker blijkt om te dragen. Ook haar zus Hilde zet uiteindelijk de stap. Na het voltooien van het onderzoek blijkt ze geen draagster te zijn. Ze is enorm gerustgesteld, maar voelt zich toch ook wat schuldig naar haar zus toe.

Uit deze illustratie mag duidelijk blijken dat de beslissing een erfelijkheidsonderzoek te starten een moeilijke keuze kan zijn en dat het omgaan met het resultaat ervan vele facetten heeft en soms gecompliceerd kan verlopen. Naast de informatieverstrekking over de medische aspecten dient er voldoende aandacht te gaan naar de psychologische omkadering bij het maken van keuzes en het verwerken van het testresultaat.

Richtlijnen voor doorverwijzing naar een genetisch centrum:

Nederland:

► http://stoet.nl/uploads/richtlijnenboekje.pdf

België:

► https://kce.fgov.be/sites/default/files/page_documents/KCE_236As_oncogenetische_testen_Samenvatting.pdf

► https://kce.fgov.be/sites/default/files/page_documents/KCE_220As_Oncogenetische_testen_samenvatting.pdf

Overzicht van alle poliklinieken klinische genetica:

Nederland:

► http://www.vkgn.org/index.php/voorlichting/poliklinieken-klinische-genetica

Vlaanderen:

Gent: ► https://www.cmgg.be

Antwerpen: ► http://www.genetica-antwerpen.be

Leuven: ► http://www.uzleuven.be/cme

Brussel: ► http://www.brusselsgenetics.be

Geraadpleegde literatuur

Antoniou A, Pharoah PD, Narod S, Risch HA, Eyfjord JE, Hopper JL, et al. Average risks of breast and ovarian cancer associated with BRCA1 or BRCA2 mutations detected in case series unselected for family history: a combined analysis of 22 studies. Am J Hum Genet. 2003;72:1117–30.

Chen S, Parmigiani G. Meta-analysis of BRCA1 and BRCA2 penetrance. J Clin Oncol. 2007;25:1329–33.

Heshka JT, Palleschi C, Howley H, Wilson B, Wells PS. A systematic review of perceived risks, psychological and behavioral impacts of genetic testing. Genet Med. 2008;10(1):19–32 (► http://www.brca.nl/).

Mavaddat N, Peock S, Frost D, Ellis S, Platte R, Fineberg E, et al. Cancer risks for BRCA1 and BRCA2 mutation carriers: Results from prospective analysis of EMBRACE. J Natl Cancer Inst. 2013;105(11):812–22.

Pal T, Permuth-Wey J, Betts JA, Krischer JP, Fiorica J, Arango H, et al. BRCA1 and BRCA2 mutations account for a large proportion of ovarian carcinoma cases. Cancer. 2005;104:2807–16.

Richtlijn Het informeren van familieleden bij erfelijke aanleg voor kanker. VKGN; 2012.

► www.vkgn.org/index.php/vakinformatie/richtlijnen-en-protocollen/erfelijke-tumoren/119-stoet-richtlijnen-erfelijke-tumoren/file.

Nieuwe behandelmethoden (doelgerichte behandelingen en immuuntherapie)

V. Kruse en T.J.N. Hiltermann

Samenvatting

Nieuwe behandelmethoden in de oncologie bestaan uit doelgerichte (oftewel targeted) therapie, en immuuntherapie. De werking van deze geneesmiddelen is gebaseerd op intracellulaire signaaltransductieroutes, die essentieel zijn voor het ontstaan en het in stand houden van kanker. Doelgerichte behandelingen omvatten zowel medicamenten gericht op genetische veranderingen van de tumorcel die kanker aansturen (zogeheten 'driver'-mutaties), als hormonale therapie (bij borst- en prostaatkanker), en middelen gericht tegen de angiogenese (vaatnieuwvorming). Twee soorten medicamenten worden onderscheiden: intraveneuze monoklonale antilichamen en orale kinaseremmers. De monoklonale antilichamen binden zich aan receptoren (eiwitten) op de tumorcel of vangen signalerende eiwitten, zoals groeifactoren, in het bloed weg. Orale kinaseremmers blokkeren intracellulair het signaal van specifieke genetisch veranderde receptoren. Bij Immuuntherapie de-blokkeren antilichamen de rem op ontstekingscellen (T-cellen), waardoor in het lichaam een endogene antitumor immuunrespons wordt geactiveerd. Omdat dit mechanisme ingrijpt op de herkenning van eiwitten als lichaamseigen heeft het blokkeren ervan als bijwerking dat er ernstige auto-immuun fenomenen kunnen optreden.

© Bohn Stafleu van Loghum, onderdeel van Springer Media BV 2017
A.J. Berendsen, S. Van Belle (Red.), *Oncologie*, Praktische huisartsgeneeskunde,
DOI 10.1007/978-90-368-0961-0_6

6.1 Inleiding

Doelgerichte therapie en immuuntherapie zijn centrale begrippen geworden in de moderne oncologie. Door de ontwikkeling van deze nieuwe geneesmiddelen, gericht op specifieke eigenschappen van de cel of van het immuunsysteem ziet men bij meerdere soorten kanker een behandeleffect dat het effect van klassieke chemotherapie meermaals overschrijdt. Dit is onder meer het geval bij gemetastaseerde vormen van melanoom, longkanker of nierkanker, waarbij men met klassieke chemotherapie vaak maar een zeer beperkte therapierespons kan bereiken.

6.2 Doelgerichte therapie

Uitgebreide kennis van de moleculaire signaleringsroutes binnen de kankercel vormt de basis voor de ontwikkeling van doelgerichte therapie. Deze geneesmiddelen zijn alleen werkzaam bij tumoren die de specifieke afwijking bezitten (doelwit of *target,* bijvoorbeeld een active-rende mutatie in de epidermale groeifactorreceptor EGFR van de tumor).

Doelgerichte therapie kan wat betreft de werking opgesplitst worden in twee grote groe-pen: enerzijds de *monoklonale antilichamen* (medicatienaam eindigt op *mab*), anderzijds de *proteïnekinaseremmers* (medicatienaam eindigt op *nib*). Afhankelijk van het doelwit zijn de bijwerkingen verschillend, en kunnen variëren van huid- en gastro-intestinale toxiciteit bij de meeste tyrosinekinaseremmers (TKI's), zoals sunitinib, pazopanib en erlotinib, tot cardiale toxiciteit bijvoorbeeld bij HER2-gerichte (human epidermal growth factor receptor) therapie zoals trastuzumab.

Monoklonale antilichamen zijn immunoglobulines gericht op één doelwit op de kanker-celwand (bijv. de HER2-receptor) of een groeifactor die zich in de bloedbaan bevindt (bijv. VEGF: vasculaire-endotheelcelgroeifactor). Het werkingsmechanisme berust op het blok-keren van relevante signaleringsroutes. Door de aanwezigheid van het doelwit in normaal weefsel kunnen er ongewenste bijwerkingen ontstaan. De monoklonale antilichamen worden intraveneus/subcutaan toegediend na berekening van de dosis op basis van het lichaams-oppervlak of gewicht (zie ◘ fig. 6.1).

Proteïnekinaseremmers (waaronder de TKI's) zijn, in tegenstelling tot de monoklo-nale antilichamen, laagmoleculaire stoffen die de celwand kunnen passeren. Zij blokkeren intracellulaire signaleringsroutes door binding met receptoren in het celmembraan of door intracellulaire binding met eiwitten in het cytoplasma (zie ◘ fig. 6.1). Bij een maligniteit zijn de signaleringsroutes verstoord en verlopen de processen niet meer op een gecontroleerde wijze. De proteïnekinaseremmers worden oraal toegediend in een vaste dosis, en hebben vaak een breder bijwerkingenprofiel. De dagelijkse orale toediening biedt meerdere voor-delen, maar vraagt wel discipline van de patiënt en controles door huisarts en behandelend specialist.

6.2.1 Doelgerichte therapie gericht op genetische afwijkingen

Doelgerichte therapieën, specifiek gericht op bepaalde genetische veranderingen in de tumor, kunnen amplificaties, mutaties of translocaties van specifieke DNA-sequenties zijn.

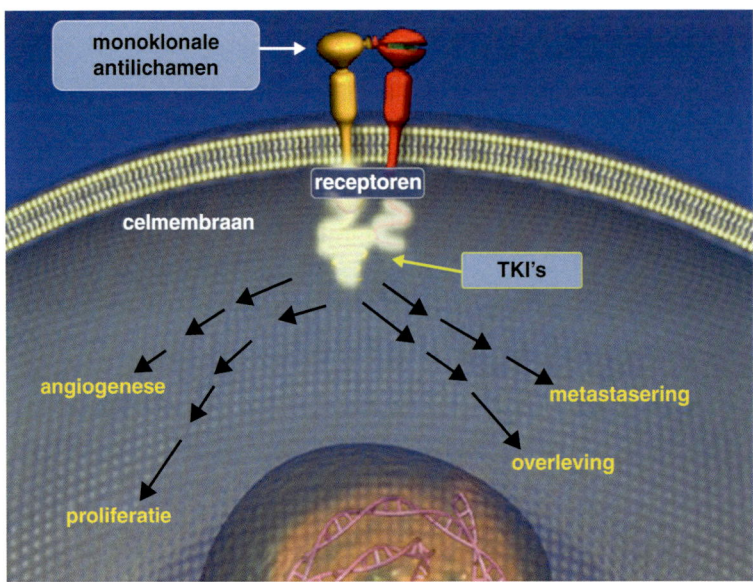

□ Figuur 6.1   Doelgerichte behandeling in de oncologie (*monoklonale antilichamen* vs. *TKI*) (Bron: Boven en Ossekoppele)

Doelgerichte behandeling: gericht op amplificatie van een bepaald gen

Bij amplificatie ontstaan er één of meerdere kopieën van een gen, waardoor er bijvoorbeeld een teveel aan groeibevorderende genen ontstaat, zoals bij HER2. HER2-amplificatie is aanwezig bij 15 tot 20 % van de tumoren bij patiënten met borstkanker. Een amplificatie kan worden aangetoond door middel van een zogenoemde fluoro-in situ-hybridisatie (FISH-) test. De FISH-test is een kleuring die aantoont hoeveel kopieën van een specifiek gen in de tumorcellen aanwezig zijn, bij een amplificatie zijn dit er dus meer dan twee (zoals HER2). HER2 is een tyrosinekinasereceptor op de tumorcel, waardoor verschillende signalerings-routes in de cel geactiveerd worden. Deze activiteit leidt tot het ontsnappen van tumorcel-len aan apoptose, tot een toename van angiogenese, toename van transcriptie van onder andere groeifactoren, toename van celdeling en proliferatie van cellen. Trastuzumab is een monoklonaal antilichaam gericht op HER2. Trastuzumab is alleen werkzaam in tumoren met HER2-amplificatie, waardoor HER2 als een biomarker kan worden beschouwd. HER2-ge-richte behandeling wordt het meest gebruikt bij borstkanker en in mindere mate bij patiënten met HER2-positieve maagkanker of longkanker.

Doelgerichte therapie gericht op een driver (sturende) mutatie

Driver mutaties maken dat de cel zich gedraagt als een kankercel. Door deze mutatie wordt een normale cel omgevormd naar een kankercel (sturende of 'driver' mutatie). Dit proces zorgt ervoor dat oncogene eiwitten ongeremd in aantal toenemen.

In het geval van een driver mutatie bepaalt de mutatiestatus van het betreffende (recep-tor) kinase de werkzaamheid van de proteïnekinase inhibitor.

EGFR

EGF- (epidermale groeifactor, zie □fig. 6.2) eiwitten stimuleren celproliferatie en -differenti-atie door binding met de EGF-receptor (EGFR). Deze tyrosinekinasereceptor is aanwezig in

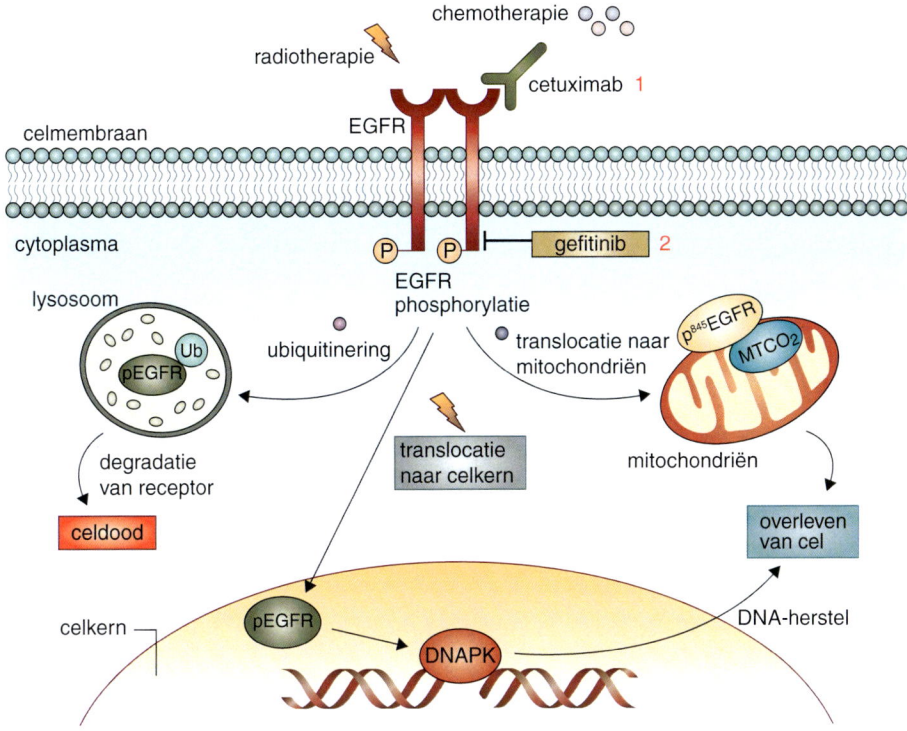

□ Figuur 6.2   Epidermale groeifactor (*EGF*). (Bron: Nature Reviews Cancer, online gep. 12 october 2006)

bijna alle epitheliale celtypen. Dit eiwit is betrokken bij wondgenezing en het in stand houden van de integriteit van de huid. In bijzondere gevallen is het EGF-eiwit gemuteerd, waardoor ongeremde celdeling (bijv. longkanker) kan ontstaan. Omdat de tumor afhankelijk lijkt te zijn van deze ene mutatie, wordt gesproken van een zogenoemde sturende of 'driver' mutatie. In Nederland en België komt dit type mutatie bij ongeveer 10 % van de niet-kleincellige longtumoren voor en dan met name bij niet-rokende vrouwen (typisch een adenocarcinoom-type longkanker). Bij plaveiselcelcarcinomen, die meer met roken geassocieerd zijn, wordt deze mutatie zelden gezien. De prognose van patiënten met een activerende EGFR-mutatie is beduidend beter dan patiënten zonder driver mutatie. De TKI's erlotinib en gefitinib zijn voorbeelden van eerstegeneratie orale EGFR-tyrosinekinaseremmers. Inmiddels zijn er ook al tweede- en zelfs derdegeneratie EGFR-TKI's, die gegeven kunnen worden als de tumor resistent is geworden voor de eerste behandeling (meestal na ongeveer 1 jaar behandeling). Alleen in geval van een bewezen mutatie is behandeling met een EGFR-blokkerend TKI zinvol en komt de patiënt in aanmerking voor deze behandeling.

BRAF

BRAF-eiwit (zie □ fig. 6.2) is een onderdeel van de RAF-kinasefamilie en speelt een belangrijke rol bij de intracellulaire signaaltransductie, die betrekking heeft op celdeling, -differentiatie en -secretie. De BRAF-mutatie (genetische verandering in het BRAF-gen) is aanwezig bij ongeveer 50 % van alle patiënten met een gemetastaseerd melanoom en bij 3 % van de longkankerpatiënten. De BRAF-remmers dabrafenib en vemurafenib zijn alleen werkzaam bij patiënten met een heel specifieke BRAF-mutatie (alléén bij de BRAF V600-variant en niet bij bijv. de BRAF G469A-variant). Deze specifieke mutatie moet eerst bepaald worden, voordat een behandeling met een BRAF-TKI kan worden gestart. Behandeling met een BRAF-remmer, al dan niet in combinatie met een MEK-remmer, wordt gekenmerkt door een snelle tumorrespons en een duidelijk overlevingsvoordeel vergeleken met standaard chemotherapie voor patiënten met een gemetastaseerd melanoom en longkanker. Ook bij gemetastaseerde colorectale tumoren (ongeveer 10 % hiervan heeft een BRAF V600-mutatie) lijkt de combinatietherapie werkzaam. Bij de colorectale tumoren met een BRAF V600-mutatie blijkt deze resistent te zijn voor monotherapie met een BRAF-remmer. De combinatie van een BRAF-remmer en een EGFR-remmer laat juist indrukwekkende tumorresponsen zien. Dit is een mooi voorbeeld dat het belangrijk is goed kennis te hebben van signaaltransductiesystemen en interacties tussen de systemen om tot een effectieve behandeling te komen met minimale bijwerkingen. Deze ontwikkeling verloopt stormachtig, met telkens nieuwe en meer ingewikkelde behandelregimes.

De ALK-translocatie

Anaplastic lymphoma kinase (ALK) is een receptor tyrosinekinase, die in de embryonale fase een belangrijke rol speelt in onder andere de ontwikkeling van de hersenen. Op latere leeftijd heeft het geen functie, tenzij er een genetische verandering optreedt (translocatie), waardoor het gen weer actief wordt afgelezen en als een oncogen gaat functioneren. In 2007 werd voor het eerst beschreven dat een translocatie van ALK bij longkanker belangrijk zou kunnen zijn. Bij 3–7 % van de adenocarcinomen van de longen wordt deze afwijking gevonden. Bij een translocatie wordt een stuk van een ander gen verplaatst naar een plek direct voor het tyrosinekinasedomein van het ALK-gen. Dit maakt het ALK-gen weer actief en geeft aanzet tot een oncogene differentiatie van de cel, waardoor longkanker ontstaat, met in dat geval de ALK-translocatie als oncogene driver. Bij een bewezen ALK-translocatie kan een doelgerichte behandeling met ALK-remmers gegeven worden. De ALK-translocatie kan zowel worden aangetoond met een FISH-test (beschreven bij amplificatie) als met immunohistochemie (=directe kleuring van het eiwit in de tumorcel), waarbij een verhoogde expressie van het ALK-eiwit in het cytoplasma wordt gevonden.

Negatieve selectie op mutaties (met RAS-status bij coloncarcinoom als voorbeeld)

Bij patiënten met een gemetastaseerd coloncarcinoom wordt de selectie op mutaties juist andersom gebruikt. Bij deze patiëntengroep is er een mogelijkheid tot doelgerichte behandeling als de RAS-mutatie juist niet aanwezig is (rat sarcoma viral oncogene homologue (RAS), men kent zowel KRAS (K = kirstin RAS) als NRAS (N = neuroblastoma RAS)). Het afwezig zijn van een mutatie noemen we 'wild type'. Bij patiënten met wild type KRAS (dus zonder KRAS-mutatie) kan een patiënt behandeld worden met een antilichaam gericht tegen de EGF-receptor op het celmembraan van de tumor. Deze geneesmiddelen vormen tegenwoordig een hoeksteen in de behandeling van colorectaal kanker. Bij patiënten met een KRAS-mutatie is een bepaald enzymsysteem (RAF/ERK-pathway) constant geactiveerd en is er geen effect van de EGFR-remmers te verwachten. De KRAS-status dient bekend te zijn, voordat er gestart wordt met een doelgerichte therapie bij patiënten met een gemetastaseerd colorectaal carcinoom, aangezien patiënten met een KRAS-mutatie geen therapeutisch effect hoeven te verwachten van deze (dure) behandeling.

6.2.2 Doelgerichte therapie gericht op bepaalde eigenschappen van de tumor of circulerende groeifactoren

In deze paragraaf bespreken we doelgerichte therapieën gericht op bepaalde mechanismen waarvan de tumor afhankelijk is en de therapie gericht tegen angiogenese.

Hormonale therapie bij borstkanker

Hormonale therapie speelt een belangrijke rol in de adjuvante (=aanvullend op operatie en/of bestraling) of systemische behandeling van hormoonreceptor-positieve borstkanker. Er zijn twee soorten hormonale therapie beschikbaar: de SERM's (selectieve oestrogeenreceptor-modulatoren), zoals tamoxifen, en de aromataseremmers letrozol, anastrozol en exemestan. Tamoxifen heeft vooral een anti-oestrogeen effect door blokkering van oestrogeenreceptoren bij hormoongevoelige borstkanker. De werking van aromataseremmers berust op remming van het enzym aromatase, waardoor de omzetting van androsteendion en testosteron in oestrogeen afgeremd wordt. Het enzym aromatase is terug te vinden in 60 tot 70 % van de borstcarcinomen. Aromataseremmers worden gebruikt in monotherapie als adjuvante behandeling bij premenopauzale vrouwen. Aromastaseremmers zijn ook geïndiceerd bij postmenopauzale vrouwen met gemetastaseerde borstkanker. *Luteinizing hormone releasing hormone* (LH-RH) wordt ook wel toegepast in de adjuvante therapie bij premenopauzale vrouwen met een hoog-risico borstcarcinoom. Door het toedienen van een LH-RH-analoog daalt de oestrogeenspiegel tot postmenopauzale waarden en wordt het gebruik van een aromataseremmer zinvol.

Hormonale therapie bij prostaatkanker

De LH-RH-analogen worden vooral toegepast in de behandeling van gevorderd prostaatcarcinoom. Het effect berust op stimulatie van de afgifte van LH en FSH door de hypofysevoorkwab, waardoor er aanvankelijk een stijging in de testosteronspiegel ontstaat. Bij chronisch gebruik raakt de hypofyse gedesensibiliseerd. Hierdoor dalen de LH- en FSH-spiegels en daalt de testosteronspiegel na circa drie weken tot castratieniveau.

Antiandrogenen zijn tevens beschikbaar voor de behandeling van prostaatkanker. De werking berust op blokkade van de androgeenreceptor, waardoor de werking van testosteron onmogelijk wordt gemaakt. In combinatie met een chemische castratie leidt dit tot het volledig onderdrukken van de perifere androgeenwerking.

Angiogeneseremmers

VEGF is een groeifactor (zie ◘fig. 6.1), essentieel in de tumorangiogenese. *Angiogenese* is de vorming van nieuwe bloedvaten binnen weefsels. Bloedtoevoer is nodig voor tumorgroei en het ontstaan van metastasen. Anti-VEGF monoklonale antilichamen worden gebruikt in combinatie met chemotherapie in de behandeling van colorectale kanker. Nieuwere geneesmiddelen kunnen tevens de binding tussen VEGF en de VEGF-receptor blokkeren. Deze worden nu ook al gebruikt in de behandeling van geavanceerde colorectale kanker.

6.2.3 Bijwerkingen doelgerichte therapie

Als gevolg van het stijgende gebruik van doelgerichte therapie in de oncologie, ziet men in de praktijk een reeks nieuwe bijwerkingen (zie ◘tab. 6.1). Sommige bijwerkingen zijn vergelijkbaar met de bijwerkingen van klassieke chemotherapie, terwijl andere vrij typisch kunnen

◻ Tabel 6.1 Bijwerkingen doelgerichte therapie (geselecteerde lijst)

geneesmiddel	type	indicatie	bijwerkingen
bevacizumab	anti-VEGF	mCRC borstcarcinoom ovariumcarcinoom cervixcarcinoom longcarcinoom	myelosuppressie hypertensie stomatitis trombo-embolie darmperforatie proteïnurie fistulisatie hand-voetziekte
sunitinib	TKI	RCC	myelosuppressie hypertensie stomatitis GI-bijwerkingen anorexie hand-voetziekte cardiomyopathie
sorafenib	TKI	RCC schildkliercarcinoom	lymfopenie GI-bijwerkingen hypertensie bloedingsrisico sarcopenie stomatitis huidtoxiciteit alopecie/veranderde haarkleur
pazopanib	TKI	RCC	hypertensie GI-bijwerkingen alopecie/veranderde haarkleur leverfunctiestoornissen
cabozantinib	TKI	medullair schildkliercarcinoom	anorexie hypocalciëmie hypofosfatemie smaakstoornissen GI-bijwerkingen hand-voetziekte alopecie/veranderde haarkleur mucositis
vemurafenib	TKI	melanoom (V600-mutatie) longcarcinoom (in studieverband)	huidtoxiciteit keratoacanthomen cutane plaveiselcelcarcinomen fototoxiciteit hoofdpijn anorexie jeuk

◘ Tabel 6.1 Vervolg

geneesmiddel	type	indicatie	bijwerkingen
cetuximab	anti-EGFR	mCRC (KRASwt) hoofd-halscarcinoom	huidtoxiciteit (acneïforme rash) mucositis hypomagnesiëmie infuusreacties
trastuzumab	anti-HER2	HER2-amplificatie borstcarcinoom maagcarcinoom	daling hartfunctie vermoeidheid reactie op toediening spier- en gewrichtspijn
erlotinib/ gefitinib/afatinib	TKI	EGFR-mutatie longcarcinoom	huidtoxiciteit (vooral in combinatie met water) diarree veranderde haargroei kloven/paronychia
crizotinib/ ceritinib	TKI	ALK-translocatie longcarcinoom	visusstoornissen QTc-verlenging op ECG misselijkheid diarree/obstipatie leverproefstoornissen bradycardieën
nivolumab (N) pembrolizumab (P)	anti PD-1	melanoom (N+P) longcarcinoom (N)	auto-immuunziekten (zie ◘ fig. 6.3)
ipilimumab	anti-CTLA4	melanoom	auto-immuunziekten (zie ◘ fig. 6.3)

mCRC gemetastaseerd colorectaal carcinoom, *RCC* niercarcinoom, *BRAFi* BRAF inhibitor,
GI-bijwerkingen gastro-intestinale bijwerkingen (nausea, overgeven, diarree), *KRASwt* KRAS wild type.

zijn. Bijwerkingen op met name de hematopoëse (meest voorkomende bijwerkingen van klassieke chemotherapie) worden juist niet gezien. Bijwerkingen worden dan ook op gerichte wijze behandeld, gewoonlijk met onderbreking of dosisreductie van de therapie, afhankelijk van de ernst, maar ook dikwijls zuiver symptomatisch.

- **Welke bijwerkingen moet/kan een huisarts zelf behandelen? Wanneer verwijzen?**

Huidtoxiciteit en diarree ten gevolge van behandeling met EGFR-remmers zijn voorbeelden van bijwerkingen die in eerste instantie door de huisarts kunnen worden opgevangen, eventueel na overleg met de behandelend oncoloog. Voor huidtoxiciteit kan een proeftherapie met metronidazol zalf worden voorgeschreven, al dan niet in combinatie met minocycline 100 mg per dag bij onvoldoende effect. De dosis minocycline kan eventueel worden opgehoogd naar 200 mg per dag. Indien de huidtoxiciteit niet onder controle komt of verslechtert ondanks de ingestelde therapie, wordt aangeraden contact op te nemen met de behandelend specialist.

- **Voor welke bijwerkingen moet een huisarts beducht zijn?**

Minder vaak voorkomende, maar gezien de ernst niet minder belangrijke bijwerkingen tijdens behandeling zijn bijvoorbeeld cardiotoxiciteit met cardiomyopathie tot gevolg, zoals beschreven bij bijvoorbeeld sunitinib en trametinib en de verlenging van de gecorrigeerde QT-tijd (QTc) op het ECG bij crizotinib/dabrafenib/lapatinib etc.

Met name de verlengde QT-tijd is een fenomeen dat bij meerdere TKI's wordt gezien en wat een verhoogd risico met zich meebrengt op ernstige ritmestoornissen. De kans hierop is nog groter bij gelijktijdige behandeling met anti-emetica, zoals metocloperamide en ondansetron, die ook een effect op de QT kunnen hebben. Derhalve dienen controles met ECG's plaats te vinden om dit effect te monitoren en eventueel de medicatie te staken of de dosis te wijzigen. Bij vermoeden van cardiotoxiciteit kan de patiënt het best worden doorverwezen naar de behandelend oncoloog.

In de oncologische praktijk wordt de ernst van alle bijwerkingen beschreven in graad 1 tot 5 volgens de 'Common Terminology Criteria for Adverse Events (CTCAE)' (online te vinden). Vanaf een graad 3-toxiciteit dient de patiënt steeds doorverwezen te worden naar de behandelend oncoloog. Afhankelijk van de aard van de bijwerking en de ervaring van de behandelend huisarts, kan men reeds vanaf graad 2, of zelfs vanaf graad 1 opteren voor een doorverwijzing. Alle dosisaanpassingen kunnen het best gebeuren door de behandelend specialist. Indien men vermoedt dat een verdere aanpassing nodig zal zijn (bijv. in geval van blijvende klachten ondanks therapie) dan kan het best contact worden opgenomen met de behandelend specialist.

6.3   Immuuntherapie

6.3.1 Het immuunsysteem in het algemeen

Normaal gezien wordt het immuunsysteem geactiveerd doordat T-cellen kleine stukjes eiwit herkennen aan de buitenkant van cellen, die anders zijn dan bij normale cellen. Het afweersysteem ziet kankercellen echter vaak als niet-gevaarlijk. Ze lijken bijvoorbeeld te veel op gewone cellen of kunnen zich als het ware onzichtbaar maken. Het afweersysteem wordt dan niet geactiveerd. Soms reageren T-cellen wel, maar slagen ze er niet in de kankercellen goed op te ruimen, bijvoorbeeld omdat de kankercellen signalen geven aan de T-cellen om niet in actie te komen.

Voor een goede afweerreactie door T-cellen tegen kankercellen zijn twee elementen nodig:
- De kankercellen moeten stukjes eiwit laten zien aan hun oppervlak die anders zijn dan bij gewone cellen (herkenning van het antigeen). Dit zorgt ervoor dat T-cellen kunnen zien dat het hier niet gaat om gewone cellen.
- Er moet geen rem zitten op de activiteit van de T-cellen die de tumorcellen moeten aanvallen (cytotoxische T-cellen).

6.3.2 Immuuntherapie

In tegenstelling tot klassieke chemotherapie, die haar werking meestal uitoefent door interactie met alle sneldelende cellen, en doelgerichte therapie, die specifiek op enkele sleuteleiwitten in de tumor inwerkt, is het doel van *immuuntherapie* een lichaamseigen antitumorale immuunrespons te initiëren. Deze strategie is gebaseerd op de vaststelling dat het immuunsysteem een cruciale rol kan spelen in het opsporen en vernietigen van maligniteiten, en dat tumoren in staat kunnen zijn het immuunsysteem te omzeilen.

Het immuunsysteem bevat meerdere positief en negatief regulerende mechanismen, die de afweer activeren of juist afremmen. Deze zogenoemde fysiologische checkpoints (letterlijk: controlepunten) zijn nodig voor de controle van de immuunrespons als bescherming tegen schadelijke ontsteking en auto-immuniteit. Bij tumoren kan stimulatie van bepaalde immuun checkpoints immunotolerantie veroorzaken, met als gevolg dat ze ontsnappen aan de afweer van de patiënt. De klinische toepassing is op dit moment vooral gericht op het blokkeren van deze afremmende signalen. Dit gebeurt door middel van monoklonale antilichamen tegen het cytotoxic T-lymphocyte-associated protein 4 (CTLA4) en het programmed cell death protein 1 (PD-1). Als deze eiwitten op de betrokken afweercellen tot expressie komen samen met gemuteerde tumoreiwitten, dan worden de laatstgenoemde eiwitten door de afweer herkend als lichaamseigen.

Door CTLA-4 of PD-1 te blokkeren wordt de afweer niet meer afgeremd, waardoor de tumoreiwitten als lichaamsvreemd herkend kunnen worden en de tumor door de afweer wordt aangevallen. Dit mechanisme speelt een rol bij ongeveer één op de vijf patiënten met longkanker en bij één op de drie patiënten met een gemetastaseerd melanoom.

Er zijn verschillende vormen van immuuntherapie. Er wordt veel onderzoek gedaan om nieuwe vormen van immuuntherapie te ontwikkelen en bestaande vormen te verbeteren. Een aantal vormen is officieel geregistreerd voor de behandeling van verschillende soorten kanker. Andere zijn nog in ontwikkeling en worden alleen gegeven als experimentele therapie.

De volgende vormen van immuuntherapie worden als behandeling gegeven:
- monoklonale antilichamen die kankercellen zichtbaar maken voor het afweersysteem (PD-1/PD-L1 en CTLA-4-remmers);
- cytokines (bij behandeling van bijv. melanoom).

De volgende vormen van immuuntherapie zijn nog in ontwikkeling voor verschillende soorten kanker zoals melanomen, nierkanker, longkanker, verschillende hematologische maligniteiten:
- monoklonale antilichamen die de T-celrespons tegen de tumor versterken;
- vaccins;
- tumorinfiltrerende lymfocyten (TIL-)therapie;
- T-cel receptor (TCR-)gentherapie (◘ fig. 6.3).

6.3.3 PD-1 en PD-L1

Een voorbeeld van immuuntherapie grijpt aan op de ontstane activatie van één checkpoint in de T-cel die een immuuntolerantie veroorzaakt. De therapie heeft het remmen van dit checkpoint als doelwit met behulp van de PD-1- en PD-L1-remmers. PD-L1 is de ligand voor PD-1, wat betekent dat PD-L1 de eiwitstructuur is waarmee PD-1 bindt op de tumorcel of antigeenpresenterende cel. Na chronische T-celactivatie bij schade of infectie, wordt de remmende PD-1-receptor geïnduceerd op de T-cellen. Het immuunsysteem gebruikt PD-1 en de liganden ervan om 'vreemd' van 'niet-vreemd' te onderscheiden. Als een eiwit wordt herkend als lichaamseigen, wordt de cytotoxische T-cel geïnactiveerd en ontstaat er een vorm van anergie. De tumor kan dit specifieke mechanisme soms gebruiken om letterlijk te ontsnappen

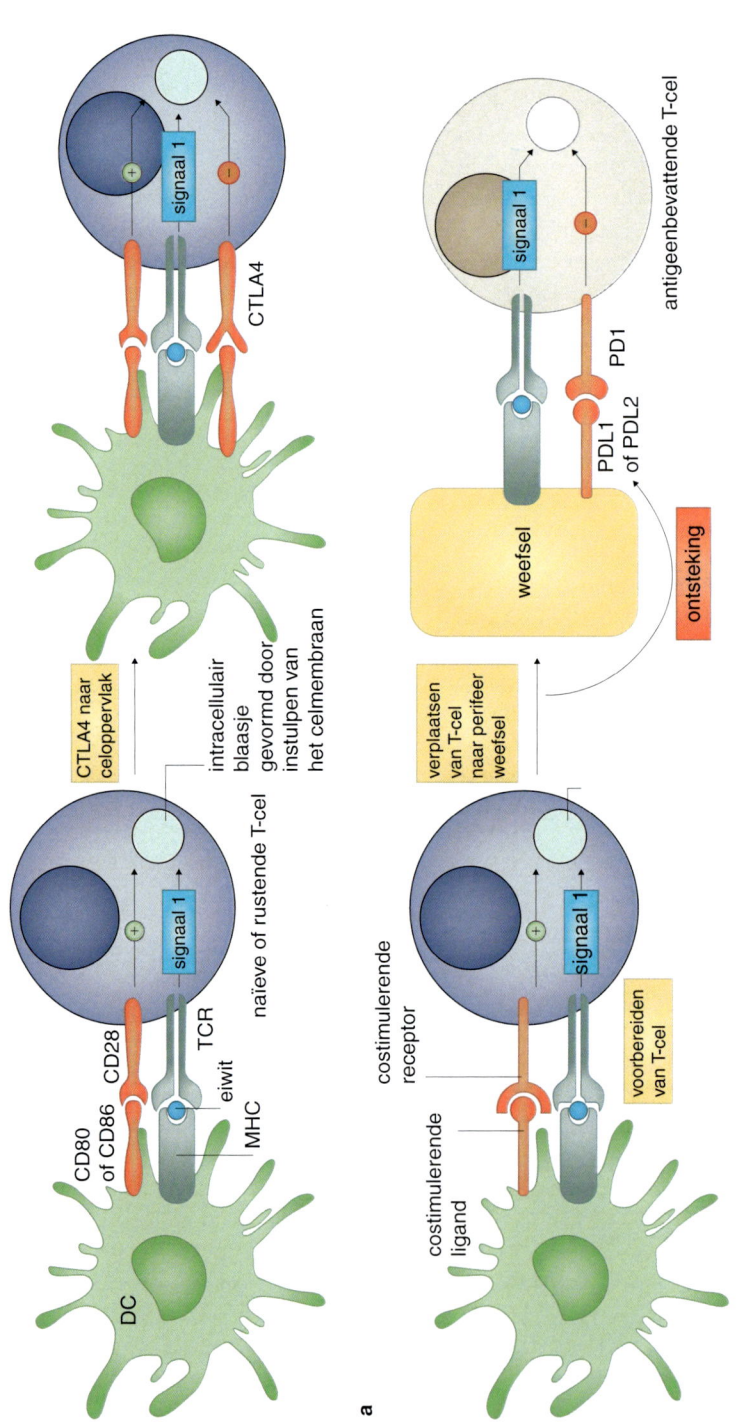

◘ Figuur 6.3 Immuuntherapie in de oncologie. Bij het ontstaan van een immuunrespons spelen T-lymfocyten een belangrijke rol. **a** *CTLA-4* komt voor op het oppervlak van T-lymfocyten. Door dit antigeen tot expressie te brengen, kunnen T-lymfocyten hun eigen activiteit down-reguleren. Door *CTLA-4* te blokkeren met bijvoorbeeld ipilimumab staat er geen rem meer op de *T-cel*activatie en worden de T-lymfocyten hypersensitief. **b** De *PD-1*-receptor kan tot expressie komen op geactiveerde T-lymfocyten, waardoor er geen immuunrespons tegen de tumor komt (de tumor wordt als het ware herkend als lichaamseigen). *PD-L1* is de ligand voor *PD-1*. Door *PD-1* te blokkeren, kunnen T-lymfocyten geactiveerd worden (Bron: Nature Reviews Cancer 2012 april;12:252–264)

aan de afweer. Er treedt dan geen immuunrespons op, ondanks het feit dat de tumor genetisch veranderde en dus potentieel afwijkende immunogene eiwitten bevat. De ontwikkeling van antilichamen tegen PD-1 en PD-L1 biedt de mogelijkheid voor het uitschakelen van dit mechanisme van ontsnappen aan het immuunsysteem. Het responspercentage op deze behandeling ligt bij melanomen rond de 30 % en bij longcarcinomen rond de 20 %. In de toekomst komt deze behandeling ook voor andere gemetastaseerde solide tumoren beschikbaar. Het bijzondere van deze behandeling is dat de patiënten die er baat van hebben meestal ook een langdurig effect ondervinden.

6.3.4 CTLA4

Cytotoxic T-lymphocyte-associated protein 4 (CTLA4) is een eiwit op het oppervlak van de T-cel, dat een wisselwerking aangaat met de antigeenpresenterende cel. CTLA4 is een negatieve regulator van T-celactivatie. Daarom is dit eiwit een doelwit geworden voor monoklonale antilichamen. Na binding van monoklonale antilichamen op de CTLA4-receptor op de T-cel, wordt de rem, die normaal gezien voor T-celactivatie zorgt, losgelaten. Hierdoor kan de T-cel een costimulatie ondergaan en kan de immuunrespons op gang komen.

Dit leidde tot een therapie met een bewezen levensverlengend voordeel bij patiënten met een gemetastaseerd melanoom. Er zijn enkele gevallen beschreven van patiënten met een overleving tot tien jaar na therapie. Het aantal patiënten dat respondeert op deze behandeling is echter lager dan bij de nieuwere immuuntherapieën, zoals anti-PD-1, en het risico op ernstige toxiciteit is groter.

6.3.5 De combinatie anti-PD-1 en anti-CTLA4

Op basis van de goede reacties op deze middelen in monotherapie worden er studies uitgevoerd met een combinatie van anti-PD-1 en anti-CTLA4. Zoals hiervoor uitgelegd, hebben deze strategieën verschillende aangrijpingspunten. Klinische studies met de combinatie hebben een hogere responsratio aangetoond, dankzij een synergistische tumorrespons. Helaas geeft de combinatie vaak ook aanleiding tot zware toxiciteit, dikwijls in een meer ernstige vorm en met een groter risico op levenslange sequelae.

6.3.6 Bijwerkingen van immuuntherapie

De bijwerkingen van immuuntherapie zijn het ontwikkelen van auto-immuunziekten als lichaamseigen eiwitten het PD−1/PD-L1/2 of CTLA4-mechanisme gebruiken. Deze bijwerkingen kunnen op elk moment van de behandeling optreden en op elk orgaan betrekking hebben en zijn potentieel letaal. Checkpoint remmers hebben een uniek bijwerkingenprofiel (zie ◘tab. 6.2), vaak omschreven als *'immune-related adverse events'*, aangezien deze bijwerkingen eigenlijk uitgelokt worden door een hyperactivatie van het immuunsysteem (auto-immuniteit) met diverse symptomen tot gevolg, zoals huiduitslag, colitis, pneumonitis, hepatitis, thyreoïditis, nefritis en hypofysitis. De ernst van de bijwerkingen is zeer wisselend, van lichte symptomen van voorbijgaande aard tot ernstige levensbedreigende complicaties (bijv. ten gevolge van pneumonitis en colitis). Er zijn patiënten overleden aan bijvoorbeeld een auto-immuun pneumonitis die niet tijdig herkend was. Het vroegtijdig herkennen van

Tabel 6.2 Bijwerkingen op checkpoint remmers	
anti-CTLA4	anti-PD-1
huiduitslag, dermatitis, erytheem, jeuk	huiduitslag, jeuk
vermoeidheid, koorts	vermoeidheid
hypopituïtarisme/hypofysitis	afwijkende leverfunctiewaarden (hepatitis)
leverfunctiestoornis, dermatitis, erytheem, vitiligo	stijging creatinine (nefritis)
artralgie	lymfopenie, trombocytopenie, anemie
spierpijn	*hypo- of hyperthyreoïdie*
afname lichaamsgewicht	myasthenie
colitis	hypertensie
	pneumonitis of interstitiële longziekte
	stijging lipase en amylase
	colitis
	nausea, stomatitis
Cursief = typische, maar zeldzame bijwerkingen.	

immuungerelateerde bijwerkingen is derhalve essentieel. Bij vroegtijdige herkenning en agressieve behandeling met hoge doses immunosuppressiva zijn de bijwerkingen over het algemeen goed te hanteren, en kan de behandeling met checkpoint remmers, na afbouwen van immunosuppressiva, soms worden hervat. Mede hierom heeft men in Nederland gekozen voor behandeling in gespecialiseerde centra, waar ruime ervaring is met deze fenomenen. In geval van bijwerkingen tijdens immuuntherapie kan er het best contact worden opgenomen met de behandelend specialist.

De bijwerkingen zijn niet leeftijdgebonden; er kunnen bij jonge mensen met een goede algemene conditie ernstige problemen ontstaan, terwijl oudere mensen de geneesmiddelen perfect verdragen en omgekeerd. De patiënt dient steeds goed geïnformeerd te worden over het risico op toxiciteit, alvorens de therapie voor te schrijven. Er kan met immuuntherapie een langdurige ziektecontrole worden bereikt en dus weegt het risico op bijwerkingen vaak niet op tegen het potentiële voordeel van de behandeling.

6.4   Conclusie

De ontwikkeling van nieuwe geneesmiddelen heeft aanleiding gegeven tot een spectaculaire vooruitgang in de oncologische therapie. Deze vooruitgang is te danken aan enerzijds de ontwikkeling van doelgerichte therapieën met aandacht voor specifieke eigenschappen van de kankercel, anderzijds aan de ontwikkeling van checkpoint remmers met als doel het immuunsysteem te activeren, waardoor er een antitumorale respons ontstaat. In het tijdperk van de chemotherapie werd het therapeutisch plan opgesteld op basis van de anatomische lokalisatie van de tumor. Tegenwoordig gaat de aandacht eerder naar moleculaire kenmerken, die 'tumoroverschrijdend' kunnen zijn. Zo ziet men hetzelfde sleuteleiwit op anatomisch verschillende tumoren, waardoor deze maligniteiten baat kunnen hebben bij dezelfde therapie, ondanks een compleet verschillende lokalisatie. Om de meest efficiënte therapie in te stellen, dient men bij diagnose de relevante moleculaire kenmerken (biomarkers) te bepalen, aangezien de meeste therapieën alleen werkzaam zullen zijn in aanwezigheid van een bepaald kenmerk. Hierdoor wordt de kans op respons groter en vermijdt men nutteloze therapie. Dit is tijdbesparend voor de patiënt en kostenbesparend voor de maatschappij. Helaas is er niet altijd een biomarker beschikbaar, maar de zoektocht is gaande. Goede biomarkers vormen de basis voor een verdere optimalisatie van de doelgerichte therapie en immuuntherapie in de oncologie.

Geraadpleegde literatuur

Boven E van, Ossenkoppele GJ. Targeted therapieën. In: Bröker L, Eekhof J (red). Ontwikkelingen in de oncologie: klinische relevantie voor de huisarts. Houten: Bohn Stafleu van Loghum; 2014.

Pardoll DM. The blockade of immune checkpoints in cancer immunotherapy. Nat Rev Cancer. 2012;12(4): 252–64. ►doi:10.1038/nrc3239.

► www.farmacotherapeutischkompas.nl.

► www.bcfi.be.

► www.uptodate.com (® 2015).

Herstel en revalidatie

B.C.M. Gijsen en B. Van Ruymbeke

Samenvatting

Steeds meer mensen met kanker overleven of leven langer met kanker. De gevolgen van kanker(behandelingen) zijn dikwijls aanzienlijk en herstellen gaat vaak niet vanzelf. Er kan sprake zijn van problematiek in zowel fysiek als psychosociaal functioneren. De huisarts heeft hierbij een belangrijke signalerende, begeleidende en verwijzende rol. Aanvullende zorg, zoals paramedische, psychosociale en revalidatiezorg, kan aangewezen zijn om de gevolgen van kanker bij patiënten te verminderen en hun dagelijks functioneren en kwaliteit van leven te verbeteren. Systematische signalering van de gevolgen van kanker(behandeling) met behulp van een screeningsinstrument maakt de problematiek inzichtelijk voor het consult en de begeleiding bij herstel en verbeteren van de kwaliteit van leven. Vaak is de hulp van de huisarts, of diens praktijkondersteuner, aangewezen voor zelfmanagement en educatie, zoals voor leefstijl. Bij enkelvoudige problematiek (fysiek of psychosociaal) kan de huisarts begeleiding bieden en bij indicatie verwijzen naar oncologische paramedische, psychosociale en revalidatiezorg. Revalidatiezorg is vooral bedoeld voor patiënten met multipele problematiek. De huisarts kan als spil fungeren in de begeleiding en het herstel van mensen met kanker in alle ziektefases.

© Bohn Stafleu van Loghum, onderdeel van Springer Media BV 2017
A.J. Berendsen, S. Van Belle (Red.), *Oncologie*, Praktische huisartsgeneeskunde,
DOI 10.1007/978-90-368-0961-0_7

7.1   Ontwikkelingen in de zorg voor herstel-revalidatie bij kanker

De fase van herstel van de mensen met kanker wordt gekenmerkt door een transitie van kankerbehandeling naar verder leven, waarbij de ziekte niet meer centraal staat en moet worden ingepast in het leven. Een algemene inschatting van de zorgvraag na kanker is dat zo'n 70 % van de patiënten hun leven weer oppakt, waarbij basiszorg met zelfzorg en educatie volstaat. De huisarts kan hieraan bijdragen. Zo'n 25 % van de patiënten heeft (verwijzing naar) aanvullende zorg nodig zoals fysiotherapie, diëtetiek, ergotherapie, psychosociale of revalidatiezorg. Ongeveer 5 % heeft dusdanig complexe problematiek dat (revalidatie)geneeskunde aangewezen is.

Tegenwoordig wordt in alle ziektefases, dus voor, tijdens en na kankerbehandeling en ook in de palliatieve fase, de zorg voor herstel-revalidatie als een structureel onderdeel van de kankerzorg gezien. Naast primair ziektebestrijding is er aandacht voor kwaliteit van leven, gezondheidsbevordering, preventie en zelfmanagementsupport. Nieuwe inzichten in de nazorg bij kanker leiden ertoe dat nazorgschema's (follow-up) meer evidence-based en doelmatig ingericht worden en dat er systematische signalering en begeleiding voor de gevolgen van kanker is. De nazorg is gericht op het verminderen van de gevolgen van de ziekte en het verbeteren van de kwaliteit van leven van mensen met kanker. 'Shared care' tussen specialist-verpleegkundige-huisarts kan hier een goed model zijn. Een persoonlijk nazorgplan is een instrument met daarin voorlichting op maat voor de patiënt, de opvolging van de ziekte met de mogelijk vroege en late gevolgen, en de interdisciplinaire afstemming en overdracht als tussen medisch specialist en huisarts.

Aanvullende zorg voor de gevolgen van kanker is gericht op het verbeteren van de kwaliteit van leven en het functioneren tijdens en na kanker(behandeling) en in de palliatieve fase. In de paramedische (fysiotherapie, diëtetiek ergotherapie) en psychosociale zorg is gerichte oncologische expertise ontwikkeld en beschikbaar. Registers met namen van behandelaars zijn beschikbaar bij de beroepsverenigingen. Oncologische revalidatiegeneeskunde is een nieuw vakgebied met bewezen effectiviteit bij restklachten. Sinds 1997 respectievelijk 2003 wordt in Nederland en België oncologische revalidatie aangeboden als multidisciplinaire groeps- en individuele revalidatiezorg.

Er is een Nederlandse digitale Verwijsgids Kanker ontwikkeld door IKNL, waarin deze herstel-revalidatie zorgverleners staan vermeld. In België is er de lijst initiatieven rond oncologische revalidatie van Kom op tegen Kanker en de Werkgroep Oncologische Revalidatie, die in opdracht van het Rijksinstituut voor Ziekte- en Invaliditeitsverzekering (RIZIV) een effectstudie heeft uitgevoerd. Ook in Nederland zijn verdere effectstudies gaande. Evidence-based richtlijnen zijn beschikbaar voor de oncologische nazorg, revalidatie en signalering van kankergevolgen en er is de NHG-Standaard voor de huisartsenzorg bij kanker.

7.2   Gevolgen van kanker

Dankzij medische ontwikkelingen heeft in Nederland en België anno 2015 zo'n 62 % van de patiënten met kanker een goede overlevingsprognose en leven mensen tegenwoordig langer met kanker. Dit optimisme gaat gepaard met vaak aanzienlijke gevolgen van kanker en de behandelingen. Veel van de directe en vaak ernstige bijwerkingen van kankerbehandeling, zoals braken, misselijkheid, en infecties, zijn van voorbijgaande aard. Er zijn echter ook langdurige bijwerkingen en laat optredende gevolgen van de kankerbehandeling: zo'n 50 % van de patiënten kampt met chronische vermoeidheid en zo'n 30 % met depressie en angst.

Verstoring van het sociaal functioneren op het werk, in relaties en gezin komt voor. Het is aannemelijk dat mensen die kanker overleven driemaal vaker een slechtere gezondheid en tweemaal vaker psychologische problemen hebben dan leeftijdgenoten. Steeds meer worden ook de langetermijngevolgen bekend van kanker(behandeling) zoals hart- en vaatziekten en tweede tumoren. Daarbij stijgt het aantal patiënten met lange overleving bij palliatieve ziekte, met voorkomende klachten als pijn, vermoeidheid, zwakte, slaapproblemen, verminderde eetlust. Ook het aantal ouderen dat kanker overleeft neemt toe, waarbij rekening gehouden moet worden met hun multimorbiditeit. Al deze ziektegevolgen leiden tot een vermindering van levenskwaliteit, functioneren en arbeidsparticipatie. Begeleiding en aanvullende zorg kunnen deze klachten voorkomen en verhelpen.

7.3 Zorgvragen en begeleiding van de huisarts bij herstel-revalidatie

De huisarts heeft in elke ziektefase een signalerende, begeleidende, verwijzende en coördinerende rol en kan aanspreekpunt zijn voor de patiënt en diens naasten bij besluitvorming, herstel en leren leven met/na de ziekte. Het helpt als het contact patiënt-huisarts ook tijdens de behandelfase goed blijft en de oncologisch specialist in alle ziektefases door de huisarts geraadpleegd kan worden.

Gezien het veelvuldig voorkomen van gevolgen van kanker en het negatieve effect hiervan op functioneren en kwaliteit van leven, zijn systematische signaleringen van de (rest) klachten met een screeningsinstrument zoals distressmeter van belang. Dit geeft een goed beeld van mogelijke problematiek en ondersteunt het gesprek over herstel, kwaliteit van leven en functioneren. Aandacht en zorg voor de gevolgen van kanker zijn heel belangrijk voor de patiënt, evenals de erkenning dat de gevolgen normaal zijn bij kanker en verholpen of verminderd kunnen worden. Alertheid is nodig voor onderrapportage en mogelijk daardoor onnodig lijden, als patiënten klachten negeren, ontkennen of verwachten dat deze erbij horen. De huisarts (POH) kan de patiënt en diens naasten belangrijke ondersteuning bieden in gesprekken om de transitie naar een leven na/met de ziekte te realiseren. Begeleiding bij gezondheidsbevordering is wenselijk, via preventie en zelfmanagementsupport met leefstijladviezen en -interventies, bijvoorbeeld met behulp van educatie en digitale tools en de Zorgmodules Leefstijl van het Nederlands Huisartsen Genootschap. De diagnose kanker biedt een 'teachable moment' voor patiënten voor leefstijlaanpassing als stap naar herstel.

In elke ziektefase heeft de huisarts bij te verwachten/geconstateerde problematiek een adviserende, begeleidende, behandelende en verwijzende rol. Zorgvragen, indicaties en ook de interventies kunnen divers en gecombineerd zijn. Vóór de start van de behandeling, bijvoorbeeld bij grote operaties, kunnen voedingsadvies en fysiotherapietraining het herstel erna bevorderen. Tijdens de kankerbehandeling is aandacht nodig voor mogelijk ernstige bijwerkingen, voor behoud van conditie en activiteitenniveau, en voor preventie van gewichtsverlies of overgewicht, angst- en depressieve klachten. Na de kankerbehandeling is mogelijk aandacht nodig voor het verbeteren van de conditie en het stimuleren van een actieve leefstijl. In de (ziekte- en symptoomgerichte) palliatieve fase betreffen de zorgvragen mogelijk het handhaven en opbouwen van conditie, functioneren, kwaliteit van leven en voedingstoestand, het functioneel omgaan met beperkingen en energie, en reductie van angst en depressie.

Het gaat om advies en waar nodig begeleiding en zorg voor het voorkomen van klachten, voor het herstel en het in stand houden en verbeteren van de conditie, coping en de kwaliteit van leven van patiënten.

- **Aandachtspunten tijdens in opzet curatieve behandeling van kanker**
- Doelen: optimaliseren en handhaven gewenste fysieke conditie en activiteitenniveau, preventie of verminderen vermoeidheidsklachten, optimaliseren en handhaven gewenste voedingstoestand, zo goed mogelijk functioneren in het arbeidsproces, reductie angst en depressie.
- Mogelijke interventies: voorlichting, fysieke training, psychosociale begeleiding, voedingszorg, arbeidsre-integratie.

- **Aandachtspunten na in opzet curatieve behandeling van kanker**
- Doelen: optimaliseren fysieke conditie en activiteitenniveau, leren omgaan met fysieke beperkingen en grenzen leren kennen, overwinnen angst voor inspanning/bewegen, stimuleren tot (volhouden) actieve leefstijl, optimaliseren/handhaven gewenste voedings-toestand, inzicht krijgen in en grip krijgen op factoren die vermoeidheid in stand houden, functioneel omgaan met ziekte en beperkingen en beschikbare energie, nieuw emotioneel evenwicht bereiken en reductie van angst en depressie, optimale hervatting werk, huishoudelijke taken, vrijetijdsbesteding en de rol in gezin/sociale relaties.
- Interventies: voorlichting, fysieke training, psychosociale begeleiding, voedingszorg, coaching in energieverdeling, en/of psycho-educatie, en/of arbeidsre-integratie.

- **Aandachtspunten tijdens (ziekte- en symptoomgerichte) palliatieve fase**
- Doelen: handhaven en optimaliseren fysiek functioneren, voedingstoestand en kwaliteit van leven, leren omgaan met fysieke beperkingen en beschikbare energie, reductie van angst en depressie.
- Interventies: voorlichting, fysieke training, psychosociale begeleiding, voedingszorg en/of coaching in energieverdeling.

- **Aandachtspunten voor late effecten van kanker(behandeling)**
- Doelen: preventie en tijdig behandelen van late gevolgen van kanker als hart- en vaatziekten en tweede tumoren die na tien tot vijftien jaar kunnen optreden.
- Interventies: signaleren/opvolgen, leefstijladvies, tijdig behandelen.

7.4 Verwijzing aanvullende zorg

Probleemanalyse (met screeningsinstrument) en het bespreken daarvan kunnen ook leiden tot verwijzing naar aanvullende zorg, met als beslisboom:
a. bij enkelvoudige fysieke of psychosociale problematiek kan worden verwezen voor respectievelijk leefstijladvisering en psychosociale begeleiding of aanvullende zorg van disciplines als fysiotherapie, diëtetiek, ergotherapie en psychosociale zorg;
b. bij meerdere, samenhangende en complexe fysieke en psychosociale problemen kan verwijzing geïndiceerd zijn naar oncologische revalidatie in de setting van multidisciplinaire revalidatiegeneeskunde en in geval van chronische vermoeidheid (>1 jaar) cognitieve gedragstherapie.

Mogelijkheden van aanvullende zorg bij indicaties zijn bijvoorbeeld:

- Diëtetiek: voor verbeteren/behouden van voedingstoestand, verminderen van ondervoeding of overgewicht, aanpassing aan eet-/spijsverteringsbeperkingen, stress met betrekking tot voeding bij patiënt en/of naasten. Met voedingsadvies en -aanpassingen.
- Fysiotherapie/kinesitherapie: voor optimaliseren van conditie, preventie van conditieverlies, reductie van (chronische) vermoeidheid, hart-longcomplicaties door kanker(behandeling), lymfoedeem en dergelijke. Met fysieke training op maat op basis van uitgangstesten, bewegingsadviezen en oefeningen, leefstijladvies, massages, lymfoedeemtherapie et cetera.
- Ergotherapie: voor omgaan met aanpassen aan beperkingen, behoud van zelfstandigheid en zelfzorg. Met advies, gedragsanalyse en aanpassingen voor functioneren, in leef-/werkomgeving.
- Psychosociale zorg: voor reductie van angst en depressie, herstellen van emotioneel evenwicht. Met begeleidende, oplossingsgerichte en gedragstherapeutische gesprekken.
- Revalidatiezorg: voor meervoudige, samenhangende fysieke en psychosociale problematiek, en voor complexe problematiek als dwarslaesie, handicap. Met multidisciplinaire modulaire behandelprogramma's op maat, individueel en in groepsverband. Op basis van intake en persoonlijke doelstellingen zijn er modules: fysieke training, informatie en psycho-educatie, psychosociale begeleiding, coaching bij energieverdeling, arbeidsreïntegratie.

Relatieve contra-indicaties voor fysieke training zijn ernstige cardiotoxiciteit, beperkende nevenpathologie (beenmergtransplantatie/verstoorde immuniteit), instabiel bloedbeeld, koorts, waarbij consultatie van de medisch specialist raadzaam is. Sterk belemmerende cognitieve beperkingen zijn een contra-indicatie voor een groepsbehandeling.

7.5 Besluit

De Nederlandse richtlijnen voor revalidatie en nazorg zijn internationaal uniek vanwege de multidisciplinaire scope. Ook huisartsen vinden hierin een plek en rol, en kunnen een belangrijke brug slaan tussen disciplines en in de ketenzorg. Juist de huisarts kan ervoor zorgen dat mensen met kanker – proactief, tijdig, op maat en gecoördineerd – de zorg voor herstel-revalidatie krijgen die zij behoeven.

Geraadpleegde literatuur

Alfano CM, Ganz PA, Rowland JH, Hahn EE. Cancer survivorship and cancer rehabilitation: revitalizing the link. J Clin Oncol. 2012;30(9):904–6.
Grunfeld E, et al. Randomized trial of long-term follow-up for early-stage breast cancer: a comparison of family physician versus specialist care. J Clin Oncol. 2006;24(6):848–55.
Hellbom M, et al. Cancer rehabilitation: a Nordic and European perspective. Acta Oncol. 2011;50(2):179–86.
IKNL. Richtlijn Detecteren behoeften psychosociale zorg, 2016 (▶ www.oncoline.nl).
IKNL. Richtlijn Herstel na kanker, 2011 (▶ www.oncoline.nl).
IKNL. Richtlijn Oncologische revalidatie, 2016 (▶ www.oncoline.nl).
NKF, IKNL. KWF kankerbestrijding. Zorgstandaard kanker; Utrecht, 2015.

- ▶ www.allesoverkanker.be/oncorevalidatie.
- ▶ www.kanker.nl.
- ▶ www.verwijsgidskanker.nl.
- ▶ www.oncoline.nl.
- ▶ www.medischcontact.nl: e-learning modules richtlijnen herstel bij kanker, oncologische revalidatie.
- ▶ www.fysionet-evidencebased.nl/index.php/richtlijnen: beweeginterventies, oncologie, KNGF; 2011.
- ▶ www.artsenwijzerinfo.nl: diëtetiek, NVD.

Psychologische distress en vermoeidheid

M. Deveugele, P. Pype en S.W.M.C. Accord-Maass

Samenvatting

Psychologische distress en vermoeidheid zijn bekende fenomenen bij oncologische patiënten. Psychologische distress en vermoeidheid uiten zich in diverse vormen bij patiënten, zoals slecht slapen of piekeren, maar ook depressie, angst of somatische klachten komen voor. Het is belangrijk dat de huisarts deze klachten proactief navraagt en samen met de patiënt kan ontrafelen en verder bespreken of behandelen. De omgeving van de patiënt kan eveneens belangrijke stress ervaren, ook hier is een proactieve rol voor de huisarts weggelegd. Daarnaast kan de huisarts zelf distress ervaren, als een patiënt met wie hij een langdurige relatie heeft opgebouwd een oncologisch probleem ontwikkelt. Deze stress kan zowel patiënt- als persoongerelateerd zijn. Het is dan ook belangrijk dat de huisarts bij zichzelf distress (h)erkent en hiervoor op tijd hulp zoekt.

© Bohn Stafleu van Loghum, onderdeel van Springer Media BV 2017
A.J. Berendsen, S. Van Belle (Red.), *Oncologie*, Praktische huisartsgeneeskunde,
DOI 10.1007/978-90-368-0961-0_8

8.1 Inleiding

> **Casus**
>
> Mijnheer Vanderbeken, 58 jaar oud, en dokter Vermeulen, al 25 jaar actief in een huisartsenpraktijk, kennen elkaar reeds geruime tijd. Mijnheer Vanderbeken werd ongeveer twintig jaar geleden patiënt bij de groepspraktijk. Dokter Vermeulen en haar collega's hebben in die jaren het wel en wee van de familie Vanderbeken meegemaakt; kleine en grotere kwalen zijn tijdens het spreekuur gepasseerd.
> Dokter Vermeulen leest de verwijsbrief van de longarts, naar wie zij mijnheer Vanderbeken vorige week verwees. De 'massa' in de rechterlong lijkt verdacht en verder onderzoek is nodig. De specialist heeft aan de patiënt de nodige informatie gegeven en verdere afspraken gepland.

Vanaf het ogenblik van de verwijzing naar een medisch specialist vanwege een ernstige klacht kan men spreken van emotie, angst, distress bij zowel de patiënt als zijn omgeving, maar vermoedelijk ook bij de huisarts. De boodschap dat de gepresenteerde klacht naar een ernstige diagnose kan verwijzen laat geen enkele patiënt onberoerd. Ook de brenger van dit nieuws krijgt echter met emotie te maken. Het belangrijkste aspect van een consult is dan ook het samenspel van alle betrokkenen. Bij een oncologisch probleem zijn vaak meerdere spelers betrokken: de patiënt en diens naasten, de mantelzorgers indien een ingrijpende behandeling noodzakelijk is, de huisarts en de andere medische of paramedische hulpverleners. Dit ad-hocsysteem zal vanaf het eerste vermoeden van een ernstige diagnose tot het einde van de behandeling met elkaar moeten samenwerken. Emotie en distress zullen dan ook bij alle betrokkenen op verschillende ogenblikken te merken zijn. Daarnaast zal de patiënt die de behandeling ondergaat waarschijnlijk ook nog last krijgen van bijwerkingen, waarbij vermoeidheid in vele gevallen de voornaamste en meestal de lastigste is. Deze vermoeidheid zal op haar beurt een negatieve invloed hebben op de emotionele toestand van de patiënt en de omgeving die het proces van dichtbij meemaakt.

Een oncologisch traject is derhalve een stressvolle periode voor alle actoren en naast de medische behandeling zullen aandacht en goede communicatie nodig zijn om met deze stressfactoren om te gaan.

8.2 De patiënt

8.2.1 Psychologische distress

> **Casus (vervolg)**
>
> Als mijnheer Vanderbeken, na verder onderzoek, te horen krijgt dat hij een maligne longtumor heeft en voor een lange en ingrijpende behandeling staat, is hij aanvankelijk zeer verrast. Longkanker is voor hem geassocieerd met roken, iets waar hij ruim 30 jaar geleden mee gestopt is. Onmiddellijk komen tegenstrijdige gevoelens bij hem op: is er

niet sprake van een vergissing? Wat als het inderdaad waar is, zijn echtgenote kampt op dit ogenblik met een burn-out, hoe zal zij dit opvatten? Hij is nog niet toe aan oud en ziek zijn. Mijnheer Vanderbeken merkt dat hij slecht slaapt, veel piekert, negatieve gedachten heeft en vreest snel te zullen sterven. Deze gevoelens refereren voor hem aan een fase in zijn leven na de dood van zijn tweede zoon. Toen viel het woord depressie, zou hij nu ook door een depressie gaan, samen met een ernstige ziekte… zijn gedachten zijn verward….

Psychologische distress wordt gedefinieerd als een vervelende ervaring van emotionele, psychologische, sociale of spirituele aard, die impact heeft op het functioneren van de patiënt. Dit zijn vaak uitingen van angsten of depressieve gedachten, die gepaard kunnen gaan met een psychische stoornis. Het is niet verwonderlijk dat oncologische patiënten vaak kampen met een dysthyme stoornis, met een milde of zelfs ernstige depressie, met angsten of angststoornissen of dat ze aanpassingsstoornissen vertonen. De onzekerheid, die kenmerkend is voor de hele periode van de start met de diagnosestelling tot het einde van de behandeling, laat immers geen enkele patiënt onberoerd.

Klachtomschrijving – klinische presentatie

Patiënten met psychologische distress kunnen zich met verscheidene klachten presenteren op het spreekuur. Deze klachten kunnen sterk variëren. Sommige patiënten presenteren zich met duidelijke stressklachten zoals slecht slapen, piekeren en angst. Deze klachten staan rechtstreeks in verband met de aandoening en worden door de patiënt als zodanig ervaren. Deze patiënten koppelen hun klachten al aan het oncologische probleem. 'Dokter, sinds ik de diagnose gekregen heb, slaap ik slecht. Ik geloof niet meer in een goede afloop', kan een voorbeeld zijn. Hoewel deze patiënten veel inzicht hebben, is het niet gemakkelijk om met deze vorm van stressklachten om te gaan. Alleen aangeven dat het 'normaal' is, is onvoldoende om de patiënt te helpen.

Een tweede groep patiënten zal klachten hebben die sterke gelijkenis vertonen met psychische problematiek, zoals depressie of angst- en paniekaanvallen. Hoewel ook deze patiënten het verband met de oncologische problematiek kunnen leggen, is de last die ze ervaren groter. Hun klachten zijn ook moeilijker te hanteren of op te vangen door hun directe omgeving. Het is dan ook heel belangrijk dat de huisarts oog heeft voor zowel de uitlokkende factoren als voor de context waarin ze voorkomen.

Daarnaast kunnen patiënten zich presenteren met onverklaarbare medische klachten die op het eerste gezicht niet direct met de oncologische aandoening in verband staan. Vaak leggen ze zelf niet de link met de aandoening en hebben ze het gevoel dubbel te lijden.

Ten slotte kan een oncologische patiënt ook een ziektebeeld ontwikkelen dat geen verband houdt met het oncologische probleem. Het vraagt dan ook van de huisarts een bijzondere vaardigheid om te luisteren, te exploreren en samen met de patiënt de aangeboden klacht te ontrafelen.

Omdat de patiënt bij een arts te rade gaat, zal de eerste aanmeldingsklacht nogal eens een medische component hebben. Vaak echter presenteren patiënten zich met een atypisch klachtenpatroon, waardoor psychologische distress niet herkend wordt en bij een aantal patiënten niet adequaat behandeld wordt. Het is belangrijk voor de huisarts om in dit consult het verband te leggen met distress.

Het is van belang om op te merken dat patiënten niet alleen tijdens behandeling, of vlak daarna psychologische distress ontwikkelen, maar soms ook nog jaren na de follow-up.

Beïnvloedende factoren

De mate van psychologische distress kan beïnvloed worden door verschillende factoren. De patiënt kan psychologische distress ervaren in relatie tot aspecten van de ziekte en de behandeling zelf, bijvoorbeeld angst voor de behandeling, voor een recidief, voor pijn of voor de dood. Hij/zij kan ook distress ervaren bij bewustwording van beperkingen van het eigen lichaam, bij onzekerheden betreffende seksualiteit en vruchtbaarheid. Tevens kan distress ontstaan na stigmatisering (zeker bij longkanker of vormen van kanker die geïnduceerd worden door een levensstijl), discriminatie, veranderingen binnen relaties, problemen met het werk en het opnieuw onderdeel worden van een sociaal netwerk. Belangrijk hierbij is te vermelden dat het niet alleen gaat om objectief vast te stellen feiten, maar dat de subjectieve ervaring van de patiënt de belangrijkste indicator van distress is.

Risicofactoren voor oncologische patiënten om psychologische distress te krijgen zijn een psychiatrische voorgeschiedenis, alleenstaand zijn, een beperkt sociaal netwerk, bepaalde persoonlijkheidskenmerken (negatieve affectiviteit en sociale introversie) of stressvolle life events gedurende het oncologische traject.

Gevolgen

Niet-herkende psychologische distress heeft als direct gevolg een verminderde kwaliteit van leven. De patiënt kan zijn klachten soms moeilijk plaatsen, heeft er geen verklaring voor. De omgeving weet niet hoe ermee om te gaan. Het gevolg is dat de stress vergroot en de psychische klachten toenemen. Daarnaast is aangetoond dat psychologische distress invloed heeft op de ziektegerelateerde morbiditeit en mortaliteit en omgekeerd. Goede sociale ondersteuning en hulp bij distress hebben een positieve invloed op de kwaliteit van leven en tot op zekere hoogte op het verloop van de ziekte.

Aanpak door huisarts

Uit onderzoek is gebleken dat oncologische patiënten wat de huisarts betreft het meest behoefte hebben aan psychosociale ondersteuning. De huisarts heeft hiervoor goede communicatieve vaardigheden nodig. Vooral luisteren naar de klachten, deze goed exploreren en de koppeling maken met stress en de oncologische aandoening zijn belangrijk. Overleg met de patiënt en herdefiniëren van zijn klachten naar stress is bijzonder belangrijk. Deze communicatieve vaardigheden behoren tot het normale repertoire van elke arts. Het is belangrijk dat de huisarts regelmatig proactief navraagt of een oncologische patiënt symptomen van distress ervaart, ook en wellicht vooral als de patiënt deze niet zelf aan de orde stelt. Dit geldt zowel tijdens de behandeling als jaren na behandeling. De huisarts moet er rekening mee houden dat ook op de lange termijn psychologische distress nog altijd grote invloed kan hebben op de kwaliteit van leven van de patiënt.

De behandeling van psychische aandoeningen, zoals een angststoornis of depressie, is even effectief bij oncologische patiënten als bij de algemene populatie. Het is echter van het grootste belang dat de huisarts tijdens zijn anamnese de indicatiestelling voor deze aandoeningen goed bevraagt.

De huisarts vervult zeker een belangrijke rol in de continuïteit van zorg, ook als de primaire behandeling vooral in het ziekenhuis plaatsvindt. Het is van belang dat de huisarts zorg draagt voor eventuele comorbiditeit.

Daarnaast kan de huisarts een bijzondere rol vervullen bij klachten van de naasten en familieleden. Het proactief bevragen van klachten zowel tijdens de behandeling als op de lange termijn, is hierin heel belangrijk. Tevens kan de huisarts coördineren tussen de patiënt en andere instanties en faciliteren in holistische zorg, waarbij zowel de fysieke, psychologische als sociale aspecten meegenomen worden.

8.2.2 Vermoeidheid

Kankergerelateerde vermoeidheid wordt omschreven als een hardnekkig, invaliderend, subjectief gevoel van fysieke, emotionele en/of cognitieve vermoeidheid of uitputting, gerelateerd aan kanker of de behandeling van kanker. De vermoeidheid is buitenproportioneel voor de geleverde activiteit en verstoort het dagelijks functioneren.

Klachtomschrijving – klinische presentatie

Vermoeidheid is een veelvoorkomend symptoom bij patiënten met kanker of behandeld voor kanker en heeft grote impact op de kwaliteit van leven. De vermoeidheid kan ontstaan ten tijde van de diagnose en komt vaker en meer voor naarmate de ziekte vordert. Daarnaast kan vermoeidheid ontstaan als bijwerking van chirurgie, chemotherapie of radiotherapie.

Oncologische patiënten omschrijven kankergerelateerde vermoeidheid als een hardnekkig en invaliderend symptoom, dat tot maanden of zelfs jaren na behandeling een rol kan spelen. Ongeveer een derde van de overlevenden van kanker ervaart vermoeidheid, tot wel tien jaar of langer na behandeling. Patiënten worden er meestal wel voor gewaarschuwd en houden rekening met deze vermoeidheid op de korte termijn, maar een groot deel van de patiënten verwacht geen vermoeidheid op de lange termijn. Daarom is het belangrijk dat de patiënt, maar ook de huisarts hiermee rekening houdt.

Beïnvloedende factoren

Het onderliggende mechanisme van kankergerelateerde vermoeidheid is relatief onbekend. Mogelijk beïnvloedende factoren zijn slapeloosheid, afname in spierkracht, verminderde cardiorespiratoire conditie, anemie en zoals eerder genoemd psychologische distress. Bij 30–50 % van de patiënten komt slapeloosheid voor, van net na de diagnose tot jaren na de behandeling. Afname in spierkracht en verminderde cardiorespiratoire conditie ontstaan al snel na inactiviteit. Het kan lastig zijn na langdurige rust weer te starten met sporten of op het oude niveau te komen, wat kan zorgen voor additionele vermoeidheid. Soms kan vermoeidheid een symptoom zijn van anemie, iets wat regelmatig voorkomt bij patiënten met kanker.

Aanpak door huisarts

Allereerst is het van belang eventueel onderliggende pathologie op te sporen en te behandelen. Dit is soms moeilijk. Wat behandeling betreft kan worden gedacht aan medicatie, lichaamsbeweging en psychosociale interventies. Lichaamsbeweging heeft tevens positieve effecten op slapen, stemming, kracht, cardiorespiratoire training en neuro-endocriene processen. Het ideale type lichaamsbeweging, de intensiteit en frequentie ervan is niet bekend. Bij psychosociale interventies kan bijvoorbeeld gedacht worden aan psychologische ondersteuning gericht op vermoeidheid of aan lotgenotencontact.

Net als bij psychologische distress is ook hier voor de huisarts een belangrijke rol weggelegd in de nazorg voor oncologische patiënten, zowel tijdens het ziekenhuistraject als op de lange termijn na behandeling. Deze zorg zal persoonsgericht, integraal en met enige mate van continuïteit moeten plaatsvinden.

8.3   De huisarts

Casus (vervolg)

Dokter Vermeulen heeft het moeilijk. Haar patiënt, mijnheer Vanderbeken, ondergaat op dit ogenblik radiotherapie. De echtgenote van mijnheer bezoekt het spreekuur zeer geregeld. Mevrouw heeft het bijzonder moeilijk met de situatie en is ervan overtuigd dat haar man op korte termijn zal sterven. Zelf heeft dokter Vermeulen ook vragen over het tijdstip van doorverwijzing, aangezien ze vooral verwezen heeft omdat de patiënt zo aandrong, zelf zou ze nog wat gewacht hebben…

Niet alleen de patiënt maar ook de huisarts ondergaat emoties en stress tijdens de begeleiding van oncologische patiënten, die tot distress kunnen leiden. De oorzaken zijn multipel en zijn zowel in het persoonlijk als in het professioneel domein te vinden en kunnen een weerslag hebben op de kwaliteit van zorg.

8.3.1   Persoonlijk domein

De huisarts bevindt zich als persoon in een intermenselijke relatie met de patiënt en de familie. Hoe langer deze relatie duurt, hoe groter de emotionele betrokkenheid kan zijn. Als gevolg van de langdurige arts-patiëntrelatie wordt de huisarts zowel door zichzelf als door de patiënt gezien als een reisgezel tijdens het oncologisch traject. Als reisgezel beleeft de huisarts alle emotionele momenten mee met de patiënt en zijn familie, van diagnose en slechtnieuws-gesprek tot eventueel overlijden.

Daarnaast kan er bijkomende psychologische distress ontstaan, als patiënt en familie op ver-schillende manieren met de ziekte omgaan. Bijvoorbeeld de vraag van de familie om niet de volle-dige waarheid aan de patiënt te vertellen of verschillende copingmechanismen binnen de familie, die de harmonische dynamiek verstoren, kunnen op de huisarts als persoon een negatief effect hebben. Hij/zij kan het gevoel krijgen loyaliteitskeuzes tussen familieleden te moeten maken.

8.3.2   Professioneel domein

Als professionele zorgverstrekker kan de huisarts psychologische distress ondervinden van-uit zijn individueel professioneel functioneren en vanuit zijn samenwerking met andere zorgverstrekkers.

Het individueel professioneel functioneren van een huisarts kan gekleurd worden door onzekerheid over eigen kennis en kunde inzake het begeleiden van oncologische patiënten. In sommige gevallen leidt het gevoel van een laat gestelde diagnose tot grote onzekerheid, vooral indien de relatie met de patiënt en zijn familie hierdoor is verslechterd. Gedrag waarbij toe-komstige fouten te allen tijde worden vermeden kan tot verminderde professionele tevreden-heid leiden. Ook huisartsen met voldoende kennis en vaardigheden kunnen het emotioneel moeilijk hebben tijdens het slechtnieuwsgesprek, tijdens gesprekken die psychologische distress en spirituele problemen van de patiënten aankaarten, of tijdens een gesprek inzake palliatieve zorgplanning. Zowel de angst om negatieve emoties bij de patiënt op te wekken als de uiting van de negatieve emoties door de patiënt legt een psychologische belasting op de huisarts.

Daarnaast is er een aantal factoren in de samenwerking met andere zorgverleners die tot psychologische distress bij de huisarts kunnen leiden. Idealiter is oncologische zorg een interprofessionele zorg met continue en adequate informatie-uitwisseling tussen alle betrokkenen. De literatuur geeft echter aan dat dit niet steeds het geval is en dat de huisarts vooral op twee piekmomenten in het traject betrokken is: tijdens de fase van de diagnosestelling en tijdens de palliatieve-terminale fase. Tijdens de langere periode van curatieve oncologische therapie wordt de huisarts er soms weinig bij betrokken, waardoor hij het negatieve gevoel kan krijgen over onvoldoende informatie te beschikken om de patiënt en zijn familie te kunnen begeleiden. Tijdens de latere oncologische fases en zeker tijdens de palliatieve fase ontstaat er soms een spanningsveld tussen de verschillende visies op de therapie van huisarts, specialist, patiënt en familie. Professionele therapeutische hardnekkigheid of therapeutisch eisend gedrag van patiënt en familie kan voor conflicten zorgen, die voor alle betrokkenen psychologisch belastend zijn. Het gevoel hebben niet de gepaste zorg te kunnen bieden kan leiden tot morele distress: het goede willen doen en het niet kunnen of mogen. Samen met het verantwoordelijkheidsgevoel van de huisarts en zijn persoonlijke betrokkenheid (door de emotioneel geladen relatie met de patiënt en zijn familie) kan een chronische morele distress leiden tot burn-out.

8.3.3 Preventie

Herhaaldelijke gesprekken met de patiënt en zijn familie gedurende het ziektetraject kunnen voorkomen dat onrealistische verwachtingen ontstaan, waaraan niet tegemoetgekomen kan worden worden en die tot conflicten kunnen leiden. Deze verwachtingen kunnen over de ziekte gaan (prognose, succesratio van behandelingen enz.), maar ook over de inzet en handelingen van de huisarts. Wat mag van de huisarts verwacht worden? Met betrekking tot dit laatste is het ook belangrijk dat de huisarts voor zichzelf (emotionele) grenzen stelt en die communiceert.

Daarnaast is continue interdisciplinaire communicatie binnen een vertrouwd netwerk van zorgverstrekkers (groepspraktijk in de eerste lijn, samenwerking met zorgverstrekkers in de tweede lijn, palliatieve thuiszorgorganisaties in de laatste fase) belangrijk om de informatiestroom en zorgcontinuïteit te garanderen. Het verdelen van de zorg over verschillende zorgverstrekkers leidt tot minder emotionele belasting.

Indien nodig, kan overwogen worden om stressmanagementtechnieken of stimuleren van bewustwording (mindfulness) te beoefenen.

8.3.4 Aanpak

Het is belangrijk dat elke huisarts de symptomen van emotionele of psychologische belasting, als voorloper van een mogelijke burn-out, kent en kan herkennen bij zichzelf en/of collega's. Idealiter heeft ook elke huisarts zijn eigen huisarts bij wie hij terechtkan bij problemen, of indien nodig, bij gespecialiseerde burn-out coaches.

8.4 Besluit

Psychologische distress en vermoeidheid zijn belangrijke aspecten van een oncologisch proces. Ze komen vaak voor en beïnvloeden elkaar. Zowel voor de patiënt als voor de huisarts is het van groot belang om deze bijkomende belastende factoren te herkennen en te erkennen. Daarnaast dient de huisarts een proactieve houding aan te nemen om patiënt en familie te helpen deze klachten onder controle te krijgen. Ook voor de huisarts zelf is het belangrijk aandacht te hebben voor de emotionele gevolgen van het ziekteproces bij een patiënt met wie een lange of intense relatie bestaat.

Geraadpleegde literatuur

Andersen BL, et al. Assessment, and care of anxiety and depressive symptoms in adults with cancer: an American society of clinical oncology guideline adaptation. J Clin Oncol. 2014;32(15):1605–19.

Carolan CM, Campbell K. General practitioners' 'lived experience' of assessing psychological distress in cancer patients: an exploratory qualitative study. Eur J Cancer Care 2015;7. (Epub ahead of print.)

Dahlhaus A, Vanneman N, Guethlin C, Behrend J, Siebenhofer A. German general practitioners' views on their involvement and role in cancer care: a qualitative study. Fam Pract. 2014;31(2):209–14. Epub 2014 Jan 24.

Hoekstra RA, Heins MJ, Korevaar JC. Health care needs of cancer survivors in general practice: a systematic review. BMC Fam Pract. 2014;13:15–94.

Jonckheer P. Burnout bij huisartsen: preventie en aanpak – synthese. Health Services Research (HSR). Brussel: Federaal Kenniscentrum voor de Gezondheidszorg (KCE); 2011. KCE Reports 165A. D/2011/10.273/57.

Maass SWMC, Roorda C, Berendsen AJ, Verhaak PF, Bock GH de. The prevalence of long-term symptoms of depression and anxiety after breast cancer treatment: a systematic review. Maturitas. 2015;82(1):100–8.

Minton O, Stone PC. How common is fatigue in disease-free breast cancer survivors? A systematic review of the literature. Breast Cancer Res Treat. 2008;112:5–13.

Minton O, et al. Cancer-related fatigue and its impact on functioning. Cancer. 2013;119(Suppl 11):2124–30.

Mitchell AJ, et al. Prevalence of depression, anxiety, and adjustment disorder in oncological, haematological, and palliative-care settings: a meta-analysis of 94 interview-based studies. Lancet Oncol. 2011;12(2):160–74.

NHG-Standpunt Oncologische zorg in de huisartsenpraktijk. juni 2014. Hoofdstuk 6. Nazorg en nacontrole.

Walker J, et al. Prevalence, associations, and adequacy of treatment of major depression in patients with cancer: a cross-sectional analysis of routinely collected clinical data. Lancet Psychiatry. 2014;1(5):343–50.

Wallace JE, Lemaire JB, Ghali WA. Physician wellness: a missing quality indicator Lancet. 2009;374(9702):1714–21.

Organisatie van oncologische zorg in België en Nederland

V. Cocquyt, E. Decoene en M.W.J.M. Wouters

Samenvatting

Door ontwikkelingen in de medische wetenschap en techniek wordt de oncologische zorg steeds complexer en zijn steeds meer disciplines betrokken bij de vroegopsporing, diagnostiek, behandeling en follow-up van patiënten met kanker. Deze toegenomen complexiteit vraagt om specifieke kennis, ervaring en infrastructuur, maar ook om goede informatie-uitwisseling tussen de verschillende behandelaars in de zorgketen. Door toegenomen complexiteit en specialisatie kan niet alle oncologische zorg meer in alle ziekenhuizen plaatsvinden. Behandelaars en instellingen gaan daarom samenwerken in oncologische netwerken rondom expertcentra waar laagvolume hoogcomplexe zorg geconcentreerd wordt. Kwaliteitsnormen en -registraties borgen dat iedere patiënt behandeld wordt in de juiste setting door het juiste team van behandelaars en geven de oncologische teams continu feedback over de kwaliteit van de door hen geleverde oncologische zorg (spiegelinformatie). Transparantie van deze zorgkwaliteit en keuze-informatie zal ertoe leiden dat patiënten een beroep doen op hun huisarts om kwaliteitsinformatie te bespreken voorafgaand aan een verwijzing naar een medisch specialist of voorafgaand aan behandelbeslissingen.

© Bohn Stafleu van Loghum, onderdeel van Springer Media BV 2017
A.J. Berendsen, S. Van Belle (Red.), *Oncologie*, Praktische huisartsgeneeskunde,
DOI 10.1007/978-90-368-0961-0_9

9.1   Organisatie van de oncologische zorg in België en Nederland

9.1.1   België

De basis van de oncologische zorg in België is vastgelegd in een aantal wetten, die begin deze eeuw werden gepubliceerd. Het Koninklijk Besluit (KB) van 21 maart 2003 betreffende het zorgprogramma voor oncologie en het zorgprogramma voor oncologische basiszorg is gebaseerd op de adviezen van de Nationale Raad voor Ziekenhuisvoorzieningen betreffende oncologie. De basisgedachte is het realiseren van goede zorg voor alle patiënten met kanker. Zo wordt er gestreefd naar een gelijkwaardige toegang tot de zorg voor alle patiënten en wordt deze zorg bij voorkeur multidisciplinair georganiseerd. Verder is er behoefte aan overleg, consensus, samenwerking en netwerken binnen en tussen de instellingen. Tevens wordt erop toegezien dat registratie en kwaliteitstoetsing van de oncologische zorg adequaat gebeuren en wordt er, naast medische, ook psychosociale, transmurale en palliatieve begeleiding aangeboden.

Het KB (2003) bepaalt dat elk ziekenhuis een zorgprogramma voor oncologische basiszorg moet aanbieden. Dit zorgprogramma richt zich voornamelijk op de diagnose en minder complexe behandelingen van patiënten met een oncologische aandoening. Wanneer er behoefte is aan meer specifieke diagnostische mogelijkheden en/of complexere behandelingen, dient er doorverwezen te worden naar ziekenhuizen met een volwaardig zorgprogramma voor oncologie. In het kader hiervan moeten samenwerkingsverbanden tussen de verschillende zorgprogramma's uitgewerkt worden. De samenwerking met de eerstelijnszorg en de thuiszorg wordt verplicht. Hieraan worden per zorgprogramma minimumvereisten wat betreft medische en niet-medische disciplines gesteld.

Tevens worden er voor zeldzame oncologische aandoeningen, of indien ze een specialistische benadering vereisen, gespecialiseerde zorgprogramma's uitgewerkt.

Beide zorgprogramma's zijn verplicht hun medewerking te verlenen aan het College voor Oncologie, dat instaat voor onder andere de kwaliteitsbewaking (zie verder).

Een belangrijk deel van de kwaliteitsnormen is gebaseerd op een multidisciplinaire benadering. Deze is vastgelegd in een multidisciplinair oncologisch handboek met richtlijnen voor diagnostiek, behandeling en opvolging, en de organisatie van multidisciplinair overleg. Voor elke patiënt moet een oncologisch behandelplan worden opgesteld.

Ook de bereiding en toediening van antitumorale medicatie moet voldoen aan vastgelegde kwaliteitsnormen. In dat kader wordt binnen het medisch-farmaceutisch comité van het ziekenhuis een multidisciplinaire werkgroep 'antitumorale medicatie' opgericht. Deze werkgroep is belast met het geven van advies inzake het opstellen van specifieke procedures voor het voorschrijven, afleveren en toedienen van antitumorale medicatie. Daarnaast heeft zij de taak toe te zien op de naleving van deze procedures, het opvolgen van mogelijke incidenten en de opvang van deze incidenten.

Het volwaardige zorgprogramma voor oncologie stelt ook bijzondere eisen aan de infrastructuur. Zo moet er beroep gedaan kunnen worden op een dienst voor radiotherapie binnen het ziekenhuis of binnen een ziekenhuis waarmee een samenwerkingsverband bestaat. Er moet eveneens een afdeling Intensive care zijn, en een opnameafdeling voor medische oncologie, waar systemische therapie kan worden toegediend. Deze opnameafdeling staat onder leiding van een geneesheer-specialist in de medische oncologie. Ook moet het ziekenhuis beschikken over een dagopname, waar op een veilige en adequate manier cytostatica kunnen worden toegediend.

9.1.2 Nederland

De landelijke overheid draagt in Nederland de primaire verantwoordelijkheid voor de volksgezondheid en heeft vanuit de Grondwet de taak om beleidsdoelen te stellen ter bevordering van die volksgezondheid. De rijksoverheid zet daarbij in op toegankelijke, betaalbare en kwalitatief goede zorg voor iedereen. Er is een groot aantal wetten rondom het primaire proces van zorgverlening, waarbij de kwaliteit van de zorg geborgd wordt door eisen aan zorginstellingen (Kwaliteitswet zorginstellingen) en aan de arts-patiëntrelatie (Wet op de geneeskundige behandelingsovereenkomst, WGBO). De kaders die de overheid verder stelt zijn van financiële aard of ter regulering van bijzondere/kostbare medische verrichtingen of organisatie van landelijke screeningsprogramma's, zoals voor borst-, baarmoederhals- en darmkanker. Veel taken die voorheen door de overheid vervuld werden, zijn in Nederland de afgelopen jaren naar 'het veld' verschoven. De belangrijkste verandering is de invoering van de Zorgverzekeringswet in 2006, waarmee marktwerking in de zorg werd geïntroduceerd, met het doel zowel zorgverzekeraars als zorgaanbieders onderling te laten concurreren op kwaliteit en prijs. Informatie over (verschillen in) kwaliteit van zorg op het niveau van de zorgverlener of het ziekenhuis was destijds echter nog nauwelijks aanwezig.

In 2010, vijf jaar na de introductie van de Zorgverzekeringswet, bracht de signaleringscommissie van het Koningin Wilhelmina Fonds het eerste 'Kwaliteit van kankerzorg'-rapport uit. Aanleiding voor dit rapport waren berichten uit de medische literatuur dat ziekenhuizen waar bepaalde kankeroperaties vaak werden uitgevoerd aanzienlijk betere resultaten behaalden dan ziekenhuizen met minder ervaring met de desbetreffende ingreep. Ook in Nederland was gebleken dat het concentreren van zogenoemde hoogcomplexe laagvolume ingrepen, zoals operaties voor slokdarm- of alvleesklierkanker, leidde tot aanzienlijk minder postoperatieve complicaties en sterfte. Om de omvang van het probleem in kaart te brengen voerde het KWF een uitgebreide literatuurstudie uit naar de relatie tussen ziekenhuisvolume en kwaliteit, maar onderzocht ook voor het eerst op landelijk niveau de variatie in de kwaliteit van kankerzorg geleverd door Nederlandse ziekenhuizen. Hiervoor werden de op dat moment best beschikbare gegevens gebruikt, die van de Nederlandse Kankerregistratie (NKR), een epidemiologische registratie voor het evalueren van trends in de incidentie, prevalentie en sterfte van alle patiënten met kanker in Nederland. Variatie in kwaliteit werd onderzocht voor vijf tumorsoorten: borst-, darm-, endeldarm-, long- en blaaskanker. Er werden aanzienlijke verschillen getoond in de geleverde zorg, maar vooral kwam men tot de conclusie dat de voorwaarden voor 'goede kankerzorg' nauwelijks gedefinieerd waren. Bovendien bleken de gegevens in de NKR onvoldoende geschikt om verschillen tussen ziekenhuizen te kunnen duiden, en waren ze dus niet bruikbaar voor zorgverleners om hun zorg te verbeteren. De aanbevelingen in het KWF-rapport richtten zich dan ook op de beroepsgroep die zou moeten formuleren aan welke voorwaarden betreffende de infrastructuur, minimaal volume, organisatie en specialisatie een ziekenhuis zou moeten voldoen om optimale oncologische zorg te kunnen leveren. Daarnaast zouden kankerspecialisten voortdurend op de hoogte moeten zijn van de resultaten van de kankerzorg die zij leveren, gecombineerd met landelijke spiegelinformatie, zodat prestaties gemonitord en verbeterpunten aangepakt kunnen worden.

Twee nieuwe organisaties hebben sindsdien hun intrede gedaan in de Nederlandse oncologische zorg, de Stichting Samenwerkende Oncologische Specialismen (SONCOS) en het Dutch Institute for Clinical Auditing (DICA), die binnen enkele jaren hun waarde voor de kwaliteit van de oncologische zorg in Nederland hebben bewezen.

9.2 Tweedelijns multidisciplinaire samenwerking in de oncologie

9.2.1 België

In België wordt binnen elk (volwaardig) zorgprogramma voor oncologie één multidisciplinaire commissie voor oncologie ingesteld. In deze commissie zetelt minstens één vertegenwoordiger van elk van de verschillende chirurgische en internistische disciplines die betrokken zijn bij de oncologische zorg. Tevens dienen de geneesheer-directeur en een huisarts in de commissie plaats te nemen, naast een aantal oncologisch verpleegkundigen en paramedici, zoals psychologen en sociaal werkers.

Binnen het zorgprogramma voor oncologische basiszorg wordt geen commissie opgericht, wel dient er samengewerkt te worden met de oncologische commissie van het ziekenhuis waarmee een samenwerkingsverband werd opgericht.

De multidisciplinaire commissie heeft onder andere de volgende taken:
- evaluatie van de opgestelde behandelingsrichtlijnen;
- samenwerking vastleggen met zorgprogramma's voor oncologische basiszorg, de thuiszorg, de eerstelijnszorg en de palliatieve zorgorganisaties;
- organiseren van multidisciplinair overleg om de multidisciplinaire besprekingen met bijhorend verslag vast te leggen;
- het multidisciplinair handboek opstellen en regelmatig aanpassen op basis van wetenschappelijke bevindingen;
- oprichten en opvolgen van pathologiewerkgroepen per orgaanstelsel;
- organiseren van psychosociale ondersteuning;
- ondersteunen en opvolgen van belangrijke parameters in het kader van kwaliteit, de kankerregistratie en de implementatie van de behandelingsrichtlijnen.

9.2.2 Nederland

In 2009 werd door de beroepsverenigingen van chirurgen-oncologen, radiotherapeuten en medisch oncologen SONCOS opgericht als een platform voor samenwerking tussen alle medisch specialisten betrokken bij de oncologische zorg. In navolging van de aanbevelingen in het KWF-rapport besloot SONCOS multidisciplinaire kwaliteitsnormen te ontwikkelen voor de behandeling van kankerpatiënten in het algemeen en per tumorsoort. In het SONCOS-normeringsdocument worden zowel kwantitatieve als kwalitatieve voorwaarden beschreven, zoals het minimumaantal operaties dat jaarlijks uitgevoerd dient te worden (volumenormen), maar ook de specialismen die vertegenwoordigd moeten zijn bij de wekelijkse multidisciplinaire bespreking (MDO). De normen betreffen de gehele zorgketen binnen het ziekenhuis, maar ook de wijze waarop samenwerking met en (informatie)overdracht naar andere instellingen c.q. de eerste lijn moet plaatsvinden. Inmiddels is de vierde versie van het SONCOS-document verschenen. Dit bevat kwaliteitsnormen voor 22 tumorsoorten en is opgesteld door zeventien wetenschappelijke verenigingen van medisch specialisten en verpleegkundigen betrokken bij de tweedelijns oncologische zorg.

Mede doordat de kwaliteitsnormen zijn overgenomen door zowel medisch specialisten, ziekenhuizen, zorgverzekeraars als de Inspectie voor de Gezondheidszorg, hebben ze een aanzienlijk effect op de oncologische zorg zoals die tegenwoordig in Nederland wordt uitgevoerd.

Terwijl in 2010 nog 76 ziekenhuizen resecties voor maagkanker uitvoerden, waarbij geen enkel ziekenhuis meer dan twintig operaties per jaar deed, zijn dat er in 2016 nog maar 21, met meer dan twintig resecties per jaar. Belangrijker nog is dat de concentratie van complexe oncologische zorg voor maagkankerpatiënten leidt tot aantoonbaar betere uitkomsten, wat onder andere blijkt uit een reductie van de postoperatieve sterfte van 8,5 naar 4,5 %.

9.3   Het multidisciplinair oncologisch consult

9.3.1   België

Binnen elk zorgprogramma worden een of meerdere 'multidisciplinaire oncologische consulten' (MOC's) op regelmatige basis (meestal eens per week) georganiseerd. Hier worden alle nieuw aangemelde patiënten of patiënten bij wie een aanpassing van de behandeling nodig is multidisciplinair besproken en wordt aldus het behandelings- en opvolgingsplan vastgelegd. Het voorstel wordt aan het medisch dossier van de patiënt toegevoegd en gecommuniceerd naar de aanvrager en ook naar de huisarts. De samenstelling van de MOC's ligt wettelijk vast (medisch oncoloog, chirurg, radiotherapeut, patholoog). Belangrijk is dat deze bespreking ook vergoed wordt door de ziekenfondsen. Dit MOC is ook verplicht te rapporteren naar het kankerregister. In de grotere ziekenhuizen kunnen er een acht tot tien tumorspecifieke MOC's per week zijn. Er is tegenwoordig een trend om dit via videoconferentie meer extramuraal te organiseren.

9.3.2   Nederland

Sinds 1979 zijn er in Nederland integrale kankercentra. Deze waren aanvankelijk regionaal georganiseerd en hadden tot doel de samenwerking tussen zorgverleners en instellingen in de regio te bevorderen. Sinds 2014 zijn alle integrale kankercentra gefuseerd tot een landelijke organisatie, het Integraal Kankercentrum Nederland (IKNL). Naast de epidemiologische registratie van patiënten met kanker (de NKR), het ontwikkelen van multidisciplinaire richtlijnen, patiëntenvoorlichting en het organiseren van de palliatieve zorg, is de organisatie van oncologische consulentendiensten een van de belangrijkste taken van het IKNL. Van oudsher had ieder ziekenhuis een oncologiebespreking, waarin met een frequentie van één keer per week patiënten met diverse vormen van kanker multidisciplinair werden besproken. Hierbij waren doorgaans een consulent radiotherapie, chirurgische oncologie en medische oncologie aanwezig, afkomstig uit het regionale universitaire centrum of het Antoni van Leeuwenhoek. De afgelopen tien jaar is er echter veel veranderd. Steeds meer specialisten zijn zich gaan richten op een aandachtsgebied binnen de oncologie, zoals chirurgen die alleen nog maar borstkanker, longkanker of darmkanker opereren. Dit geldt in toenemende mate ook voor medisch oncologen en radiotherapeuten. Ook orgaanspecialisten, zoals longartsen, urologen en gynaecologen zijn zich binnen hun vak (uitsluitend) gaan richten op de oncologie. Hierdoor heeft de algemene oncologiebespreking binnen de universitaire en grotere algemene ziekenhuizen plaatsgemaakt voor tumorspecifieke multidisciplinaire besprekingen, met een toename van kennis en ervaring binnen het lokale team van medisch specialisten. Kleinere ziekenhuizen, die zelf niet alle specialismen in huis hebben of specifieke kennis en ervaring missen om dit goed te kunnen organiseren, maken gebruik van de diensten van het IKNL, waarbij consulenten met specifieke kennis op het desbetreffende deelgebied via teleconferentie hun adviezen kunnen geven. Deze ontwikkelingen worden versterkt door de implementatie van de SONCOS-normen en het heeft ertoe geleid dat steeds meer ziekenhuizen zijn gaan samenwerken in een 'oncologisch netwerk'. In deze netwerken functioneert een academisch of categoraal ziekenhuis vaak als expertcentrum voor tumorspecifieke consultatie en verwijzing en wordt ook de deelname van patiënten aan klinische trials gecoördineerd. De medisch specialisten in de verschillende instellingen behorend tot het netwerk stemmen hun protocollen en zorgprocessen op elkaar af en maken afspraken over verwijzing van laagvolume en/of hoogcomplexe behandelingen. Tevens evalueren ze gezamenlijk de geleverde zorgkwaliteit, bijvoorbeeld op basis van hun resultaten in de kwaliteitsregistraties.

9.4 Kankerregistratie en kwaliteitsverbetering

9.4.1 België

In het kader van kwaliteitsopvolging moeten instellingen in België deelnemen aan kankerregistratie. Hiervoor wordt een minimum aan parameters geregistreerd zoals diagnose, tumorstadium, de conclusie van het pathologisch verslag, de behandeling met inbegrip van verwijzing naar de richtlijnen of de verantwoording bij afwijking, het follow-up plan, de bijwerkingen, het behandelingsresultaat en de datum van overlijden. Al deze gegevens worden doorgestuurd naar de Stichting Kankerregister, die opgericht werd op 28 juni 2005.

De belangrijkste taak van de Stichting Kankerregister is het werken met gegevens betreffende kanker in België. Deze gegevens worden verzameld, aan kwaliteitscontroles onderworpen, verwerkt en geanalyseerd, gecodeerd en bewaard, gebruikt voor het opstellen van rapporten, toegankelijk gemaakt en beschermd.

Daarnaast heeft de Stichting Kankerregister de wettelijke opdracht alle anatomopathologische testresultaten in het kader van vroegtijdige opsporing van kanker te verzamelen. Op die manier kunnen de doeltreffendheid, de doelmatigheid en de kwaliteit van screeningsprogramma's worden opgevolgd en gegarandeerd. De ziekenhuizen, waaronder dus ook de oncologische zorgprogramma's, zijn tegenwoordig verplicht deel te nemen aan kwaliteitsaccrediteringssystemen, wat het niveau van de kwaliteit alleen maar verbetert.

9.4.2 Nederland

Een belangrijke taak van het IKNL is van oudsher de epidemiologische registratie van alle patiënten met kanker, de Nederlandse Kanker Registratie (NKR). Deze gegevens zijn belangrijk voor het volgen van trends in de incidentie, prevalentie, overleving en sterfte van alle nieuwe gevallen van kanker. De database wordt bovendien gebruikt voor epidemiologisch onderzoek, klinische studies en het evalueren van screening en oncologische richtlijnen. De gegevens in de NKR bevatten uitsluitend informatie over de primaire diagnose, de primaire behandeling en uiteindelijke sterfte. Gegevens over recidieven en vervolgbehandelingen zijn niet beschikbaar. Daarom is de informatie onvoldoende om verschillen in kwaliteit van zorg tussen instellingen of regio's te kunnen duiden. Bovendien zijn de gegevens te laat beschikbaar voor clinici om hun zorgproces bij te sturen en hun uitkomsten te verbeteren.

Toen het KWF dit in 2010 constateerde, werden beroepsgroepen in de oncologie ertoe aangezet landelijke kwaliteitsregistraties te ontwikkelen die medisch specialisten voorzien van belangrijke informatie over de kwaliteit van de zorg die zij leveren. Tot die tijd was

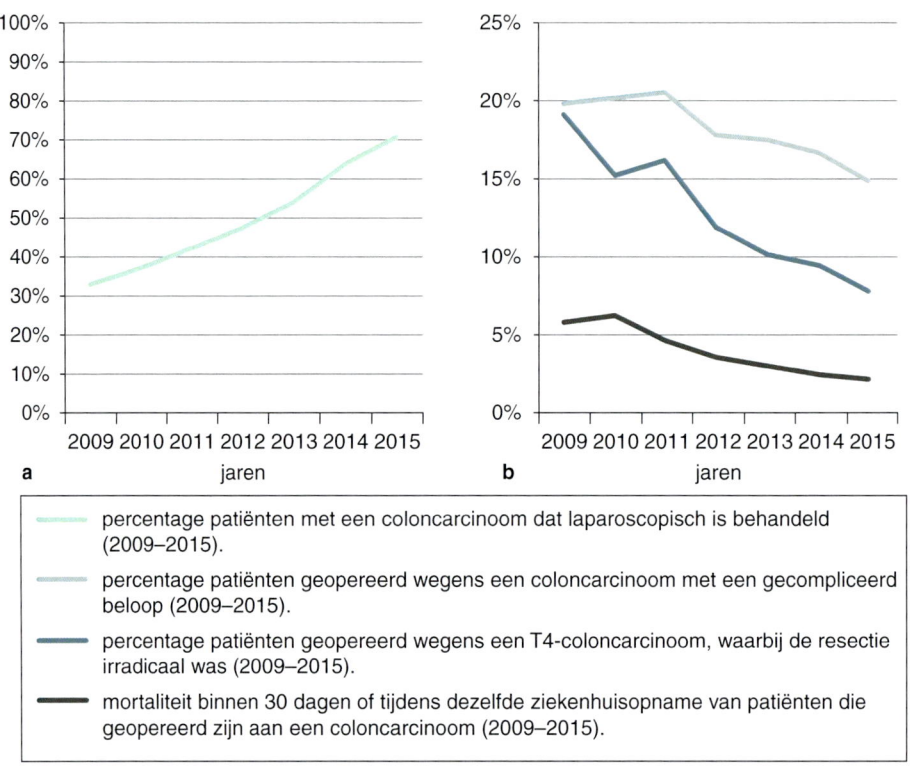

percentage patiënten met een coloncarcinoom dat laparoscopisch is behandeld (2009–2015).

percentage patiënten geopereerd wegens een coloncarcinoom met een gecompliceerd beloop (2009–2015).

percentage patiënten geopereerd wegens een T4-coloncarcinoom, waarbij de resectie irradicaal was (2009–2015).

mortaliteit binnen 30 dagen of tijdens dezelfde ziekenhuisopname van patiënten die geopereerd zijn aan een coloncarcinoom (2009–2015).

Figuur 9.1 Verbetering in de kwaliteit van de colonchirurgie in Nederland in de jaren 2009 tot en met 2015 (Bron: Jaarrapport Dutch Institute for Clinical Auditing (▶ www.dica.nl))

nauwelijks bekend in hoeverre evidence-based richtlijnen in de praktijk werden gevolgd en of er verschillen waren tussen ziekenhuizen in de uitkomsten van de zorg voor hun patiënten. In 2009 werd door de beroepsvereniging van chirurgen (Nederlandse Vereniging voor Heelkunde) een kwaliteitsregistratie gestart voor de chirurgische behandeling van darmkankerpatiënten, de Dutch Surgical Colorectal Audit (DSCA). Binnen een jaar participeerden alle ziekenhuizen in deze audit en voerden zij gegevens in van de patiënten die zij behandelden. Het Dutch Institute for Clinical Auditing (DICA) werd opgericht, dat de kwaliteitsregistraties faciliteert, de gegevens verwerkt en analyseert en zorgt voor continue web-based feedback naar de specialisten in de ziekenhuizen. De beroepsgroep stelde zelf een indicatorenset samen, waarover continu terugkoppeling plaatsvindt en die jaarlijks wordt geüpdatet naar aanleiding van veranderingen in de zorg. De feedback gaat gepaard met een landelijke benchmark (spiegelinformatie) en de gegevens kunnen in de ziekenhuizen worden gebruikt om verbeteringen in het zorgproces aan te brengen en vervolgens te evalueren (kwaliteitscyclus). Inmiddels zijn er binnen de oncologie dertien landelijke kwaliteitsregistraties opgezet, onder andere voor darm-, borst-, long-, slokdarm-, maag-, alvleesklierkanker en melanoom. In 2014, vijf jaar na de start van de DSCA, is het zorgproces voor patiënten met darmkanker aanzienlijk verbeterd (zie ▪fig. 9.1 en 9.2). De postoperatieve sterfte na darmkankeroperaties is daardoor met 50 % gedaald en tevens is er een aanzienlijke reductie van het aantal ernstige

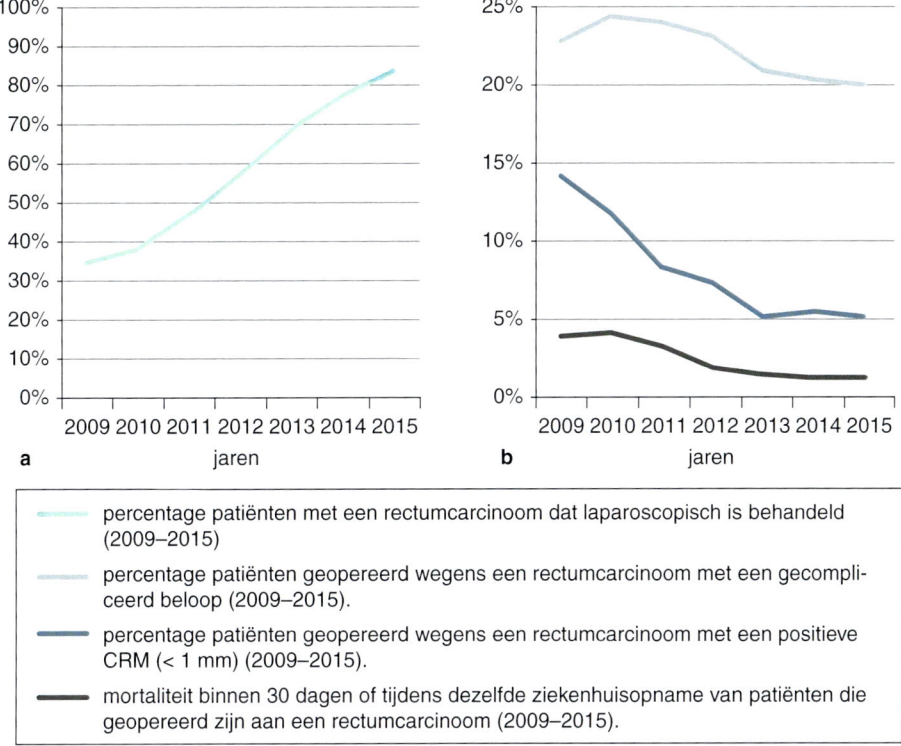

Figuur 9.2 Verbetering in de kwaliteit van de rectumchirurgie in Nederland in de jaren 2009 tot en met 2015 (Bron: Jaarrapport Dutch Institute for Clinical Auditing (►www.dica.nl))

complicaties (naadlekkage), re-operaties, opnameduur en niet-radicale resecties bewerkstelligd. Bovendien nemen steeds meer disciplines deel aan de kwaliteitsregistratie voor de tumorsoort waar zij bij betrokken zijn, zodat alle stadia van de ziekte en de behandeling kunnen worden geëvalueerd en continu kunnen worden verbeterd.

9.5   Regie in de oncologie

9.5.1   België

Het College voor Oncologie is een bij wet opgericht multidisciplinair adviesorgaan. De leden worden door de minister van Volksgezondheid aangesteld. Het behoort tot de kerntaken van het College te waken over de kwaliteit van de oncologische zorg in België.

De belangrijkste taken zijn:
- ondersteunen van ziekenhuizen bij het opstellen en uitwerken van het multidisciplinair oncologisch handboek;
- opmaken van een model voor kankerregistratie;

- organiseren van audits in de ziekenhuizen in het kader van de zorgprogramma's en hierover rapporteren;
- vergelijken van de gebruikte multidisciplinaire handboeken op nationaal niveau;
- organiseren van consensus meetings;
- evalueren en actualiseren van de normen betreffende het gebruik van antitumorale medicatie;
- opstellen van een nationaal jaarrapport met relevante gegevens over de zorgprogramma's;
- formuleren van aanbevelingen voor onderdelen opgenomen in het KB betreffende de zorgprogramma's voor oncologie en oncologische basiszorg, zoals de competentiecriteria waaraan geneesheren-specialisten moeten voldoen en het minimum activiteitenniveau van de gespecialiseerde zorgprogramma's.

In de periode 2008–2010 werd het Nationaal Kanker Plan (NKP) geïmplementeerd in de Belgische oncologische zorg. De toenmalig minister van Volksgezondheid en Sociale Zaken lanceerde het NKP, waarin 32 initiatieven beschreven werden om de zorg voor de patiënt met kanker te optimaliseren. Het Kankerplan heeft tot doel de inspanningen en middelen beter aan te wenden en de kennis en ervaring samen te brengen. De initiatieven hebben betrekking op verschillende domeinen:

- preventie en opsporing;
- zorg en behandeling;
- ondersteuning van de patiënt en zijn omgeving;
- onderzoek en innoverende technologieën.

In 2010 werd de uitvoering van het eerste Kankerplan geëvalueerd en waar nodig bijgestuurd. Het Kankerplan kreeg een vervolg voor de periode van 2010–2014. Sommige initiatieven hebben inmiddels een blijvend karakter gekregen, andere zijn echter weer afgeschaft.

9.5.2 Nederland

In Nederland is er geen regiehoudend en multidisciplinair oncologisch adviesorgaan voor de minister van Volksgezondheid, dat de kwaliteit van de oncologische zorg bewaakt. In het eerste decennium van deze eeuw bestond het Nationaal Programma Kankerbestrijding (NPK), dat was ontstaan uit de behoefte de bestrijding van kanker in Nederland ketenbreed te optimaliseren door middel van meer afstemming en samenwerking tussen en met alle bij de kankerbestrijding betrokken organisaties, instellingen en professionals. Het NPK richtte zich op ketenzorg in de volle breedte: primaire en secundaire preventie, kankerzorg, psychosociale zorg en voorlichting, deskundigheidsbevordering en kwaliteitsindicatoren. Hoewel op een aantal van deze domeinen grote vooruitgang is geboekt, wordt regie op landelijk niveau node gemist. Nieuwe organisaties van medisch specialisten en verpleegkundigen, zoals SONCOS en DICA hebben de multidisciplinaire kwaliteitsbewaking vooruit gebracht en doen dat steeds vaker samen met patiëntenorganisaties, zoals de Nederlandse Federatie van Kankerpatiëntenorganisaties (NFK). De afstemming met en sturing van andere organisaties actief in het oncologisch domein, zoals het KWF, het IKNL en de screeningsorganisatie van het RIVM, vinden echter nog onvoldoende plaats. De samenwerking met de eerste lijn is niet geformaliseerd.

9.6 De verpleegkundig specialist en consulent oncologie

9.6.1 België

Mede door de financiële steun in het kader van het Kankerplan heeft de oncologieverpleeg-kunde een extra impuls gehad om verpleegkundige expertfuncties in te zetten in de oncologie. Dit voorziet in een extra financiering voor een verpleegkundig specialist (VS)/consulent oncologie (VC), een oncopsycholoog en een sociaal werker.

Literatuuronderzoek toont de meerwaarde aan van het samenwerken met VS en VC in de oncologische zorg, zoals een toename aan kennis bij de patiënt, een hogere patiënttevre-denheid, een beter zelfmanagement, een betere symptoomcontrole, een betere kwaliteit van leven, een betere therapietrouw, minder angst, meer continuïteit in zorg, bevordering van de multidisciplinaire samenwerking, betere coördinatie van zorg.

In de oncologie kunnen twee verpleegkundige expertfuncties onderscheiden worden:
1. de verpleegkundig consulent oncologie (VC);
2. de verpleegkundig specialist oncologie (VS).

De functie verpleegkundig consulent (VC) oncologie is in België vooral van de grond geko-men sinds het Nationaal Kankerplan. De VC heeft extra opleidingen gevolgd binnen de onco-logie en bewaakt de eigen deskundigheid binnen het werkterrein. In de praktijk worden veel verschillende termen voor deze functie gebruikt, bijvoorbeeld oncocoach, begeleidingsver-pleegkundige, trajectverpleegkundige, coördinator oncologische zorg.

De VC kan ook in deeltijd actief zijn in het primaire zorgproces op een afdeling of een polikliniek. Deze consulent biedt gespecialiseerde zorg, en dit aan een duidelijk afgebakende patiëntengroep (borstkliniek, pelviene oncologie, digestieve oncologie, prostaatkliniek, hematologie en andere). Naast het adviseren van patiënt en familie en het organiseren van een verpleegkundig spreekuur staat de VC in voor de adviezen aan collega-verpleegkundi-gen en andere teamleden. De VC detecteert de opleidingsbehoefte op de afdelingen waar hij/zij adviezen geeft en organiseert opleidingen om zijn/haar kennis door te geven. Ten slotte draagt de VC ook bij tot de kwaliteit van zorg binnen de tumorwerkgroep en werkt hij/zij mee aan de ontwikkeling van standaarden, zorgpaden of voorlichtingsmateriaal. De VC wordt gecoacht door een VS.

De verpleegkundig specialist (VS) of de clinical nurse specialist is een advanced practice nurse (APN), een academisch Master opgeleide oncologisch verpleegkundige. Deze functie verschilt van de verpleegkundig consulent vooral op het vlak van opleiding, competenties en verantwoordelijkheden. Net als de VC verleent de VS gespecialiseerde zorg aan de onco-logische patiënt en zijn omgeving. De VS richt zich vooral op de ontwikkeling van nieuwe interventies op basis van beschikbare evidence. De VS fungeert als rolmodel voor de onco-logieverpleegkundigen en de verpleegkundig consulenten en coacht hen bij de verdere uit-voering van nieuwe interventies. De VS geeft advies aan andere zorgverleners, initieert en organiseert opleidingen in de organisatie, maar doceert ook aan diverse vervolgopleidingen, participeert aan (inter)nationale symposia en maakt eigen onderzoeksresultaten bekend door middel van poster- of orale presentaties, geeft adviezen aan leidinggevenden en beleidsma-kers, werkt samen met universiteiten in het kader van (verpleeg)wetenschappelijk onder-zoek en evalueert de eigen praktijkvoering. De VS is in staat om naast de verpleegkundige activiteiten ook gedelegeerde medische activiteiten uit te voeren, zoals het afnemen van een medische anamnese, het uitvoeren van klinisch onderzoek, het aanvragen en interpreteren van standaardonderzoeken, het uitvoeren van eenvoudige medische handelingen en het voorschrijven van medicatie binnen het domein. De VS werkt vooral complementair aan de arts, maar organiseert autonoom verpleegkundige spreekuren en vervolgt patiënten (bijv. nurse led clinics bij patiënten met een orale antitumorale behandeling, patiënten in de follow-up, patiënten in transitie, patiënten tijdens de chemo- of radiotherapie).

In België dient nog meer werk gemaakt te worden van een wettelijke registratie van de functies verpleegkundig specialist en consulent en moeten het verpleegkundig recept en spreekuur wettelijk erkend worden. Op deze manier worden de professionele identiteit en de bevoegdheden van deze complementaire functies duidelijk voor alle zorgverleners. Deze ontwikkelingen worden in het huidig kabinet voor volksgezondheid meegenomen in de bespreking van de wet op de gezondheidsberoepen (aanpassing KB 78).

De VS en de VC zijn verpleegkundigen met een sterke specialisatie in hun domein en dragen bij tot de kwaliteit van zorg. Ze zijn een belangrijke partner in het multidisciplinair team en spelen een centrale rol in de coördinatie van de zorg voor de oncologische patiënt. Ze hebben een specifieke rol in de transmurale zorg en bevorderen de communicatie en samenwerking tussen de eerstelijnszorgverleners en het behandelteam in het ziekenhuis. Ten slotte organiseren ze een (autonoom) verpleegkundig spreekuur gedurende het gehele zorgpad van de patiënt en bieden ze op een laagdrempelige manier educatie en psychosociale support aan.

9.6.2 Nederland

Nadat vanaf 2000 in Nederland nurse practitioners zijn opgeleid die zich wat hun bevoegdheden betreft tussen arts en verpleegkundige bevonden, veranderde de functienaam in 2010 in verpleegkundig specialist. Verpleegkundig specialist is in Nederland een wettelijk beschermde titel, die verkregen wordt na het afronden van een geaccrediteerde Masteropleiding, waarna verpleegkundig specialisten zich kunnen inschrijven in het specialistenregister volgens de Wet op de beroepen in de individuele gezondheidszorg (Wet BIG).

Een verpleegkundig specialist in de oncologie kan worden ingezet om zelfstandig individuele behandelrelaties aan te gaan met patiënten en heeft een aantal extra bevoegdheden, waardoor hij/zij zelf diagnosen mag stellen, mag behandelen en medicatie mag voorschrijven. Het betreft veelal routinehandelingen met een beperkte complexiteit, waarvan de risico's te overzien zijn en richtlijnen of protocollen voorhanden zijn.

De mate waarin taakherschikking heeft plaatsgevonden, naar aanleiding van de introductie van verpleegkundig specialisten in de oncologische zorg, verschilt per tumorsoort. Vooral bij de diagnose en behandeling van borstkanker zijn veel verpleegkundig specialisten betrokken. De mate waarin verpleegkundig specialisten zelfstandig functioneren verschilt per instelling. Verpleegkundig specialisten hebben echter vrijwel overal een duidelijke plaats in het oncologisch team verworven, waarin zij organisatorische en medische taken hebben overgenomen van medisch specialisten. Daarnaast hebben zij de zorg geïnnoveerd door in te spelen op tot dan toe onderbelichte zorgbehoeften van de patiënt, zoals de psychosociale begeleiding. Ook de samenwerking en informatieoverdracht in de keten zijn door verpleegkundig specialisten versterkt en spelen dan ook een belangrijke rol in de multidisciplinaire besprekingen (MDO's) in de ziekenhuizen. De betrokkenheid van de verpleegkundig specialist bij het MDO is in Nederland vastgelegd in de SONCOS-kwaliteitsnormen, als minimale randvoorwaarde voor goede zorg voor kankerpatiënten.

9.7 Transparantie van zorgkwaliteit

9.7.1 België

Sinds korte tijd wordt door het Vlaams Indicatoren Ziekenhuisproject een online vergelijking gemaakt tussen de ziekenhuizen op een (voorlopig zeer beperkt) aantal gebieden. Eén ervan is borstkanker, een ander patiënttevredenheid. Rectumkanker en prostaatkanker zijn nog in ontwikkeling. Dit kan geraadpleegd worden op: ▶ https://www.zorgkwaliteit.be/.

9.7.2 Nederland

Het continu streven naar verbetering van de zorg voor patiënten hoort bij het professioneel functioneren van artsen, waarbij richtlijnen, (na)scholing, kwaliteitsnormen, -registraties en -visitaties instrumenten zijn die hen hiertoe in staat moeten stellen. Bij professionaliteit hoort echter ook het toetsbaar opstellen en verantwoording afleggen over de taken en de middelen die de maatschappij aan de professie en haar leden heeft toevertrouwd. De SONCOS-kwaliteitsnormen en de indicatorresultaten uit de kwaliteitsregistraties zijn dan ook bedoeld voor publieke transparantie. Het openbaar maken van de resultaten van ziekenhuizen betreffende de door hen geleverde kankerzorg vindt plaats volgens een getrapt model en wordt over een aantal jaren uitgespreid, zodat de medisch specialisten in de ziekenhuizen de tijd hebben hun zorg te verbeteren, alvorens hun resultaten transparant worden. Deze resultaten worden door de Inspectie voor de Gezondheidszorg gebruikt bij het toezicht op de zorg, door de zorgverzekeraars bij de zorginkoop en door patiëntenverenigingen in zogenoemde patiëntenwijzers, die via het internet toegankelijk zijn, en door het Zorginstituut Nederland voor publieke transparantie. Doordat kwaliteitsgegevens, zoals die van het Dutch Institute for Clinical Auditing, steeds betrouwbaarder worden, zetten steeds meer ziekenhuizen zelf hun resultaten op de eigen website of publiceren deze in het Kwaliteitsvenster van de Nederlandse Vereniging voor Ziekenhuizen (▶ www.nvz-kwaliteitsvenster.nl). Ook is er veel keuze-informatie voor patiënten beschikbaar op websites zoals ▶ www.thuisarts.nl. Ondanks de toenemende bereidheid van de beroepsgroep en ziekenhuizen tot transparantie van zorgkwaliteit, blijft het gebruik van de beschikbare keuze-informatie voor veel patiënten niet eenvoudig. De huisarts zou hier een belangrijke rol in kunnen vervullen, door de beschikbare kwaliteitsinformatie te bespreken met de patiënt, voorafgaand aan een verwijzing naar een medisch specialist of voorafgaand aan behandelbeslissingen.

Geraadpleegde literatuur

Birkmeyer JD, Siewers AE, Finlayson EV. Hospital volume and surgical mortality in the United States. N Eng J Med. 2002;346:1128–37.

Benner P. From novice to expert. Am J Nur. 1982;82(3):402–7.

Centre for Nursing and Midwifery Research and Royal College of Surgeons in Ireland. Evaluation of role of CNS in cancer care. 2010.

Cunningham R. Advanced practice nursing outcomes: a review of selected empirical literature. Oncol Nurs Forum. 2004;31(2):219–32.

Decoene E, Daem M, Verschueren C, Grypdonck M. Het verpleegkundig spreekuur in de borstkliniek: een draaiboek. Onderzoeksrapport UZ Gent en afdeling verplegingswetenschappen Universiteit Gent. 2013.

Dutch Institute for Clinical Auditing. Jaarrapportage van de DICA kwaliteitsregistraties: 2014. (▶ www.dica.nl).

Dutch Institute for Clinical Auditing. Jaarrapportage van de DICA kwaliteitsregistraties: 2015. (▶ www.dica.nl).

Dyar S, Lesperance M, Shannon R, Sloan J, Colon-Otero G. A nurse practitioner directed intervention improves the quality of life of patients with metastatic cancer: results of a randomized pilot study. J Palliat Med. 2012;15. ▶doi:10.1089/jpm.2012.0014.

Eicher M, Marquard S, Aebi S. A nurse is a nurse? A systematic review of the effectiveness of specialised nursing in breast cancer. Eur J Cancer. 2006;42(18):3117–26.

Jokiniemi K, Pietilä AM, Kylmä J, Haatainen K. Advanced nursing roles: a systematic review. Nursing and Health Sciences. 2012;14:421–31. ▶doi:10.1111/j.1442-2018.2012.00704.x.

KWF Kankerbestrijding. Kwaliteit van kankerzorg in Nederland. Rapport van de signaleringscommissie Kanker. 2010.

Litaker D, et al. Physician – nurse practitioner teams in chronic disease management: the impact on costs, clinical effectiveness, and patients' perception of care. J Interprof Care. 2003;17(3):223–37.

Lombarts K. Professional performance van artsen: tussen tijd en technologie. Rotterdam: 2010 Uitgevers; 2014.

Lowe G, Plummer V, O'Brien A, Boyd L. Time to clarify – the value of advanced practice nursing roles in health care. J Adv Nurs. 2011;68(3):677–85. ▶doi:10.1111/j.1365-2648.2011.05790.x.

Mantzoukas S, Watkinson S. Review of advanced nursing practice: the international literature and developing the generic features. J Clin Nurs. 2007;16:28–37.

Stichting Oncologische Samenwerking (SONCOS). Normeringsrapport. 2016;4 (▶www.soncos.org).

Leersum NJ van, Snijders HS, Henneman D. The Dutch surgical colorectal audit. Eur J Surg Oncol. 2013;39(10):1063–70.

Wouters MW, Wijnhoven BP, Karim-Kos HE. High volume versus low volume for esophageal resections for cancer: the essential role of casemix adjustments based on clinical data. Ann Surg Oncol. 2008;15:80.

Wouters MW, Jansen-Landheer ML, van de Velde CJ. The quality of cancer care initiative in the Netherlands. Eur J Surg Oncol. 2010;36(1):3–13.

Zorgnet Vlaanderen. Functiedifferentiatie en functieclassificatie in de verpleegkundige beroepsbeoefening. Eindrapport. 2011.

Palliatieve zorg

B.S. Wanrooij en W. Distelmans

Samenvatting

Palliatieve zorg verbetert de levenskwaliteit van patiënten met een levensbedreigende aandoening en die van hun naasten. Het is méér dan terminale zorg en kan al vroeg, zelfs tijdens een 'actieve behandeling', ingezet worden. Men spreekt van 'supportieve zorg' wanneer deze parallel aan medische technologie wordt gegeven bij een (nog) niet terminale patiënt. Terminale zorg is gericht op de laatste weken. Palliatieve zorg omvat zowel supportieve zorg, terminale zorg als rouwzorg. Palliatieve zorg is ontstaan als reactie op de veelal technische benadering en zinloze behandelingen van ongeneeslijk zieken. Een huisarts met voldoende expertise kan deze zorg zelf geven, rekening houdend met voorafgaande zorgplanning. Zo niet, dan schakelt hij een deskundige in op het gebied van de palliatieve zorg. Euthanasie is zowel in België als in Nederland toegestaan om ernstig, onbehandelbaar lijden te vermijden. Het ingediende verzoek wordt steeds door een tweede arts beoordeeld. Dit is een SCEN-arts in Nederland of een LEIF-arts in Vlaanderen en Brussel.

© Bohn Stafleu van Loghum, onderdeel van Springer Media BV 2017
A.J. Berendsen, S. Van Belle (Red.), *Oncologie*, Praktische huisartsgeneeskunde,
DOI 10.1007/978-90-368-0961-0_10

10.1   Inleiding

10.1.1 Definitie

Een patiënt met kanker (of een andere levensbedreigende ziekte) die, al dan niet na een curatief traject, niet meer te genezen is, komt in een fase van de ziekte die de palliatieve fase heet. Het doel van de behandeling is het verbeteren of handhaven van de kwaliteit van leven en in veel gevallen ook nog levensverlenging. In dat laatste geval spreken we ook wel van ziektegerichte palliatie. Patiënten kunnen dan, mede door de toename van de behandelmogelijkheden, soms nog vele jaren leven. In deze fases wordt nog gebruikgemaakt van de beschikbare medische technologie zoals chemo- en radiotherapie en heelkundige interventies. Als de ziekte voortschrijdt, verandert het doel naar uitsluitend kwaliteit van leven en uiteindelijk sterven en spreekt men in Nederland van symptoomgerichte palliatie en palliatie in de stervensfase. In België gebruikt men hiervoor de omschrijving patiëntgerichte palliatie. In deze fases wordt nog wel, maar veel minder gebruikgemaakt van medische technologie, maar gaat de aandacht vooral naar pijn- en symptoomcontrole, psychosociale opvang en existentieel lijden. Ook de familie krijgt in dit stadium extra steun.

In de definitie van de Wereldgezondheidsorganisatie (WHO) uit 2002 staat palliatieve zorg omschreven als een benadering die de kwaliteit van het leven verbetert van patiënten en hun naasten die te maken hebben met een levensbedreigende aandoening, door het voorkomen en verlichten van lijden, door middel van tijdige signalering en zorgvuldige beoordeling en behandeling van pijn en andere problemen van lichamelijke, psychosociale en spirituele aard. Hiermee zijn de belangrijke domeinen beschreven waarop palliatieve zorg stoelt en de personen die het betreft: de patiënt en de naasten.

10.1.2 Het woord palliatieve zorg: het betekent méér dan terminale zorg

Zowel het woord 'palliatieve zorg' als de omschrijving van deze zorg kan tot verwarring leiden. Patiënten associëren het woord vaak met het naderend einde, ondanks dat veel patiënten nog lang leven als zij goede zorg krijgen. Zij denken ook nogal eens dat zij, als er sprake is van de palliatieve fase, geen behandeling meer krijgen. Begeleiding door zowel een oncoloog als een palliatief arts, zo blijkt uit onderzoek, kan een positief effect hebben op de kwaliteit van leven en daarnaast het leven verlengen.

Het komt regelmatig voor dat de medisch specialist, als die zelf onvoldoende geschoold is in palliatieve zorg, de hulp van een palliatief team pas inroept als de patiënt in de stervensfase is. Zowel in Nederland als in België presenteren teams die de patiënt in deze fase ondersteunen zich al regelmatig als palliatief ondersteunend ('supportief') team, in de hoop het misverstand rond het woord te omzeilen. Niet alleen om eerder in het ziekteproces te ondersteunen maar ook om in te zetten op kwaliteit van leven. Elke patiënt die een dergelijke weg gaat, is gebaat bij meer dan alleen ondersteuning op het medisch vlak. Als deze medische zorg gecombineerd wordt met psychosociale en spirituele ondersteuning, is de kans groot dat patiënten en hun naasten het proces van ziekte en het naderend afscheid op een goede manier ondergaan.

Daarom pleit men, ook internationaal, steeds meer voor een opdeling van het begrip palliatieve zorg. Men spreekt van 'supportieve zorg' wanneer de zorg tegelijk met medische technologie wordt gegeven en de palliatieve patiënt nog vele maanden, zelfs jaren te leven heeft. Terminale zorg is dan de palliatieve zorg tijdens de laatste weken, waarbij medische behandelingen nauwelijks nog een plaats hebben. Hierbij hoort ook rouwzorg. Palliatieve zorg omvat dus zowel supportieve zorg, terminale zorg als rouwzorg.

10.1.3 Ontwikkelingen palliatieve zorg

Net als in het Verenigd Koninkrijk is de palliatieve zorg in België en Nederland onder meer ontstaan als een reactie op de technische aanpak van een oncologische ziekte. Er ontstond bij patiënten en hulpverleners een omslag: van een gevoel van 'alles moet' en veiligheid in het ziekenhuis naar zorg en kwaliteit van leven en sterven, en liefst ook in de eigen omgeving. In beide landen heeft de palliatieve zorg zich de afgelopen twintig jaar ontwikkeld tot een niet meer weg te denken onderdeel van onze zorg en de ontwikkeling is min of meer op dezelfde manier verlopen, zij het dat in België veel zaken eerder tot stand zijn gekomen.

In België ontstond de palliatieve zorg midden jaren tachtig van de vorige eeuw door de inzet van een psychiatrisch verpleegkundige, mevrouw Lisette Custermans, verbonden aan de medische faculteit van de Vrije Universiteit Brussel (VUB). Haar palliatieve 'thuisequipe' Omega, stond model voor de oprichting van ongeveer dertig soortgelijke zorgteams in België.

België is opgedeeld in 24 netwerkregio's palliatieve zorg, met in elk netwerk minstens één thuisequipe. Bovendien beschikt elk ziekenhuis over een palliatief supportteam. Al deze initiatieven staan in voor onderwijs en zorg. Onderzoek is vooral geconcentreerd in de gezamenlijke Onderzoeksgroep End-of-Life Care aan de VUB en de Universiteit Gent.

Buiten deze koepelorganisaties zijn er ook meer gespecialiseerde teams en zorginstellingen in palliatieve zorg: in België zijn dit de reeds genoemde palliatieve thuisequipes en palliatieve supportteams in ziekenhuizen en woonzorgcentra, de supportieve dagcentra en de palliatieve eenheden of hospices.

In Nederland heeft de palliatieve zorg midden jaren negentig van de vorige eeuw een grote impuls gekregen door de inzet van de voormalig minister van VWS, mevrouw Els Borst. Zij initieerde het ontstaan van de Centra voor Ontwikkeling Palliatieve Zorg (COPZ), die zich richten op onderzoek, onderwijs en zorg. Uitgangspunt is nog steeds dat palliatieve zorg zo veel mogelijk onderdeel moet zijn van de reguliere zorg. Generalistische hulpverleners en instellingen moeten in staat zijn goede palliatieve zorg te leveren. Hiermee is vastgesteld dat de huisarts een belangrijke rol speelt in het begeleiden van patiënten in de palliatieve fase. In Nederland zijn er momenteel acht expertisecentra palliatieve zorg actief. Onderzoek, onderwijs en zorg zijn de drie pijlers van het programma en de centra zijn verbonden aan de academische ziekenhuizen. Palliatieve teams zijn in alle regio's van Nederland beschikbaar voor vragen en overleg over palliatieve patiënten. Van deze voorziening maken huisartsen en specialisten ouderengeneeskunde gebruik. Steeds meer ziekenhuizen hebben tegenwoordig ook een palliatief team tot hun beschikking voor de ondersteuning van de hulpverleners bij de zorg voor deze patiënten.

10.1.4 Sterven thuis

In Nederland sterft 46,5 % van de patiënten met kanker thuis, in België is dat slechts 28,9 %. Vooral wanneer de patiënt niet meer naar het ziekenhuis gaat voor een oncologische behandeling, heeft de huisarts een prominente rol. Hij werkt hierbij nauw samen met andere hulpverleners (wijkverpleegkundige/thuisverpleegkundige, maatschappelijk werker, logopedist, fysiotherapeut/kinesist) en waar nodig is er overleg met de medisch specialist. Alleen wanneer de huisarts voldoende expertise heeft, kan hij de problemen die zich in deze fase kunnen voordoen, het hoofd bieden. Goede zorg komt onder meer tot stand door een gestructureerde wijze van werken, door gebruik te maken van proactieve zorgplanning (advance care planning), een multidimensionele benadering en als de huisarts continuïteit van zorg weet te waarborgen.

10.1.5 Organisatie van zorg

In de thuissituatie is de huisarts de eerst aangewezen persoon om een patiënt te begeleiden. Hij krijgt een grotere rol naarmate de ziekte voortschrijdt.

Er is intensieve samenwerking tussen de hulpverleners in de eerste lijn nodig om de zorg zo goed mogelijk te regelen. Gespecialiseerde thuiszorgteams hebben veel expertise in huis om ook in complexe situaties ondersteuning te bieden. Zij doen dit door zowel de patiënt en naasten psychosociaal te begeleiden, als in de vorm van technische vaardigheden. De samenwerking in de eerste lijn tussen huisartsen en wijkverpleegkundigen in Nederland is versterkt sinds de oprichting van de Palliatieve Thuiszorg (PaTZ-) groepen. In België gebeurt dit door de netwerken palliatieve zorg. Hierin ontmoeten huisartsen en wijkverpleegkundigen/thuisverpleegkundigen elkaar eens in de zes tot acht weken, in het bijzijn van een deskundige palliatieve-zorgverlener, om hun kwetsbare patiënten te bespreken. In Nederland worden deze patiënten geïdentificeerd via de zogenoemde 'surprise question': 'Zou het mij verbazen als deze patiënt binnen een jaar zal overlijden?' Niet alleen vindt afstemming plaats over de beste zorg voor de patiënten, het is ook een bijeenkomst met aandacht voor continue deskundigheidsbevordering. Overleg tussen een huisarts en de behandelend medisch specialist(en) is essentieel om in samenspraak de beste zorg voor de patiënt te realiseren. Nog al te vaak is dit echter niet het geval. Overal in Nederland en in België kan een huisarts of medisch specialist een gespecialiseerd team consulteren voor vragen rondom de patiënt. In Nederland kan een lid van dit team in een aantal gevallen ook thuis komen om de huisarts te helpen. Dat komt niet veel voor, terwijl in België de palliatieve thuisequipes altijd aan huis komen, mits met toestemming van de huisarts. Inmiddels hebben ook veel ziekenhuizen in Nederland, net als in België, een palliatief team om de hulpverlener te ondersteunen bij de zorg voor de patiënten die zijn opgenomen in het ziekenhuis, of die op de polikliniek komen.

De meeste patiënten stellen het erg op prijs als hun eigen huisarts hen ook in de allerlaatste fase te allen tijde begeleidt. Als de huisarts niet zelf voor de patiënt bereikbaar is, kan hij zijn telefoonnummer geven in geval van vragen. De dan dienstdoende huisarts kan alleen goede zorg verlenen als hij geïnformeerd is over de situatie rond de patiënt en op de hoogte is van het beleid. In dat geval is een dienstdoende huisarts voor de patiënt een goed alternatief voor de eigen huisarts.

10.1.6 Euthanasie

Euthanasie is zowel in België als in Nederland (en in Luxemburg) wettelijk toegestaan om ernstig lijden te vermijden. In Nederland was er gedoogbeleid rond euthanasie sinds eind jaren tachtig van de vorige eeuw, mits de arts voldeed aan nauwkeurig omschreven eisen. Sinds 2002 is euthanasie ook wettelijk toegestaan in beide landen. De arts is strafbaar als hij euthanasie heeft uitgevoerd, tenzij hij heeft voldaan aan een aantal specifiek omschreven zorgvuldigheidseisen, de handeling volgens de regels heeft uitgevoerd en een verslag daarvan heeft geschreven. In alle gevallen beoordeelt een tweede arts mede het ingediende verzoek. Dit is meestal een Steun en Consultatie Nederland (SCEN-)arts in Nederland of LevensEinde InformatieForum (LEIF-)arts in België (Vlaanderen en Brussel). Euthanasie vindt in Nederland plaats bij 9,2 % van alle sterfgevallen met kanker (cijfers 2014). In België is dit ongeveer 4,5 % (cijfers 2013). De huisarts bespreekt met bijna elke patiënt met een ongeneeslijke vorm van kanker het onderwerp euthanasie. Vaak komt de patiënt met een wilsverklaring, of stelt zelf vragen over de mogelijkheid tot euthanasie. Als de patiënt hier niet zelf mee komt, exploreert de huisarts of er vragen over euthanasie zijn. Het is voor de patiënt niet altijd duidelijk dat het overhandigen van de wilsverklaring of eenmalig praten over euthanasie niet voldoende is voor de huisarts om tot euthanasie over te gaan. Het bij herhaling bespreken van deze wens en de omstandigheden waaronder euthanasie uitgevoerd kan worden, bespaart de huisarts nogal eens een lastige situatie in de eindfase van de ziekte. In België gebeurt dit echter vaak nog veel te laat.

10.2 Management van zorg

> **Casus**
>
> De heer B is 74 jaar. Hij is getrouwd en woont met zijn echtgenote samen. Het echtpaar heeft één zoon gehad, die op 34-jarige leeftijd aan ALS is overleden. De heer B heeft de ziekte van Bechterew, waardoor hij vanaf zijn 35e niet meer heeft kunnen werken. Hij is al jaren in een slechte conditie, hij brengt veel tijd door op de bank. Toch kwam hij tot voor kort nog buiten en ging hij elke week naar zijn buurtcafé. Hij heeft vanaf zijn jeugd gerookt, en doet dat nog steeds, anderhalf pakje per dag. De laatste twee maanden ging hij erg achteruit, terwijl hij de afgelopen week zelfs slecht aanspreekbaar was. Uiteindelijk heeft men in het ziekenhuis de diagnose longkanker gesteld. De ziekte is naar lever en hersenen gemetastaseerd. Gezien de slechte conditie van de heer B en de uitgebreidheid van de ziekte, is een ziektegerichte behandeling niet meer zinnig. Mevrouw B geeft aan dat zij hem thuis wil verzorgen, en vraagt zich af of dat kan en welke hulp zij daarbij kan krijgen. Het ontslag naar huis wordt uiteindelijk geregeld. De huisarts krijgt van het ziekenhuis een ontslagbrief, waaruit blijkt dat de heer B geen nieuwe klachten aangeeft. Hij is delirant geweest en heeft daarvoor tweemaal daags 1 mg haloperidol gekregen. Hij krijgt daarnaast eenmaal daags 4 mg dexamethason vanwege de hersenmetastasen.

10.2.1 Anticiperen en voorafgaande zorgplanning (advance care planning)

De huisarts zal zich in het geval van een uitgebreid gemetastaseerd longcarcinoom, zoals in de casus uiteengezet, moeten voorbereiden op een ziekbed, waar de patiënt meerdere ernstige klachten kan krijgen als pijn, dyspneu, hoofdpijn, misselijkheid en verwardheid. Hij bespreekt met patiënt en naasten hun standpunt ten aanzien van wel of niet reanimeren, van al dan niet behandelen van mogelijke problemen nu en in de nabije toekomst, en praat met hen over hun wensen ten aanzien van het levenseinde, om te garanderen dat deze wensen duidelijk zijn, mocht de patiënt hierover zelf niet meer kunnen besluiten. Deze besluiten legt de huisarts vast in het dossier. De Koninklijke Nederlandsche Maatschappij tot bevordering der Geneeskunst (KNMG) heeft een brochure uitgegeven voor alle artsen met daarin handvatten om te spreken over het levenseinde. Een dergelijke brochure is er ook voor patiënten, om zich op zo'n gesprek te kunnen voorbereiden. In België beschikt het LevensEinde InformatieForum (LEIF) over de informatieve brochure 'LEIFblad', waarin alle mogelijkheden rond het levenseinde uitgelegd staan en dat bovendien alle wettelijk beschikbare wilsverklaringen bevat. Als de patiënt een wens heeft tot euthanasie, kaart de huisarts dit onderwerp meerdere malen in het verloop van het ziekbed aan, zodat patiënt en naasten goed op de hoogte zijn van de voorwaarden tot uitvoering.

De diagnose heeft de patiënt en zijn naasten in de casus overvallen, zodat zij plotseling geconfronteerd zijn met een weg die op korte termijn tot de dood zal leiden. Welke begeleiding is hier nodig, zowel ten aanzien van psychosociale als existentiële aspecten? De huisarts kent dit echtpaar al jaren en heeft enig zicht op hun copingmechanismen. Zij hebben met het overlijden van hun zoon een groot life event doorgemaakt. Het gegeven dat zij geen kinderen hebben om hen te ondersteunen, maakt het belangrijk dat de huisarts exploreert wie hen tot steun kan zijn. Hij doet dit in nauwe samenwerking met andere hulpverleners die hierbij betrokken worden zoals de wijkverpleegkundige/thuisverpleegkundige, maatschappelijk werker en ook de praktijkassistente of de palliatieve thuisequipe. Het is immers erg prettig voor mevrouw B dat als zij over haar man belt, de praktijkassistente of het palliatief team snel en adequaat handelt.

10.2.2 Bekwaamheden van de huisarts

De drie belangrijke pijlers van de geneeskunst zijn kennis, vaardigheden en communicatie. De kennis over alle aspecten van de palliatieve zorg is veelomvattend. Met de snelle uitbreiding van het aantal behandelingen leven patiënten vaak langer met hun ziekte, waardoor er complexe problematiek kan ontstaan. Ook al zijn kennis en vaardigheden toegenomen, met een totaal aantal patiënten met kanker van vijf tot zes per jaar die de huisarts begeleidt en die thuis overlijden, is het lastig om voldoende expertise op te bouwen. Er komt steeds meer aandacht voor psychosociale aspecten en het existentiële domein. Soms bespreekt de huisarts zelf onderwerpen als waardigheid en onwaardigheid, als afhankelijkheid, onmacht, zingeving en soms ook boosheid. Niet elke huisarts voelt zich hierin voldoende thuis en verwijst hiervoor naar bijvoorbeeld de maatschappelijk werker, het palliatief team (in België) of de psycholoog. De rol van de traditionele spiritueel begeleiders, zoals een dominee of pastoor, bestaat nog wel degelijk, hoewel sterk afgenomen.

De hiervoor genoemde aspecten zijn voorwaarden voor het leveren van goede zorg. Het is daarbij van groot belang dat de huisarts een multidimensionele benadering heeft en op gestructureerde wijze werkt. Steeds weer is het zinvol om bij de aanpak van een probleem gebruik te maken van het *palliatief redeneren*:

- De huisarts brengt door middel van anamnese (eventueel heteroanamnese), lichamelijk onderzoek en eventueel aanvullend onderzoek de problematiek in kaart.
- Hij stelt vervolgens een differentiële diagnose en kijkt wat de meest waarschijnlijk optie hierbij is.

- Als de patiënt niet, of niet meer naar het ziekenhuis gaat, stelt hij zowel niet-medicamenteuze als medicamenteuze interventies voor.
- Het effect van dit alles evalueert hij, waarna hij zijn beleid eventueel weer aanpast.

In dit proces van zorg spelen de patiënt en de naasten een sleutelrol. Welke informatie hebben zij nodig om een afgewogen beslissing te kunnen nemen over mogelijke verwijzing, behandeling of juist te kunnen besluiten hiervan af te zien. In de allerlaatste fase kan de huisarts, als er sprake is van een of meerdere refractaire symptomen, aan de patiënt voorleggen om hem palliatieve sedatie te geven. De huisarts kan dit inzetten in de vorm van intermitterend of continue sedatie, lichte sedatie of diepe continue sedatie. In alle gevallen kan de huisarts met een palliatief team overleggen over zijn beleid.

De huisarts is alert op de draagkracht van de naaste(n) in dit vaak moeilijke traject. Wijkverpleegkundigen/thuisverpleegkundigen kunnen hierin een grote rol spelen, zowel bij het ondersteunen van de naasten als bij het signaleren van problemen. Tijdens het ziekbed zal een naaste vaak al denken over het afscheid, het overlijden en de tijd na het overlijden van de patiënt. Elke huisarts heeft een eigen wijze van betrokken zijn om dit rouwproces te begeleiden.

10.2.3 Zorg voor de dokter zelf

Huisartsen werken tegenwoordig vaak in samenwerkingsverbanden. Op deze manier is het mogelijk om zorgen rondom een patiënt, maar ook de gevolgen van de eigen betrokkenheid (spanningen, te grote emotionele nabijheid) met anderen te delen. Zeker wanneer een patiënt een complex ziek- en sterfbed doorloopt, of als zich een heftige gebeurtenis voordoet, zoals een fatale longbloeding, helpt het wanneer er in de praktijk mensen zijn die voor het uiten en delen van deze emoties de tijd nemen.

Nuttige informatie
Nederland:
Palliatieve zorg in beeld. IKNL 2014 (▶ http://www.iknl.nl/docs/default-source/default-document-library/palliatieve-zorg-in-beeld-(pib).pdf); april 2016.
België (Vlaanderen en Brussel):
LevensEinde InformatieForum (▶ www.leif.be/)
W.E.M.M.E.L., Expertisecentrum 'Waardig Levenseinde'
J. Vander Vekenstraat 158, 1780 Wemmel, België
tel: 02 456 82 01
info@wemmel.center
▶ www.wemmel.center
Br.E.L., Brusselse Expertise Levenseinde
Saincteletteplein, 17, 1000 Brussel, België
tel: 02 456 82 01
info@brel.center
▶ www.brel.center

Geraadpleegde literatuur

Cohen J, Pivodic L, Miccinesi G, Onwuteaka-Philipsen BD, Naylor WA, Wilson DM, et al. International study of the place of death of people with cancer: a population-level comparison of 14 countries across 4 continents using death certificate data. Br J Cancer. 2015;113:1397–404.

Dalal S, et al. Association between a name change from palliative to supportive care and the timing of patient referrals at a comprehensive cancer center. Oncologist. 2011;16(1):105–11.

KNMG. Handreiking tijdig spreken over het levenseinde. 2012a.

KNMG. Spreek op tijd over uw levenseinde. 2012b.

Het LEIFblad. 9e druk, gratis bij de apotheker, de gemeente, de openbare bibliotheek of de huizenvandeMens of te downloaden van ► www.leif.be.

Temel JS, et al. Early palliative care for patients with metastatic non-small-lung-cancer. N Eng J Med. 2010;363(8):733–42.

Late gevolgen van kankerbehandeling: gedeelde zorg

J. Nuver

Samenvatting

Overlevenden van kanker kunnen op de lange termijn diverse nadelige effecten van hun behandelingen ondervinden. Voorbeelden hiervan zijn cardiotoxiciteit, ontwikkeling van het metabool syndroom, endocriene stoornissen, en osteoporose. Deze langdurige en late effecten zijn mogelijk, mits tijdig opgespoord, gunstig te beïnvloeden of te voorkomen. Patiënt en huisarts dienen deelgenoot te worden van de zorg om deze potentiële toxiciteit, door het ontwikkelen van een duidelijk nazorgplan voor elke overlever en door follow-up waarin patiënt, huisarts en oncoloog ieder een eigen rol hebben, zogeheten 'shared care'. De huisarts is een belangrijke en logische speler in dit geheel, gezien zijn generalistische achtergrond en zijn kennis van multimorbiditeit. Voor goede zorg voor overlevenden van kanker zijn wel betere richtlijnen nodig en is meer onderzoek vereist naar nut en frequentie van screening op de diverse late effecten.

Dit is een bewerkte (geactualiseerde) versie van het artikel uit Huisarts en Wetenschap: Nuver J, Boer H, Bunskoek S, Siesling S, Berendsen AJ, Gietema JA. Late gevolgen van kankerbehandeling: gedeelde zorg. Huisarts Wet. 2013; 56:342–345.

© Bohn Stafleu van Loghum, onderdeel van Springer Media BV 2017
A.J. Berendsen, S. Van Belle (Red.), *Oncologie*, Praktische huisartsgeneeskunde,
DOI 10.1007/978-90-368-0961-0_11

11.1   Inleiding

Overlevenden van kanker vormen een groeiende groep mensen in de bevolking en dus ook in de huisartsenpraktijk. Dit komt onder andere door een toename van het aantal patiënten met kanker, door vergrijzing en vroege opsporing van kanker, en door betere en agressievere behandelingen. In 2020 zullen er naar schatting 670.000 overlevenden van kanker zijn in Nederland en 250.000 in Vlaanderen. De effecten van kanker en de behandeling ervan kunnen een aanzienlijke negatieve impact hebben op het leven van kankerpatiënten na genezing. In de afgelopen jaren is hiervoor meer aandacht ontstaan. Het Institute of Medicine (IOM) in de Verenigde Staten heeft in 2005 een rapport uitgebracht met aanbevelingen voor de zorg voor overlevenden van kanker: *From Cancer Patient to Cancer Survivor: Lost in Transition*. De commissie achter dit rapport beschouwt het leven na behandeling voor kanker als een aparte fase in de zorg voor patiënten met kanker en bepleit meer bewustwording van en onderzoek naar (late) gevolgen van behandeling. In dit hoofdstuk besteden wij hieraan aandacht.

11.2   Onderzoek naar late effecten van behandeling

Onderzoek naar late effecten van kankerbehandeling binnen de volwassenen-oncologie is tot op heden met name verricht bij overlevenden van mammacarcinoom, testiscarcinoom, en de ziekte van Hodgkin na behandeling met chemotherapie en radiotherapie. Daarnaast is er vanuit de kinderoncologie al veel onderzoek geïnitieerd bij overlevenden van kanker op de kinderleeftijd. Onderbelicht zijn de late effecten waar overlevenden van onder meer prostaat- en colorectale carcinomen tegenaan lopen. De kennis over late effecten van nieuwere middelen die in de oncologie worden gebruikt, namelijk de 'targeted agents' en 'immune checkpoint inhibitors' is nog zeer beperkt. Over de late gevolgen van deze behandelingen en de kwaliteit van leven na toepassing hiervan zijn nog nauwelijks gegevens bekend.

11.3   Belangrijke late effecten van behandeling

Er bestaat een scala aan late effecten na behandeling voor kanker (◘tab. 11.1). Deze late effecten lopen uiteen van mild tot zeer ernstig. Late effecten kunnen optreden na chirurgische behandeling, zoals lymfoedeem na een okselklierdissectie vanwege een mammacarcinoom of urine-incontinentie en impotentie na prostatectomie vanwege een prostaatcarcinoom. Radiotherapie kan lokaal late effecten induceren, zoals fibrose met strictuurvorming van de oesofagus of het ontstaan van een tweede maligniteit in een gebied dat eerder is bestraald. Na systemische therapie, bijvoorbeeld chemotherapie en hormoontherapie, worden ook gegeneraliseerde late effecten gezien, zoals langdurige moeheid, infertiliteit, osteoporose, en het ontwikkelen van cardiovasculaire risicofactoren en het metabool syndroom.

Hierna wordt ingegaan op enkele late effecten van de behandeling die een belangrijke plaats hebben in de zorg voor kankerpatiënten en die actueel zijn binnen het onderzoek. Het belang ervan wordt ingegeven door het feit dat deze late effecten, mits vroegtijdig opgespoord of herkend, gunstig zouden kunnen worden beïnvloed of eventueel voorkomen.

◼ Tabel 11.1   Late somatische toxiciteit na kankerbehandeling

late toxiciteit	geassocieerde/oorzakelijke behandeling
secundaire maligniteit *leukemie* *solide tumoren*	alkylerende middelen (cyclofosfamide, busulfan), topo-isomerase II-remmers (etoposide), platinaderivaten, radiotherapie radiotherapie, alkylerende middelen
cardiotoxiciteit *hartfalen* *coronarialijden*	anthracyclines, trastuzumab, radiotherapie platinaderivaten, antiandrogene therapie, radiotherapie
metabool syndroom	antiandrogene therapie, platinaderivaten
fertiliteitsstoornis	chirurgie (impotentie, retrograde ejaculatie), hormonale therapie (tamoxifen, aromataseremmers, antiandrogene therapie), chemotherapie (afhankelijk van dosis en schema en leeftijd patiënt)
neurotoxiciteit	platinaderivaten, taxanen, vinca-alkaloïden, methotrexaat, stikstof mosterdanalogen
ototoxiciteit	platinaderivaten
osteoporose	aromataseremmers, antiandrogene therapie
nefrotoxiciteit	cisplatine
endocriene stoornissen	radiotherapie, antiandrogene therapie, chemotherapie, 'immune checkpoint inhibitors'
pulmonale toxiciteit	bleomycine, stamceltransplantatie, radiotherapie
huidtoxiciteit	bleomycine, 'immune checkpoint inhibitors'
vermoeidheid	chemotherapie, radiotherapie
lokale schade	radiotherapie (fibrose en strictuurvorming), chirurgie (lymfoedeem, colostoma)

11.3.1 Cardiovasculaire en metabole toxiciteit

Hartfalen

Cardiotoxiciteit ten gevolge van anthracyclines (zoals doxorubicine en epirubicine) is gerelateerd aan de toegediende cumulatieve dosis. Een significante daling van de linker-ventrikel-ejectiefractie (LVEF) door behandeling wordt vaak gedefinieerd als een afname van de LVEF met 10 % ten opzichte van de uitgangswaarde, dan wel een daling van de LVEF onder 50 %. Het is nog niet gelukt een goede marker te vinden waarmee de systolische disfunctie in een vroeg stadium, dus voor het manifest worden van hartfalen, kan worden vastgesteld. De biomarker troponine I en bevindingen bij echocardiografie zijn in dit verband onderzocht, maar blijken onvoldoende voorspellende waarde te hebben. Cardiotoxiciteit ten gevolge van chemotherapie wordt niet altijd adequaat behandeld. Er wordt regelmatig niet voldaan aan de richtlijnen, zoals die er zijn voor behandeling van hartfalen bij asymptomatische patiënten met een LVEF onder 55 % na behandeling met anthracyclines vanwege kanker, waaronder mammacarcinoom. In een onderzoek bleek dat minder dan de helft van deze patiënten werd behandeld met de geïndiceerde ACE-remmer of bètablokker of werd doorverwezen naar de cardioloog. Dat het mogelijk belangrijk is cardiotoxiciteit vroeg op te sporen en te behandelen wordt in onderzoek bevestigd. Dit onderzoek beschrijft dat de respons op hartfalenmedicatie, dat wil zeggen een stijging van de LVEF tot boven de 50 %, significant afnam naarmate deze behandeling later na het vaststellen van de systolische disfunctie werd gestart. Of het tijdig instellen van hartfalenmedicatie ook leidt tot een betere uitkomst op de lange termijn voor deze patiënten is niet aangetoond. Dit is wel een belangrijk argument voor prospectief onderzoek hiernaar.

Trastuzumab, een antilichaam gericht tegen de HER2-receptor, wordt toegepast als adjuvante behandeling bij vrouwen met een HER2-positief mammacarcinoom (circa 20 % van de patiënten). Deze behandeling wordt gegeven gedurende één jaar na de primaire operatie en behandeling met chemotherapie. Trastuzumab kan een acute daling in de LVEF veroorzaken. Hoewel trastuzumab sinds 2000 wordt toegediend aan patiënten, is nog relatief weinig bekend over de cardiale toxiciteit van dit middel op lange termijn. Een recent onderzoek naar de cardiale functie van vrouwen mediaan zeven jaar na behandeling met anthracyclinebevattende chemotherapie en trastuzumab levert informatie hierover. Van de 947 vrouwen (51 % jonger dan 50 jaar bij start behandeling) ontwikkelden 37 (4 %) hartfalen. Dit werd gedefinieerd als dyspneu bij inspanning of in rust én een daling in de LVEF van meer dan 10 % ten opzichte van de uitgangswaarde tot onder 55 %, dan wel een daling van meer dan 5 % onder de ondergrens van normaal (afhankelijk van het lokale protocol van elk ziekenhuis). Een half jaar na deze diagnose waren bij 33 vrouwen de klachten verdwenen, maar gebruikten nog wel 21 vrouwen cardiale medicatie en hadden 15 vrouwen nog steeds een LVEF <50 %. De meeste vrouwen met hartfalen (95 %) ontwikkelden dit in de eerste twee jaar na starten met trastuzumab. Het risico op hartfalen door trastuzumab is duidelijk groter bij oudere vrouwen en vrouwen die andere cardiovasculaire risicofactoren hebben, zoals hypertensie. Aandacht voor de cardiale functie na nog langere follow-up blijft van belang, omdat bekend is dat sommige late effecten zich pas duidelijk manifesteren na een follow-up van meer dan tien jaar. Een voorbeeld hiervan is de cardiale toxiciteit van radiotherapie vanwege mammacarcinoom en de ziekte van Hodgkin, waarvan de omvang pas duidelijk werd na follow-up van tien tot vijftien jaar.

Coronaire hartziekte en metabool syndroom

Na cisplatinebevattende chemotherapie bij mannen met een gemetastaseerd testiscarcinoom en tijdens adjuvante behandeling met androgeendeprivatietherapie bij mannen met een prostaatcarcinoom, ontstaat een verhoogd risico op coronaire hartziekte in vergelijking met de achtergrondpopulatie. Het cumulatieve risico op angina pectoris en myocardinfarct is 10 % na een follow-up van twintig jaar na behandeling voor testiscarcinoom; dit risico is ongeveer tweemaal hoger dan in de achtergrondpopulatie en is aanwezig bij gemiddeld jongere mannen. Androgeendeprivatietherapie verhoogt de kans op coronaire hartziekte of een myocardinfarct bij mannen met een prostaatcarcinoom, en dit verhoogde risico is al aanwezig vanaf zes maanden behandeling.

De mechanismen voor het ontstaan van coronaire hartziekte na systemische therapie zijn niet volledig bekend. Mogelijk leidt een verstoorde functie van het endotheel tot versnelde atherosclerose. Hiervan zijn tekenen gevonden bij overlevenden van testiscarcinoom. Versnelde veroudering is mogelijk een direct effect van chemotherapie dan wel een indirect gevolg via de ontwikkeling van cardiovasculaire risicofactoren. Vergeleken met testiscarcinoompatiënten die alleen een orchidectomie hebben ondergaan, hebben testiscarcinoompatiënten die met chemotherapie zijn behandeld vaker hypertensie, vaker hypercholesterolemie, vaker microalbuminurie, een hogere body mass index en vaker het metabool syndroom.

Voor het aanwezig zijn van het metabool syndroom bestaan verschillende definities, maar centraal staat het gelijktijdig voorkomen van insulineresistentie, dyslipidemie (hoog triglyceride, laag HDL-cholesterol), centrale obesitas, en hypertensie. Het metabool syndroom komt voor bij circa 30 % van de testiscarcinoompatiënten na chemotherapie. Behandeling met androgeendeprivatietherapie vanwege prostaatcarcinoom leidt tot verlaagde insulinegevoeligheid, verhoogde lipiden, een toename in vetmassa, verhoogd fibrinogeen, en een toename in arteriële stijfheid. Deze veranderingen treden al op na enkele maanden behandeling. Het metabool syndroom is aanwezig bij meer dan 50 % van de patiënten die worden behandeld met androgeendeprivatietherapie. De ontwikkeling van het metabool syndroom hangt (deels) samen met een verlaagd testosterongehalte, zowel bij de prostaat- als testiscarcinoompatiënten.

Omdat de precieze pathogenese van hart- en vaatziekten bij overlevenden van kanker niet bekend is, is onduidelijk of dezelfde richtlijnen en risicoschattingen voor hart- en vaatziekten kunnen worden gebruikt als bij de algemene bevolking. Richtlijnen voor follow-up van kankerpatiënten ten aanzien van cardiotoxiciteit en screening op cardiovasculaire risicofactoren zijn op dit moment nog niet evidence-based, maar vooral consensus-based.

11.3.2 Endocriene stoornissen en osteoporose

Hypogonadisme is een potentieel laat effect van de chemotherapiebehandeling van volwassenen met een maligne lymfoom of testiscarcinoom. Lage oestrogeen- of testosteronspiegels komen ook voor bij de behandeling van mannen met prostaatkanker tijdens hormonale therapie (gebruik van gonadotropine-'releasing' agonisten of androgeendeprivatietherapie, ADT) en bij vrouwen met mammacarcinoom tijdens gebruik van aromataseremmers (zoals letrozol en anastrozol), na chemotherapiegeïnduceerd ovarieel falen of na bilaterale salpingo-oöforectomie. Naast negatieve effecten op seksualiteit en het cardiovasculaire risicoprofiel, hebben lage spiegels van oestrogenen en testosteron ongunstige effecten op de botdichtheid en verhogen zij de kans op fracturen. Andere risicofactoren voor osteoporose die bij overlevenden van kanker een rol kunnen spelen zijn het chronisch gebruik van corticosteroïden en langdurige immobilisatie, naast algemeen voorkomende risicofactoren, zoals roken.

Start van een gonadotropine-'releasing' agonist en chemotherapiegeïnduceerd ovarieel falen veroorzaken de grootste afname in botdichtheid ten opzichte van de normale afname door veroudering. Terwijl mannen met prostaatkanker zonder ADT al een hogere incidentie van osteoporose lijken te hebben dan mannen in de algemene bevolking, leidt ADT tot een verdere afname in botdichtheid. Het nadelige effect van ADT op de botdichtheid treedt al binnen een jaar op en houdt hierna aan. Gebruik van aromataseremmers bij mammacarcinoom is geassocieerd met een verhoogde kans op fracturen, maar dit risico neemt weer af na staken van deze therapie, die volgens het huidige beleid bij postmenopauzale vrouwen in de adjuvante setting drie tot vijf jaar wordt gegeven.

Richtlijnen voor screening en behandeling van osteoporose bij kankerpatiënten hebben voornamelijk betrekking op postmenopauzale vrouwen met mammacarcinoom tijdens behandeling met een aromataseremmer. Er is voor deze groep echter geen consensus over de frequentie van botdichtheidsmetingen, de impact van andere risicofactoren, en het moment waarop behandeling wordt geadviseerd. In de algemene bevolking wordt gebruikgemaakt van de Fracture Assessment Tool (FRAX; ▶http://www.shef.ac.uk/FRAX/tool.jsp) voor het schatten van het risico op een osteoporotische fractuur binnen tien jaar. Deze methode is echter met name ontwikkeld voor postmenopauzale vrouwen en mannen ouder dan 50 jaar uit de algemene bevolking en geeft mogelijk een onderschatting van het risico op fracturen na behandeling voor kanker. Ook is onduidelijk of dezelfde criteria voor het starten van osteoporosemedicatie kunnen worden aangehouden bij patiënten met kanker als bij personen uit de algemene bevolking. Ten slotte verbetert behandeling van osteoporose bij patiënten met kanker weliswaar de botdichtheid, maar een klinisch relevant effect op fracturen is vaak niet aangetoond, veelal door kleine aantallen studiepatiënten en beperkte follow-up duur.

Een laag testosterongehalte komt ook voor bij patiënten die zijn behandeld met 'immune checkpoint inhibitors'. Dit treedt dan op in het kader van een hypofysitis, waarbij er, naast een laag luteïniserend hormoon, lage concentraties van schildklierstimulerend hormoon en adrenocorticotroop hormoon kunnen ontstaan. Bij naar schatting een kwart van de patiënten behandeld met 'immune checkpoint inhibitors' blijven één of meer hormoondeficiënties na het einde van de behandeling bestaan en is langdurige suppletie aangewezen. Adequate suppletie is belangrijk ter preventie van secundaire gevolgen van hormoondeficiënties, zoals osteoporose en een verhoogd cardiovasculair risico. Het is nog niet duidelijk of de prevalentie van hormoondeficiënties ten gevolge van een auto-immuun hypofysitis na 'immune checkpoint inhibitors' verder afneemt na langere follow-up.

11.4   Tendensen in de zorg voor overlevenden van kanker

In de zorg voor overlevenden van kanker is een aantal tendensen zichtbaar. In de eerste plaats wordt aan de patiënt een actievere rol toegedicht tijdens follow-up. Het IOM adviseert, dat patiënten die hun primaire behandeling hebben afgerond een uitgebreide samenvatting van deze behandeling en een nazorgplan ontvangen. De Gezondheidsraad pleit sinds 2007 voor een programmatisch aangeboden nazorg en voor het verstrekken van een persoonlijk nazorgplan. Zo'n nazorgplan, of 'Survivorship Care Plan', geeft de overlever overzicht over zijn nazorg en draagt bij aan 'patient empowerment'. Hoewel het verstrekken van een nazorgplan aan kankerpatiënten inmiddels in diverse oncologische richtlijnen wordt geadviseerd, blijkt implementatie hiervan in de praktijk tot nu toe lastig. Een reden hiervoor is, dat het samenstellen van een nazorgplan veel tijd kost, doordat een geschikt elektronisch patiëntendossier om het nazorgplan eenvoudig te genereren vaak ontbreekt.

In de tweede plaats wordt gesproken over het verplaatsen van de zorg voor overlevenden van kanker in het ziekenhuis naar zorg in de eerste lijn. Een reden hiervoor is het beheersbaar houden van de stroom patiënten in de tweede lijn. Er zijn ook andere argumenten voor deze verplaatsing van zorg. Door de regie terug te geven aan de huisarts, kan het contact tussen de huisarts en de patiënt na een intensief behandeltraject worden hervat. Daarnaast is er na beëindiging van de follow-up van patiënten in het ziekenhuis kans op de ontwikkeling van late effecten, soms zelfs juist in de jaren daarna. Verder lijkt de huisarts het best toegerust voor de aanpak van de diverse late effecten, gezien zijn of haar generalistische achtergrond. Bovendien hebben huisartsen veel ervaring in het werken met specialisten bij het management van complexe ziekten, zoals bij diabetes en COPD.

11.5   Initiatieven in de zorg voor overlevenden van kanker

Zowel in binnen- als buitenland zijn er onderzoeken en initiatieven om patiënten en huisartsen meer te betrekken bij de zorg voor overlevenden van kanker. Inspelend op de tegenwoordig grote rol van sociale media in kennisoverdracht, wordt de patiënt steeds vaker van informatie voorzien via websites. Voorbeelden hiervan zijn de website over late effecten na de ziekte van Hodgkin (►www.beternahodgkin.nl, ►www.lymfeklierkanker.be) en de website voor mensen die als kind behandeld zijn voor kanker (►www.skion.nl, ►www.kinderkankerfonds.be). Uiteraard is voor een nuttig gebruik hiervan belangrijk, dat de patiënt weet waaruit zijn of haar behandeling heeft bestaan. Hierin kan het eerdergenoemde nazorgplan een rol spelen.

Het 'shared care'-model is een nazorgmodel waarin de huisarts een expliciete rol krijgt in de follow-up van kankerpatiënten en hierin samenwerkt met de oncoloog. Follow-up volgens het 'shared care'-model is onderzocht bij patiënten met kanker op de kinderleeftijd, borstkanker, prostaatkanker en darmkanker. De onderzoeken laten zien, dat 'shared care' goed uitvoerbaar is, veilig met betrekking tot het op tijd ontdekken van een recidief, en goedkoper dan follow-up door alleen de oncoloog. Tegelijkertijd blijkt 'shared care' niet te leiden tot een verbetering van het psychosociaal functioneren en de patiënttevredenheid. Belangrijk om op te merken is dat het aantal onderzoeken naar 'shared care' follow-up nog maar klein is. Tot op heden zijn onderzoeken vooral uitgevoerd bij kleine aantallen patiënten met een relatief laag recidief risico. Daarnaast is follow-up volgens het 'shared care'-model in de onderzoeken vaak maar kort (één of een paar jaar) uitgevoerd; over potentiële gezondheidswinst en compliantie aan de follow-up richtlijnen op de langere termijn ontbreekt informatie.

Het uitvoeren van 'shared care' is intensief, omdat het nodig is nazorgplannen samen te stellen en te updaten, patiënten en artsen afspraakherinneringen te sturen, en een systeem te hebben voor snelle terugverwijzing naar de tweede lijn op indicatie. In de komende jaren zal duidelijk worden of de voordelen van het 'shared care'-model voldoende opwegen tegen de investeringen in het opzetten van dergelijke follow-up. Belangrijk voor het slagen van 'shared care' zijn de verdere ontwikkelingen op het gebied van e-health en het gebruik van elektronische patiëntendossiers.

11.6   Conclusies

De zorg voor patiënten genezen van kanker kan beter en moet beter. Veel nadelige effecten van behandelingen van kanker treden pas laat op. Patiënt en huisarts dienen deelgenoot te worden in de zorg om deze potentieel late toxiciteit, door een duidelijk nazorgplan voor elke overlever te ontwikkelen, waarin patiënt, huisarts en oncoloog een eigen rol hebben, zogenoemde 'shared care'. De huisarts is een logische speler in dit geheel, gezien zijn generalistische achtergrond, zijn kennis van multimorbiditeit en zijn ervaring in de zorg hiervoor. Voor goede zorg voor overlevenden van kanker zijn beter ontwikkelde en onderbouwde richtlijnen nodig en is meer onderzoek vereist naar nut en frequentie van screening op de diverse late effecten en mogelijke interventies hiervoor. Aangezien het niet haalbaar lijkt in deze studies naar harde eindpunten te kijken (bijv. het voorkómen van cardiovasculaire events of overlijden hieraan), zal moeten worden gekozen voor onderzoek met intermediaire eindpunten (bijv. het wel of niet ontwikkelen van het metabool syndroom of subklinische schadeparameters). Daarnaast dienen er voor geslaagde 'shared care' korte lijnen te bestaan naar survivor expertisecentra. Aan de organisatie van dergelijke kenniscentra zal eveneens hard moeten worden gewerkt de komende jaren.

Geraadpleegde literatuur

Knottnerus J, Wijffels J. Nazorg bij kanker: de rol van de eerste lijn. Signaleringscommissie Kanker van KWF Kankerbestrijding. Amsterdam: KWF; 2011.
Hewitt M, Greenfield S, Stovall E, editors. From cancer patient to cancer survivor: lost in transition. Washington DC: Institute of Medicine and National Research Council of the National Academies; 2005.

Deel II The Big Five

Colorectaal kanker en de rol van de huisarts

J. Wind, K. Geboes en J.D.W. van der Bilt

Samenvatting

In Nederland en België wordt jaarlijks bij 21.000–25.000 patiënten een colorectaal carcinoom gediagnosticeerd. Colorectale carcinomen geven over het algemeen pas laat symptomen. Met de start van het bevolkingsonderzoek naar darmkanker wordt een deel van de tumoren en premaligne poliepen tegenwoordig opgespoord door het uitvoeren van een occult-bloedtest. Coloscopie wordt beschouwd als de referentiestandaard voor de detectie van een carcinoom. CT-colografie of MR-colografie als alternatief kan worden overwogen. Wanneer de diagnose colorectaal carcinoom is gesteld, is het TNM-stadium van belang voor het bepalen van het behandelplan. De behandeling van het colorectaal carcinoom omvat meerdere modaliteiten. Chirurgie is nog altijd de hoeksteen en bestaat uit het verwijderen van de tumor, inclusief het bijbehorende lymfedrainagegebied. Bij rectumcarcinomen wordt er eveneens gebruikgemaakt van neoadjuvante radio(chemo)therapie. Een deel van de patiënten met een coloncarcinoom dient nog adjuvant behandeld te worden met chemotherapie. Ook bij gemetastaseerde tumoren worden de voor- en nadelen van de verschillende modaliteiten: chemotherapie, radiotherapie en chirurgie, afgewogen. De huisarts speelt een belangrijke rol bij de opsporing van darmkanker, bij de begeleiding tijdens de behandeling, in de nazorgfase en bij eventueel palliatieve zorg.

© Bohn Stafleu van Loghum, onderdeel van Springer Media BV 2017
A.J. Berendsen, S. Van Belle (Red.), *Oncologie*, Praktische huisartsgeneeskunde,
DOI 10.1007/978-90-368-0961-0_12

12.1 Inleiding

12.1.1 Epidemiologie

In Nederland en België samen wordt jaarlijks bij 21.000–25.000 patiënten de diagnose colorectaal carcinoom gesteld. Daarmee staat het colorectaal carcinoom zowel bij mannen als bij vrouwen in de top drie van de meest voorkomende vormen van kanker in beide landen. De incidentie van het colorectaal carcinoom stijgt met de leeftijd en ruim 50 % van de patiënten is ouder dan 70 jaar. In de afgelopen decennia is het aantal nieuwe gevallen sterk toegenomen en naar verwachting zal dit aantal nog verder stijgen, als gevolg van de vergrijzing en veranderende leefstijl. Met de introductie van screeningsprogramma's zullen ook meer tumoren vastgesteld worden, maar wat belangrijk is: vooral in vroegere stadia. De gemiddelde vijfjaarsoverleving ligt rond de 60–65 %, maar varieert sterk, afhankelijk van het stadium waarin de maligniteit wordt gediagnosticeerd. Op het moment van diagnose is er in 70 % sprake van een stadium waarbij operatieve behandeling mogelijk is. Ongeveer 30 % van de patiënten heeft op het moment van diagnose uitzaaiingen.

Van de patiënten die worden geopereerd ontwikkelt ongeveer 20–25 % een recidief in de daaropvolgende jaren, waarbij ruim driekwart van de recidieven ontstaat in de eerste twee tot drie jaar.

Bevolkingsscreeningsprogramma's in België en Nederland zijn niet alleen ontwikkeld om patiënten met een carcinoom vroeger te identificeren, maar ook om poliepen op te sporen. Met het verwijderen van poliepen hoopt men in de toekomst de incidentie van het colorectaal carcinoom te verminderen.

12.1.2 Etiologie

De oorzaak van het colorectaal carcinoom is multifactorieel. Het colorectaal carcinoom is een welvaartsziekte: fysieke inactiviteit, vet eten, eten van rood en verwerkt vlees, overmatige calorische inname, obesitas, roken en alcohol worden geassocieerd met het krijgen van darmkanker. Deze verhogen ook de kans op het ontstaan van een recidief.

Het colorectaal carcinoom is een adenocarcinoom en ontstaat uit een klassieke adenomateuze poliep of een sessiel serrated adenoom. De kans op maligne ontaarding van een klassieke adenomateuze poliep neemt toe met de grootte van de poliep, de aanwezigheid van een villeuze component en de mate van dysplasie.

Een sessiel serrated adenoom is een type poliep dat moeilijker te vinden is, omdat het een vlakke of sessiele laesie is, meestal in het rechtszijdige colon. Onder de microscoop hebben deze poliepen specifieke kenmerken die hen onderscheiden van goedaardige hyperplastische poliepen en klassieke adenomen.

- Hyperplastische poliep: poliep bestaande uit een verhoogd aantal cellen, zonder abnormale kenmerken. In principe goedaardig (er is geen specifieke opvolging nodig, tenzij bij een polyposis, i.e. een aandoening met ontelbaar veel van dit type poliepen).
- Sessiel serrated adenoom: poliep met een zaagtandpatroon van het crypte-epitheel en wisselende graad van dysplasie. De ontwikkeling van een adenocarcinoom verloopt in dit type eerst via een mutatie in het BRAF-gen (zie ▶hoofdstuk 6) naar een tumor met hoge microsatellietinstabiliteit (MSI-H).

— Klassiek adenoom: tubulaire adenomen hebben onder de microscoop een buisvormige structuur en villeuze adenomen hebben een vlokkige structuur. Beide adenomen hebben ten minste laaggradige dysplasie. Mengvormen bestaan. De poliepen groeien uit tot adenocarcinomen, meestal via een mutatie in het adenomatous polyposis coli (APC-)gen naar een tumor met weinig microsatellietinstabiliteit (MSS).

In het colon kunnen ook andere tumoren gevonden worden zoals een neuro-endocriene tumor of neuro-endocrien carcinoom, een melanoom, een gastro-intestinale stromale tumor (GIST) of een lymfoom. Het is dus belangrijk een pathologische bevestiging te hebben dat het om een adenocarcinoom gaat alvorens een behandelingsplan op te stellen.

Er is een aantal factoren bekend, die het risico op colorectaal carcinoom vergroten:

— Patiënten met chronische inflammatoire darmaandoeningen, zoals colitis ulcerosa en de ziekte van Crohn (indien gelokaliseerd in het colon of rectum), hebben een verhoogd risico op het ontstaan van een colorectaal carcinoom.

— Patiënten die al eens eerder voor een colon- of rectumcarcinoom zijn behandeld hebben een verhoogd risico. Volgens recente cijfers in de literatuur ontstaat bij ongeveer 3–10 % van deze patiënten een tweede primair colorectaal carcinoom. Dat percentage is afhankelijk van de volledigheid van de surveillance en het verwijderen van poliepen in de follow-up. Hierbij dient opgemerkt te worden, dat het echte risico waarschijnlijk hoger ligt, aangezien de gewoonte om patiënten na een eerdere darmtumor te volgen met regelmatige coloscopie al langer bestaat. Ook patiënten bij wie eerder één of meerdere adenomen zijn verwijderd hebben een verhoogd risico op het ontwikkelen van nieuwe poliepen en/of een colorectale maligniteit en ook zij worden intensiever gevolgd.

— Het aantal colorectale tumoren dat toegeschreven kan worden aan erfelijke factoren ligt rond de 5–10 %. Enkele tot op heden geïdentificeerde genetische patronen kunnen voor een grotere kans op kanker zorgen, zoals familiaire adenomateuze polyposis (FAP) en het lynchsyndroom (voorheen het hereditair 'non-polyposis'-colorectaal carcinoom (HNPCC). Deze patiënten starten op jonge leeftijd met screening – soms ook voor maligniteiten in andere organen – en/of krijgen een aangepast advies rond preventie. Bij ongeveer 10 % van de patiënten komt darmkanker vaak voor in de familie, hierbij spreekt men van het familiair coloncarcinoom (zonder genetische afwijking maar met duidelijke positieve familieanamnese). Ook deze patiënten starten op jongere leeftijd met screeningscoloscopie. Het is dus belangrijk om als huisarts de familiaire belasting in kaart te brengen en regelmatig een update te maken.

12.1.3 Anatomie

De dikke darm valt onder te verdelen in het colon en het rectum. Het colon begint bij de valvula Bauhini en is ongeveer 1,5 meter lang. Het colon gaat over in het rectum, ongeveer ter hoogte van de ingang van het bekken en ligt dan grotendeels extraperitoneaal. Het rectum wordt omgeven door perirectaal vet (het mesorectum) en een bindweefsellaag (de mesorectale fascie). Het rectum is ongeveer 15 cm lang en eindigt bij de linea dentata, dit is de overgang van cilinderepitheel naar het plaveiselcelepitheel van de anus.

De veneuze afvoer van het distale rectum verloopt via de vena rectalis inferior en media naar de vena cava inferior – de veneuze afvoer van het hoger gelegen deel van het rectum en van het colon verloopt via de vena porta.

Casus	

Dhr. Van Tol, 66 jaar, bezoekt uw spreekuur. U kent hem al jaren als levensgenieter. Dhr. Van Tol is door zijn vrouw naar het spreekuur gestuurd, omdat hij de afgelopen paar maanden 4 kilo is afgevallen. Zijn vrouw is bang voor suikerziekte. Tijdens het consult vertelt dhr. Van Tol min of meer terloops dat hij de laatste tijd veel meer moeite heeft met de ontlasting; waar hij vroeger tweemaal per dag op vaste tijden ontlasting had, komt de ontlasting nu moeilijker en slaat hij wel eens een dag over. Bij verder navragen heeft hij geen bloed of slijm bij de ontlasting gezien. Er is ook geen loze aandrang. Hij heeft ook geen pijn in zijn buik. Wel is hij de laatste tijd meer moe dan anders. U vraagt ook naar het voorkomen van darmkanker in de familie. U ziet dhr. Van Tol schrikken van deze vraag. Vervolgens antwoordt hij dat zijn moeder op 71-jarige leeftijd geopereerd is aan dikkedarmkanker. Ook heeft hij een oom aan moeders kant die is gestorven aan 'een buik en lever vol met gezwellen'.

12.2 Klachten, het eerste contact met de patiënt en het bevolkingsonderzoek

12.2.1 Klachtenpresentatie

Colorectale carcinomen geven over het algemeen pas laat symptomen. Symptomen zijn te onderscheiden naar algemene symptomen, zoals gewichtsverlies, moeheid en vage buikpijn, en specifieke symptomen. Deze meer specifieke symptomen zijn mede afhankelijk van de lokalisatie van de tumor in de darm. Rechtszijdige tumoren (coecum en colon ascendens) presenteren zich vaker door algemene verschijnselen als moeheid en malaise of als ijzergebreksanemie. Linkszijdige tumoren leiden vaker tot een veranderd ontlastingspatroon, verlies van zichtbaar slijm of bloed, krampende pijnen of obstructieklachten. Soms kan de doorsnee van de ontlasting kleiner (smaller, keutels) worden. Rectumtumoren kunnen loze aandrang geven of het gevoel van een incomplete evacuatie. In enkele gevallen presenteert een colorectaal carcinoom zich acuut door een obstructie, bloeding of perforatie. De huisarts dient te vragen naar de hiervoor genoemde symptomen. Vanwege verhoogde risico's moet de huisarts daarnaast vragen of er darmkanker of andere maligniteiten (zoals van de baarmoeder, maag, dunne darm, galwegen, ovaria, hogere urinewegen en talgklieren) in de familie voorkomen. De huisarts dient ook te kijken of bij de patiënt wel eens eerder poliepen zijn verwijderd, of hij behandeld is voor darmkanker of bekend is met inflammatoir darmlijden.

12.2.2 Bevolkingsonderzoek

Met de start van het bevolkingsonderzoek naar darmkanker in Nederland en België wordt een deel van de tumoren en premaligne poliepen tegenwoordig opgespoord door het uitvoeren van een occult-bloedtest (iFOBT). Deze wordt opgestuurd naar patiënten thuis. Na het verzamelen van het ontlastingsmonster kan dit worden opgestuurd voor verdere analyse. Na een afwijkende test worden mensen verwezen naar een coloscopiecentrum. De huisarts wordt geïnformeerd over de testuitslag, voordat de patiënt wordt geïnformeerd. Bij ongeveer 5–8 % van de mensen die een coloscopie ondergaan op basis van een afwijkende test blijkt er sprake te zijn van een carcinoom. Bij een groter percentage gaat het om premaligne poliepen.

12.2.3 Rondom de diagnose

Wanneer uiteindelijk de diagnose darmkanker wordt gesteld, heeft dit grote invloed op het leven van de patiënt en zijn naasten, zowel op de korte als de langere termijn. De betrokkenheid van de huisarts wisselt in de verschillende fases van de ziekte. Zo is de huisarts vaak leidend in (het begin van) de diagnostische fase. De meeste patiënten wenden zich met klachten immers eerst tot de huisarts. Vaak is het ook de huisarts die in de vorm van een slechtnieuwsgesprek (het sterke vermoeden op) de diagnose met de patiënt bespreekt. Na deze fase volgt er verdere diagnostiek, gevolgd door een traject van behandelen in de tweede lijn. In het NHG-Standpunt *Oncologische zorg in de huisartsenpraktijk* wordt aanbevolen om bij verwijzing de patiënt te vragen een afspraak te maken voor een vervolgconsult. Dit consult biedt de gelegenheid om samen stil te staan bij de ingrijpende diagnose van kanker en de consequenties. Het beoogt tevens te voorkomen dat het contact met de patiënt verloren gaat. De investering die de huisarts in deze fase doet ten aanzien van de continuïteit in de zorg vergroot de betrokkenheid en creëert een goede basis voor de behandel- en nazorgfase. In de periode dat de diagnose wordt gesteld en de behandeling wordt gestart is het mede de taak van de huisarts om toegankelijke informatie te bieden over de diagnose en de komende onderzoeken, de patiënt te helpen met het nemen van beslissingen en steun te bieden bij de door de diagnose opgeroepen emoties.

Casus (vervolg)

U hebt dhr. Van Tol verwezen voor een eerstelijnscoloscopie en u laat bloedonderzoek doen. Nu zit dhr. Van Tol samen met zijn vrouw zenuwachtig tegenover u om de uitslagen te bespreken. U hebt geen goed nieuws; naast een milde microcytaire anemie is er sprake van een circulair groeiende tumor in het sigmoïd. De biopten die tijdens de scopie zijn afgenomen bevestigen dat het om een adenocarcinoom gaat. Na een stilte vraagt de vrouw van dhr. Van Tol: 'Dokter hoe nu verder…?' U legt uit dat u voor morgen een afspraak hebt geregeld in het ziekenhuis voor verder onderzoek. U maakt voor het eind van de week een telefonische afspraak met dhr. Van Tol.

12.3   Onderzoek/stadiëring

12.3.1 Onderzoeken

Voor de diagnostiek dient de huisarts een patiënt met verdenking te verwijzen voor een coloscopie. Coloscopie wordt beschouwd als de referentiestandaard voor de detectie van een carcinoom. CT-colografie kan worden overwogen als alternatief. Patiënten zonder klachten, maar met risicofactoren (familiair voorkomen, andere tumoren, inflammatoir darmlijden, etc.), dienen vanaf een bepaald moment – afhankelijk van het risicoprofiel – met surveillance coloscopie te starten.

🔹 **Tabel 12.1**	Stadiëring volgens de TNM-classificatie
stadium I	T1–T2 N0
stadium II	T3–T4 N0
stadium III	T1–T4 minstens N1
stadium IV	aanwezigheid van afstandsmetastasen
T1	invasie van de submucosa
T2	invasie van de muscularis propria
T3	invasie door de muscularis propria in pericolorectale weefsels
T4	ingroei in het visceraal peritoneum, andere organen of structuren

De diagnose colorectaal carcinoom wordt gesteld aan de hand van weefselonderzoek (biopt), dat door middel van een coloscopie wordt afgenomen. Dit is elementair, aangezien niet elke tumor in het colon een adenocarcinoom is, zoals eerder verduidelijkt is in ▸ par. 12.1.2 over etiologie. Een histologisch ander type tumor kan een andere behandeling nodig hebben. Daarnaast is een volledige coloscopie belangrijk om synchrone tumoren en poliepen op te sporen en zo mogelijk te verwijderen. Ook kan de afwijking worden gemarkeerd voor eventuele chirurgie. Wanneer de tumor niet te passeren is, of wanneer om andere redenen een coloscopie niet volledig kan worden uitgevoerd, zoals bij patiënten met veel comorbiditeit, kan met een bijna even hoge sensitiviteit een CT-colografie worden verricht om afwijkingen in het (rest)colon in beeld te brengen. Wanneer de tumor volledig obstruerend is, is acuut ingrijpen noodzakelijk en dient (de rest van) het colon ook in beeld gebracht te worden door middel van coloscopie, nadat de obstructie is opgeheven door een onmiddellijke resectie, door het aanleggen van een tijdelijk stoma of door het plaatsen van een stent. Ook in andere gevallen waarbij onmiddellijk operatief ingrijpen noodzakelijk is, zoals bij tumorperforatie, dient het restcolon later beoordeeld te worden. Een coloncarcinoom kan ook bij toeval worden ontdekt na chirurgische resectie, bijvoorbeeld in het geval van een vermeende (stenoserende) diverticulitis.

12.3.2 Stadiëring

Wanneer de diagnose colorectaal carcinoom is gesteld, is het voor het bepalen van het behandelplan van belang informatie te verkrijgen over de lokale uitgebreidheid van de tumor (het T-stadium), de lymfekliermetastasering (N-stadium) en eventuele metastasen op afstand (M-stadium). Bespreking in een multidisciplinair overleg is een belangrijk onderdeel van het vaststellen van de stadiëring en het behandelplan (zie 🔹 tab. 12.1).

De T- en N-stadiëring van het coloncarcinoom is, behalve bij T4-tumoren, niet betrouwbaar genoeg te beoordelen met beeldvormend onderzoek en wordt vaak pas vastgesteld na resectie van het coloncarcinoom. Een CT-abdomen kan informatie verschaffen over de locatie en de eventueel lokale ingroei in andere organen. Bij patiënten met een rectumcarcinoom speelt beeldvormend onderzoek juist een zeer belangrijke rol bij het bepalen van de lokale stadiëring, aangezien het behandelplan hiervan in grote mate afhankelijk is. Naast de T- en

N-classificatie wordt hierbij de circumferentiële marge vastgesteld, dit is de afstand tussen de tumor en de mesorectale fascie. Voor de lokale stadiëring van het rectumcarcinoom geldt de MRI als de standaard en deze wordt eventueel aangevuld met een echo-endoscopie. Beide onderzoeken hebben zwakten en voordelen. MRI is superieur voor het beoordelen van de circumferentiële marge bij grotere tumoren. Echo-endoscopie is beter bij differentiatie van het T-stadium van kleine tumoren. Beide technieken worden gebruikt om pathologische lymfeklieren in de onmiddellijke omgeving (N) op te sporen.

Bij zowel het colon- als het rectumcarcinoom moeten metastasen op afstand (M) worden uitgesloten. Aangezien de voorkeursplaatsen voor metastasering lever en long zijn, worden deze organen in beeld gebracht. Voor het aantonen of uitsluiten van levermetastasen wordt ten minste een echo abdomen verricht of een CT-abdomen. Wanneer er vermoeden is van levermetastasen of wanneer de lever echografisch niet goed te beoordelen is, wordt aanvullend onderzoek verricht met CT of MRI. Deze onderzoeken zijn belangrijk voor het vaststellen van een eventueel behandelplan. Indien er levermetastasen worden gevonden, wordt vaak aanvullend een PET-CT geadviseerd om extrahepatische ziekte uit te sluiten dan wel aan te tonen. Voor het aantonen of uitsluiten van longmetastasen is, gezien de lagere prevalentie van longmetastasen en de fout-positieve bevindingen bij een routinematige CT-thorax, een RX-thorax het onderzoek van keuze. Bij verdenking op (beperkte) longmetastasen kan aanvullend een CT-thorax gemaakt worden. Bij het rectumcarcinoom wordt wel vaker in de uitwerking een CT-thorax uitgevoerd, aangezien de long de eerste plaats van metastasering kan zijn, vanwege de directe veneuze drainage naar de vena cava.

Peritoneale metastasen worden bij voorkeur aangetoond door middel van een CT-scan van het abdomen. Ze zijn daarop echter slecht detecteerbaar en worden vaak pas bij een eventuele ingreep of diagnostische laparoscopie herkend.

De behandelopties voor uitzaaiingen van de lever, longen en het peritoneum zijn de laatste tijd in belangrijke mate uitgebreid en kunnen soms in opzet curatief beschouwd worden. Dit dient dan ook altijd in een multidisciplinair team te worden besproken.

De diagnostiek van het colorectaal carcinoom wordt verder gecompleteerd met een analyse van het carcinogeen embryonaal antigeen (CEA) in het bloed en daarnaast wordt het hemoglobine (Hb-)gehalte bepaald om een eventuele anemie op te sporen en zo nodig te behandelen.

Casus (vervolg)

U belt dhr. Van Tol op. 'Het was ziekenhuis in, ziekenhuis uit dokter.' Dhr. Van Tol vertelt vervolgens dat er in het ziekenhuis bloed is geprikt, een foto van de longen is gemaakt en een scan van zijn buik. Volgende week heeft dhr. Van Tol weer een afspraak in het ziekenhuis. Dan krijgt hij de uitslagen en hoort hij wat de behandelmogelijkheden zijn. Omdat u weet dat veel van wat er in dit soort gesprekken wordt gezegd niet of verkeerd overkomt, besluit u dhr. Van Tol op korte termijn uit te nodigen op het spreekuur.

12.4 Behandelopties

12.4.1 Chirurgische behandeling

De behandeling van het colorectaal carcinoom is complex en omvat meerdere modaliteiten. Het is dan ook van belang om patiënten in een multidisciplinair overleg te bespreken. Voor de behandeling van het colorectaal carcinoom wordt uitgegaan van de daarvoor geldende nationale richtlijnen. De patiënt wordt goed voorgelicht over mogelijkheden, prognose en bijwerkingen van de behandelmogelijkheden en afhankelijk van de voorkeuren van de patiënt wordt een gepersonaliseerd behandelplan opgesteld ('shared decision making').

Chirurgie vormt nog altijd de hoeksteen van de behandeling en bestaat uit het (radicaal) verwijderen van het primaire colon- of rectumcarcinoom, inclusief het bijbehorende lymfedrainagegebied. Afhankelijk van de lokalisatie van de primaire tumor, wordt een (extended) hemicolectomie rechts, (extended) hemicolectomie links, sigmoïdresectie, rectosigmoïdresectie (anterieure resectie), of een rectumresectie uitgevoerd. Bij de rectumresectie kan het anale sfinctercomplex worden gespaard (low anterior resection, LAR) of worden meegereseceerd (rectumamputatie oftewel abdominoperineale resectie, APR). Indien de tumor is ingegroeid in een ander orgaan, zoals blaas, uterus, ovaria, ureter, duodenum, dunne darm of buikwand, dient dit 'en bloc' te worden meegereseceerd.

Chirurgische resectie, al dan niet na neoadjuvante (chemo)radiatie, is in opzet curatief voor stadium I, II en III colorectaal carcinoom en in selecte gevallen ook voor stadium IV. Het is de verwachting dat door het bevolkingsonderzoek naar darmkanker steeds vaker carcinomen in een vroeg stadium worden gevonden, waarmee ook het chirurgisch palet zal veranderen.

In bepaalde gevallen wordt er bij de behandeling van het colorectaal carcinoom een darmstoma oftewel anus praeternaturalis (AP) aangelegd. Er zijn verschillende soorten stoma's, elk met hun eigen voor- en nadelen. Een stoma kan op het laatste gedeelte van de dunne darm worden aangelegd (ileostoma) of op het colon (colostoma). Een stoma kan tijdelijk zijn of definitief. Een stoma kan dubbelloops (oftewel deviërend) zijn, waarbij zowel de aanvoerende als de afvoerende darmlis naar buiten is gebracht. Het doel hiervan is de ontlasting proximaal van een eventueel probleemgebied uit te leiden (te deviëren). Een voorbeeld hiervan is het dubbelloops ileostoma bij een lage colorectale naad. Het voordeel van een dubbelloops stoma is dat er ook lucht, slijm of ontlasting vanuit het distale deel kan ontsnappen. Een dubbelloops ileo- of colostoma kan, indien gewenst en indien mogelijk, via een kleine ingreep worden opgeheven. Het nadeel van een dubbelloops ileostoma kan zijn dat er 'overloop' is vanuit het stoma naar de afvoerende darmlis, waarbij er alsnog ontlasting langs het probleemgebied stroomt. Bij het eindstandige stoma is er geen verbinding met de distale darmlis, bijvoorbeeld wanneer er geen aansluiting kan worden gemaakt (bij resectie van een colonperforatie) of na een rectumamputatie.

Operaties van het colon en ook in toenemende mate van het rectum kunnen zowel open als laparoscopisch worden uitgevoerd. In Nederland en België wordt momenteel ongeveer 70 % van de ingrepen voor het colorectaal carcinoom laparoscopisch uitgevoerd. Laparoscopie heeft vele voordelen boven de open procedure: patiënten hebben vaak minder pijn, een korter verblijf in het ziekenhuis, een sneller functioneel herstel, minder adhesievorming en betere cosmetiek, waarbij er geen verschil is in oncologische uitkomsten ten opzichte van de open procedure.

Ouderen vormen een speciale groep patiënten. Ook ouderen kunnen in opzet curatief behandeld worden, waarbij er extra aandacht dient te zijn voor geriatrische aspecten. Comorbiditeit is, meer dan de leeftijd, bepalend voor de uitkomst van de behandeling. Vooral ouderen hebben relatief veel voordeel van laparoscopische chirurgie ten opzichte van de open procedures. De kans op postoperatieve complicaties is bij kwetsbare ouderen niet hoger, maar wanneer zich complicaties voordoen, zijn de gevolgen groter. Afhankelijk van de comorbiditeit en de levensverwachting van de oudere patiënt wordt de chirurgische behandeling, indien nodig, aangepast.

12.4.2 Behandeling van het rectumcarcinoom

De behandeling van het rectumcarcinoom verdient aparte aandacht. Bij het rectumcarcinoom werd vroeger vaak een lokaal recidief gezien, hetgeen geleid heeft tot de introductie van preoperatieve (neoadjuvante) radiotherapie, waardoor er een daling optrad van het aantal lokale recidieven. Bij grote rectumcarcinomen – zeker bij een bedreigde circumferentiële marge – of bij klierpositieve tumoren wordt vaak een behandeling met radiochemotherapie neoadjuvant gegeven. Dit omvat een dagelijkse bestraling gedurende vijf weken, in combinatie met chemotherapie, die intraveneus gegeven kan worden (5 fluorouracil in bolus of – vaker – in continu infuus) of oraal (capecitabine).

Door een correcte stadiëring wordt postoperatieve behandeling met radiochemotherapie zo veel mogelijk vermeden, omdat hierbij meer toxiciteit werd vastgesteld en een minder goede oncologische prognose. De radiotherapie kan aanleiding geven tot acute en late toxiciteit: huidirritatie, frequente ontlasting, cystitis, diarree en krampen (radio-enteritis).

Vanwege de ligging is de chirurgische behandeling moeilijker en zijn de functionele gevolgen vaak groter. Verbeteringen in technieken richten zich vooral op het bereiken van een radicale circumferentiële marge, aangezien dit de belangrijkste voorspeller is voor het lokaal recidief. Sinds de introductie van de zogenoemde totale mesorectale excisie (TME), waarbij het gehele mesorectum inclusief lymfeklieren en mesorectale fascie wordt verwijderd, zijn de oncologische en functionele resultaten van rectumchirurgie sterk verbeterd. Een andere nieuwe techniek omvat de transanale TME (TaTME). Daarbij wordt het laatste gedeelte van het rectum vanuit de anus benaderd, zodat ook lager gelegen tumoren sfinctersparend behandeld kunnen worden. Indien de tumor ingroeit in het kringspiercomplex, wordt er een abdominoperineale resectie verricht, waarbij het gehele rectum inclusief de anus wordt verwijderd en er een definitief eindstandig colostoma wordt aangelegd.

Daarnaast krijgt de rectumsparende behandeling steeds meer aandacht. Lokale excisie door middel van transanale endoscopische microchirurgie (TEM) van vroegcarcinomen (T1N0) is mogelijk en veilig. Bij tumoren met slechte prognostische factoren (bijvoorbeeld >T1, lymfangio-invasie of hoge differentiatiegraad) is de kans op lymfekliermetastasen te groot en dient een conventionele radicale TME te worden verricht.

Een andere patiëntencategorie die mogelijk rectumsparend behandeld kan worden zijn patiënten bij wie na neoadjuvante chemoradiatie een complete klinische respons is opgetreden. Bij geselecteerde patiënten kan, vooralsnog alleen in studieverband, een 'wait-and-see' beleid worden gevoerd, waarbij zeer nauwkeurige follow-up is geïndiceerd. De eerste resultaten van genoemde rectumsparende behandelingen zijn veelbelovend, verder onderzoek naar de langetermijneffecten zal de waarde van deze technieken moeten bepalen, voordat dit op grote schaal kan worden toegepast.

12.4.3 **Complicaties van colorectale chirurgie**

Complicaties van colorectale chirurgie omvatten met name (na)bloedingen, wondinfecties, urineweginfecties, en cardiopulmonale complicaties.

De vervelendste chirurgische complicatie is nog altijd naadlekkage. Deze treedt op bij 2–5 % van de colonresecties en bij 5–18 % van de rectumresecties. Soms is de naadlekkage gering en kan deze behandeld worden door spoeling en het aanleggen van een deviërend stoma of met percutane drainage van een abces. Indien de lekkage klinisch evident is, wordt de anastomose veelal ontkoppeld en wordt er een (eindstandig) stoma aangelegd. Bij patiënten met een hoog risico op naadlekkage kan preventief een deviërend (ileo)stoma worden aangelegd. Hiermee wordt naadlekkage niet voorkomen, maar kunnen de gevolgen ervan worden beperkt. Mortaliteit na darmkankerchirurgie is 1–2 % en sterk afhankelijk van de comorbiditeit van de patiënt.

Alle elementen (zowel chirurgie als radio(chemo)therapie) van de behandeling kunnen bijdragen tot mictieklachten, fertiliteitsproblemen, moeilijkheden bij seksuele relaties en het 'low anterior resection syndrome' (LARS) met blijvende moeilijkheden om de stoelgang te controleren. Het LARS ontstaat door een letsel van de autonome plexus hypogastricus en plexus parasympathicus. Dit kan blijvende functionele schade opleveren, onder andere in de vorm van seksuele disfunctie (erectiestoornis of retrograde ejaculatie bij de man), mictiestoornissen (blaasontledigingsstoornissen) of defecatieproblemen (incontinentie, frequentieproblemen).

> **Casus (vervolg)**
>
> Dhr. Van Tol is inmiddels geopereerd. Hij heeft een laparoscopische sigmoïdresectie ondergaan. Behoudens een kleine wondinfectie waren er geen complicaties. Dhr. Van Tol vertelt opgewekt dat hij vier dagen na de operatie alweer naar huis mocht. De tumor is in zijn geheel verwijderd. Wel waren er uitzaaiingen naar de lymfeklieren, waarvoor dhr. Van Tol in totaal zes maanden behandeling met chemotherapie zal moeten ondergaan. 'Daar zie ik wel als een berg tegenop dokter…' U spreekt met dhr. Van Tol af om na elke kuur even contact te hebben.

12.4.4 **Adjuvante behandeling**

Het operatiepreparaat wordt nagekeken op uitgebreidheid van de tumor en er wordt opnieuw een TN-classificatie bepaald (zie ◻tab. 12.1). Wanneer klieren positief zijn, betreft het een stadium III-tumor en is bij het coloncarcinoom adjuvante behandeling met chemotherapie formeel aangewezen. Zonder chemotherapie is er immers een kans op terugkeer van de ziekte van globaal 50 % – met chemotherapie is die kans kleiner dan 25–30 %.

Adjuvante behandeling duurt zes maanden en in principe wordt bij stadium III-tumoren een therapie met oxaliplatin in combinatie met 5-fluorouracil gegeven (FOLFOX: 12 kuren om de 2 weken) of in combinatie met capecitabine (Xelox®: 8 kuren om de 3 weken). Oxaliplatin geeft de eerste dagen na de infusie als belangrijkste nevenwerking dysesthesie bij koude. Dit is niet gevaarlijk, maar kan beangstigend zijn, bijvoorbeeld in het geval van laryngeale dysesthesie bij het drinken van koude dranken. Wanneer deze bijwerkingen langer duren of ook buiten koude optreden, is er een risico voor het ontwikkelen van sensorische en soms ook motorische polyneuropathie. Deze verbetert vaak gradueel na het stoppen van de chemotherapie, maar soms (bij 2–10 % van de patiënten) is deze blijvend. Daarom worden dikwijls dosisaanpassingen uitgevoerd of wordt de behandeling met oxaliplatin vroegtijdig gestopt. Het risico op diarree en trombopenie stijgt ook bij toevoeging van oxaliplatin. Verdere bijwerkingen die ook al kunnen optreden met 5-fluorouracil of capecitabine alleen, zijn misselijkheid, mucositis, neutropenie, cardiale spasmen en hand-voetziekte (de laatste twee vaker bij capecitabine).

Patiënten met een stadium II-tumor (T3–4N0) hebben in het algemeen een betere prognose, ongeveer 85 % kans op genezing. Het voordeel van behandeling met adjuvante chemotherapie is kleiner. Er zijn echter subgroepen van patiënten met een slechtere prognose (bijv. moleculaire kenmerken van de tumor, grootte, differentiatiegraad en tumorperforatie), bij wie behandeling met chemotherapie toch besproken dient te worden. Op basis van een individuele risicoanalyse wordt dan behandeling met uitsluitend capecitabine of 5-fluorouracil aangeraden – of toch een combinatiebehandeling met oxaliplatin. De afwegingen voor het wel of niet starten van adjuvante chemotherapie zijn afhankelijk van de mate waarin het oncologische voordeel opweegt tegen de nadelen en bijwerkingen ervan. Daarnaast spelen wensen en verwachtingen van de patiënt, evenals de belastbaarheid, een belangrijke rol. De huisarts kan, gezien zijn nauwe relatie met de patiënt, bij deze afweging een belangrijke rol spelen. Ook bij de begeleiding van een chemotherapietraject vervult de huisarts een belangrijke ondersteunende rol.

12.4.5 De rol van de huisarts tijdens de behandelfase

In de behandelfase laten patiënten het initiatief vaak bij de huisarts om contact op te nemen. Ze denken dat de huisarts pas ingeroepen kan worden bij een medische vraag. Andersom neemt ook de huisarts soms een afwachtende houding aan en verwacht van de patiënt dat die wel contact opneemt als er klachten zijn. Het is daarom goed hierover duidelijke afspraken te maken en het is wenselijk dat de huisarts hierin een proactieve houding aanneemt. In de behandelfase is het van belang continu beschikbaar te zijn als gesprekspartner en een simpel en overzichtelijk individueel zorgplan te hanteren. Het emotioneel steunen van patiënt en zijn/haar familie is daarbij een centrale vaardigheid. Belangrijke taken voor de huisarts in deze fase zijn: contact houden, het toelichten en 'vertalen' van informatie en het bieden van psychosociale steun. Daarnaast is de huisarts een belangrijke spil in het overzicht houden over medicatiegebruik en het behandelen van bijkomende ziekten. De verantwoordelijkheid voor de behandeling van comorbide aandoeningen dient zo veel mogelijk in handen van de huisarts te blijven. Belangrijk is ook dat de huisarts hierbij korte lijnen met de behandelaar in het ziekenhuis onderhoudt. De zorg voor de naasten van de patiënt is een belangrijk en vaak vergeten aspect van de zorg voor patiënten met kanker in deze fase. Onzekerheid, angsten en vragen worden vaak gedeeld door de naaste van de patiënt met kanker. Het is daarom essentieel deze te betrekken bij gesprekken en besluitvorming.

Casus (vervolg)

U hebt regelmatig contact met dhr. Van Tol en zijn vrouw tijdens de adjuvante behandeling. Na de derde kuur wordt dhr. Van Tol kortdurend opgenomen wegens neutropene koorts. Als hij is ontslagen uit het ziekenhuis, zoekt u hem thuis op. U vraagt hoe de opname is gegaan en hoe hij aankijkt tegen de nog komende kuren. Dhr. Van Tol kruipt wat in zijn schulp. Zijn vrouw vertelt dat haar man het zwaar heeft en het niet meer ziet zitten.

12.5 Late behandeleffecten, klachten en kwaliteit van leven

De behandeling van colorectaal carcinoom kent behalve directe complicaties ook vele lange-termijngevolgen, die zich nog jaren na de behandeling kunnen manifesteren. Deze kunnen onder andere het gevolg zijn van een uitgevoerde operatie of van chemotherapie of bestra-ling. Na elke operatie in het abdomen ontstaan adhesies, soms minimaal, soms uitgebreid en na laparoscopie beduidend minder dan na open chirurgie. Meestal geven deze adhesies geen klachten, maar bij een deel van de patiënten kunnen vage klachten ontstaan en kan er zelfs een obstructie-ileus optreden, waarbij chirurgisch ingrijpen vereist is. Daarnaast ontwikkelt ruim 30 % van de patiënten die een operatie hebben ondergaan op termijn een littekenbreuk, variërend van een asymptomatische hernia ter plaatse van een laparoscopielitteken tot een grote buikwandbreuk. Ook hier is open chirurgie weer een risicofactor. Alleen wanneer een littekenbreuk veel klachten geeft kan dit aanleiding zijn om chirurgisch te corrigeren, maar dat is meestal niet nodig. Functionele gevolgen die kunnen optreden na de behandeling van colorectaal carcinoom zijn een veranderd ontlastingspatroon, vage buikklachten, seksuele disfunctie (libidoverlies en erectiestoornis of retrograde ejaculatie bij de man), mictiestoor-nissen (blaasontledigingsstoornissen) of defecatieproblemen (incontinentie). Veel patiënten die voor darmkanker behandeld worden krijgen een tijdelijk of blijvend stoma. Helaas blijkt uit de praktijk dat bij een deel van de patiënten het stoma nooit meer opgeheven wordt, wat voor de begeleiding op de lange termijn belangrijk is. De meeste patiënten kunnen goed met een stoma leren leven, maar voor veel patiënten brengt het ook angst, gêne, onzekerheid, ongemak en verdriet met zich mee. Zeker wanneer het stoma niet goed functioneert en er bijvoorbeeld een 'high output'- stoma is, er veel lekkage optreedt, of andere problemen aan-wezig zijn zoals stenose, huidirritatie, prolaps of een parastomale hernia. Voor veel patiënten is intensieve begeleiding nodig van stomaverpleegkundigen, wijkverpleging of huisarts. De neurotoxiciteit die ontstaat na chemotherapie kan nog lange tijd aanwezig zijn en bij som-mige patiënten is dit blijvend. Tot slot zijn pijn en vermoeidheid in de huisartsenpraktijk veelgehoorde klachten op lange termijn.

Naast de late medische gevolgen heeft het krijgen van darmkanker en de behandeling ervan ook psychosociale en maatschappelijke gevolgen. De kwaliteit van leven is voor kan-kerpatiënten net zo belangrijk als het overleven van kanker. Angst en depressieve gevoe-lens kunnen optreden, vaak juist na de directe behandeling, wanneer patiënten in het begin nog strijdbaar zijn. Er kunnen veranderingen optreden in de manier waarop iemand in het leven staat en relaties kunnen onder druk komen te staan. Seksualiteit en intimiteit worden vaak anders ervaren, zeker wanneer er littekens of een stoma aanwezig zijn. Werkhervatting, het krijgen van een hypotheek of verzekering kunnen na de behandeling van darmkanker bemoeilijkt worden en hebben grote gevolgen voor de eigenwaarde van de patiënt. Voor al deze zaken dient de huisarts oog te hebben en waar mogelijk de patiënt hierin te ondersteunen. Daarover meer in de volgende paragraaf.

12.6 Nacontrole en nazorgschema en de betrokkenheid van de huisarts in deze fase

12.6.1 Nacontrole

Na de behandelfase worden patiënten vaak nog gedurende enige jaren gecontroleerd. In deze fase ondervinden veel patiënten uiteenlopende lichamelijke en psychosociale problemen, die tijdens deze consulten niet altijd voldoende aandacht krijgen. Hierdoor is de revalidatie van de patiënt in gevaar. Helaas beseffen niet alle specialisten en huisartsen dat deze problemen de nodige aandacht behoeven, terwijl dit juist in deze fase belangrijk kan zijn. De controle na een in opzet curatieve resectie heeft tot doel lokale recidieven, metachrone tumoren (en poliepen) en metastasen in een asymptomatisch (en behandelbaar) stadium op te sporen. De controle voor patiënten met een erfelijke vorm van darmkanker is complexer van aard en behoeft een meer multidisciplinaire aanpak met een apart controleschema.

De controles voor overige patiënten bestaan uit periodieke controles met daarnaast aanvullend bloed- en beeldvormend onderzoek gedurende de eerste vijf jaar na de initiële behandeling. In diverse landen zijn er initiatieven om de nacontroles over te hevelen naar de eerste lijn.

Er is geen consensus over de precieze frequentie van onderzoeken in de opvolging van het coloncarcinoom voor de vroege detectie van metastasen. Wat betreft de opvolging van recidief poliepen, dus de intervallen voor controlecoloscopie, is er meer eenduidigheid en bestaan er landelijke en internationale richtlijnen.

Verschillende studies testten de invloed op algemene overleving tussen een intensief en een minder intensief opvolgingsschema voor de detectie van metastasen. Geen enkele studie lukte het de invloed op algemene overleving aan te tonen, maar in meta-analyses wordt een voordeel gezien van meer intensieve follow-up.

Intensievere opvolgingsschema's worden gepropageerd om een groter aandeel van patiënten met een potentieel curatief recidief te detecteren en deze dan een intensievere behandeling inclusief chirurgie aan te bieden. Dit kan positieve invloed hebben op de overleving van de algemene groep, maar zeker van de individuele patiënt. Het is dan ook logisch een intensievere opvolging alleen te overwegen bij patiënten die nog in aanmerking komen voor een agressievere behandeling.

In het algemeen wordt in internationale richtlijnen een controlespreekuur inclusief bepaling van het CEA om de drie tot zes maanden aangehouden in de eerste twee tot drie jaar, waarna een spreiding voorgesteld wordt naar om de zes tot twaalf maanden. Daarnaast wordt in de eerste drie jaar om de zes tot twaalf maanden beeldvorming van het abdomen en vaak ook van de thorax voorgesteld, met bij het rectumcarcinoom ook minstens jaarlijks een CT van het kleine bekken. Daarna verricht men verder jaarlijks beeldvorming van het abdomen en de thorax. Bij T1N0-tumoren kan gekozen worden voor een minder intensief nacontroleschema, gezien de lage recidiefkans.

12.6.2 **De rol van de huisarts in de nazorgfase**

In de nazorgfase consulteren patiënten de huisarts specifiek voor kanker of voor niet-kanker-gerelateerde klachten. De huisarts kan hierbij terugvallen op de hiervoor beschikbare richtlij-nen zoals *Herstel na kanker, Detecteren behoefte psychosociale zorg* en *Oncologische revalidatie*. Tijdens een consult, waarin de nazorg voor de kanker centraal staat, dient de huisarts in te gaan op hoe de behandeling is ervaren, en op eventuele klachten en symptomen en vragen die leven bij de patiënt en zijn naasten. De huisarts spant zich in om eventuele late bijwerkin-gen van de therapie te behandelen en de patiënt bij te staan op fysiek, mentaal, spiritueel en sociaal gebied en met betrekking tot de werkhervatting. Voor veel mensen is werk een stabi-liserende factor en een bron van plezier en zingeving en dit kan dus erg belangrijk zijn in het revalidatieproces van de patiënt. De rol van de huisarts bestaat hierbij vooral uit het infor-meren naar werkhervatting en eventueel het verwijzen naar de bedrijfsarts of oncologisch bedrijfsartsconsulent. Indien hier behoefte aan is, kan het consult op een ander moment of frequenter ingepland worden dan de reguliere controlebezoeken. Tijdens spreekuurcontrole is het belangrijk diverse zaken, die uitvoeriger al in ▶ par. 12.5 zijn besproken, op gestructu-reerde wijze aan de orde te laten komen zoals lichamelijke klachten, vermoeidheid, psychi-sche en emotionele problemen, seksuele functie en sociale problemen.

Ook dient leefstijl aan bod te komen. De risicofactoren voor kanker zijn immers vaak ook risicofactoren voor andere aandoeningen. Daarnaast is er enig bewijs dat de kans op een reci-dief mogelijk daalt door de juiste preventieve maatregelen ten aanzien van voeding, beweging en stoppen met roken. De huisarts dient bij de patiënt te exploreren of er behoefte is aan het actief verstrekken van leefstijladviezen. Belangrijk is om bij rokende patiënten het rookgedrag bespreekbaar te maken.

Veel patiënten met doorgemaakte kanker hebben andere, bijkomende ziekten. Dit percen-tage kan oplopen tot 60 % van de patiënten. Het gaat dan bijvoorbeeld om hart- en vaatziekte, diabetes en longaandoeningen. Dit wordt onder meer veroorzaakt door het feit dat het om een oudere populatie gaat en de aanwezigheid van eerdergenoemde risicofactoren. Deze bij-komende aandoeningen hebben naast de kanker vaak een negatief effect op de kwaliteit van leven. Soms is invloed hiervan groter dan die van de behandelde kanker.

Veel patiënten blijven ook lang een gevoel van onzekerheid houden of de kanker wel weg is. Dit kan actueel worden bij lichamelijke klachten, door de ziekte van iemand in de omge-ving of bij controles. Wanneer patiënten regelmatig bij de huisarts komen met onschuldige klachten, is het raadzaam te vragen of zij deze klachten in verband brengen met de doorge-maakte kanker.

Casus (vervolg)

Het is inmiddels een jaar na de operatie van dhr. Van Tol. U wordt gebeld door de oncoloog uit het ziekenhuis. Bij dhr. Van Tol zijn bij controle helaas multipele levermetastasen gevonden. Daarnaast is er verdenking op enkele peritoneale laesies. De oncoloog heeft tweemaal gesproken met dhr. Van Tol en zijn echtgenote. Door zijn negatieve ervaringen met de chemotherapie twijfelt dhr. Van Tol over het starten van een palliatieve behandeling.

12.7   Presentatie recidief, meest voorkomende metastasen/klachten

12.7.1 Metastasen

De overleving van het colorectaal carcinoom wordt grotendeels bepaald door het ontwikkelen van metastasen op afstand. Ongeveer de helft van alle patiënten ontwikkelt vroeg of laat metastasen op afstand. Bij ongeveer 20 % zijn er reeds metastasen aanwezig ten tijde van de primaire diagnose (synchroon). Bij de overige patiënten ontwikkelen de metastasen zich in de follow-up (metachroon), meestal binnen twee tot drie jaar na de primaire diagnose.

Het colorectaal carcinoom kent verschillende metastaseringspatronen: lymfogeen, hematogeen en direct intraperitoneaal. De meest voorkomende locatie voor metastasen is de lever, gevolgd door de longen en het peritoneum. Andere metastasen, zoals in bot, hersenen of bijnier, zijn zeldzamer.

12.7.2 Behandeling metastasen

De mogelijkheid voor chirurgie dient altijd overwogen te worden bij patiënten met metastasen. Een steeds groter deel van de patiënten met metastasen wordt chirurgisch behandeld. Dit geldt voornamelijk bij patiënten met een beperkt aantal metastasen en een langer durend interval na behandeling van de primaire tumor. Perioperatieve chemotherapie moet multidisciplinair besproken worden en kan de prognose verbeteren. Chemotherapie kan gebruikt worden als inductietherapie, waarmee bedoeld wordt dat metastasen die initieel als niet-resectabel werden ingeschat na chemotherapie wél resectabel worden. Deze inductietherapie is niet hetzelfde als perioperatieve chemotherapie. Perioperatieve chemotherapie wordt gegeven bij metastasen die van meet af aan resectabel zijn.

Partiële leverresecties worden, al dan niet gecombineerd met metastasectomie van de long, in toenemende mate uitgevoerd. Ook worden lokaal destructieve behandelingen toegepast om metastasen te vernietigen, zoals radiofrequente ablatie (RFA) of microwave ablatie (MWA) bij de lever of stereotactische bestraling van longmetastasen. In de lever kan bij een meer uitgebreide aantasting soms ook selectieve interne radiotherapie (SIRT) aangewend worden. Dit is een behandeling met radioactieve bolletjes die via een slagader naar de lever in de metastasen gebracht worden. Bij geselecteerde patiënten met peritoneale metastasen kan zogeheten cytoreductie of debulking (het verwijderen van al het zichtbare metastatische weefsel) gecombineerd met HIPEC (hypertherme intraperitoneale chemotherapie) worden uitgevoerd. De resultaten zijn afhankelijk van de uitgebreidheid en de mogelijkheid al het tumorweefsel te verwijderen.

De systemische behandeling van metastasen met chemotherapie bestaat uit een combinatie van 5-fluorouracil met irinotecan en foliumzuur (FOLFIRI regiem) of capecitabine met irinotecan (XELIRI regiem). Dit kan in associatie met een angiogeneseremmer (bevacizumab of aflibercept) of een inhibitor van de epidermale groeifactorreceptor (EGFR-inhibitor: cetuximab of panitumumab), indien de tumor gevoelig blijkt voor dit laatste type behandeling. Dit is in principe het geval bij afwezigheid van een mutatie in KRAS of NRAS in de tumor. Angiogeneseremmers werken door afbraak van bloedvaatjes die door de tumor zijn aangemaakt en hebben als belangrijkste bijwerkingen een risico op trombose, zowel arterieel als veneus, bloedingen en in zeldzame gevallen een gastro-intestinale perforatie. EGFR-inhibitoren werken door een blokkade van receptoren die zich op de tumor zelf bevinden en kunnen aanleiding geven tot huidtoxiciteit – een acneïforme eruptie, kloofjes en paronychia, die een specifieke behandeling vergen – en hypomagnesiëmie.

Moeheid, gewichtsverlies en anorexie kunnen wijzen op de aanwezigheid van metastasen op afstand. Levermetastasen kunnen aanleiding zijn voor pijn in de bovenbuik (kapselpijn) en in uitzonderlijke gevallen leiden tot icterus.

Peritoneale metastasen of een lokaal recidief kunnen aanleiding geven tot obstructie-klachten van de darm of het urogenitaal systeem. Hiervoor kan, afhankelijk van de prognose, een palliatieve ingreep worden verricht. Hierbij kan een bypass of een stoma worden aangelegd, om de passage van ontlasting te waarborgen. Er kan ook druk ontstaan op de ureters, met nierinsufficiëntie als gevolg. Hiervoor kan een stent in de ureter geplaatst worden, of eventueel een nefrostomie.

12.7.3 Meest voorkomende klachten in palliatieve fase en behandelingen

Palliatieve zorg heeft als doel de kwaliteit van leven te verbeteren van patiënten en hun naasten, door het voorkomen en verlichten van lijden, door middel van vroegtijdige signalering en zorgvuldige beoordeling en behandeling van pijn en andere problemen van lichamelijke, psychosociale en spirituele aard. Hierbij is niet de genezing van de patiënt het doel, maar een zo hoog mogelijke kwaliteit van leven, waardoor het ziekteverloop mogelijk positief beïnvloed wordt. Palliatieve zorg kan vroeg in het ziekteverloop aan de orde zijn, in combinatie met therapieën die levensverlengend zijn (zoals chemotherapie en radiotherapie). Palliatieve zorg kan ook (medische) onderzoeken omvatten die nodig zijn om pijnlijke, klinische complicaties te begrijpen en te behandelen.

Voor alle patiënten met metastasen die behandeld worden met chemotherapie en/of heelkunde of lokale behandeling in een palliatieve setting geldt, dat het de bedoeling is een betere en kwaliteitsvolle overleving te bereiken, maar zonder zicht op genezing. Een dergelijke palliatieve behandeling kan gemakkelijk drie jaar of langer duren.

In de latere fases van de behandeling en ziekte wordt het nut van de palliatieve behandeling met chemotherapie meer relatief en wint zorg rond comfortproblemen, zoals pijn, psychologische zorg, omgevingszorg (voor partner en familie), sociale zorg (materiële en financiële aspecten: ziekteverzekering, organisatie van een ziekenhuisbed of ander materiaal thuis) en existentiële zorg (morele of religieuze duiding) aan belang. In de (pre)terminale fase, wanneer het overlijden onvermijdelijk is (in de oncologie spreken we dan vaak over een periode van maximum 2–3 maanden) is behandeling met chemotherapie niet meer aan de orde.

Zowel in Nederland als in België zijn duidelijk uitgeschreven richtlijnen te vinden voor palliatieve zorg: ▶ www.pallialine.nl en ▶ www.pallialine.be.

Belangrijke of vaak voorkomende comfortproblemen tijdens de palliatieve behandeling zijn:

Pijn
Het blijft belangrijk om na te gaan wat de oorzaak van de pijn kan zijn, omdat soms een oorzakelijke behandeling nuttig en mogelijk is.

Pijn kan worden veroorzaakt door:
- directe (door)groei van de tumor en/of metastasen;
- diagnostische en behandelprocedures;
- bijkomende factoren (bijv. constipatie, decubitus, spierspasmen, infectie) of niet aan de maligniteit gerelateerde comorbiditeit.

Pijn door tumorgroei is meestal het gevolg van:
- botmetastasen (lokale botdestructie, fractuur, infiltratie van weke delen rond het bot, compressie van ruggenmerg of wortels);
- infiltratie van weke delen;
- infiltratie van viscera;
- compressie of infiltratie van zenuwen of zenuwplexus.

Bij de keuze voor een bepaalde medicamenteuze behandeling dient bepaald te worden wat de oorzaak van de pijn is: neuropathische pijn reageert bijvoorbeeld minder op NSAID's, paracetamol en opioïden, maar beter op tricyclische antidepressiva en anti-epileptica. Voor nociceptieve pijn geldt vaak het omgekeerde. Ten aanzien van de behandeling van botmetastasen geldt dat gerichte bestraling zinvoller kan zijn dan het opstarten van uitsluitend een medicamenteuze behandeling.

Maligne obstructie

De term obstructie wordt gebruikt voor een blokkade op het niveau van dunne darm of dikke darm en geeft aanleiding tot krampende pijn, afwezigheid van stoelgang en/of braken van vocht dat kenmerken van stoelgang heeft. De oorzaak is meestal uitgebreide peritoneale metastasering (peritonitis carcinomatosa) en veel minder vaak een obstruerende tumor of recidief.

Wanneer de patiënt nog een redelijke prognose heeft, dient nagegaan te worden of het gaat om een blokkade die nog operatief door middel van resectie of een deviërend stoma kan worden verholpen, of dat er een stent kan worden geplaatst. Anders worden medicamenteuze behandelingen overwogen, onder andere corticosteroïden en octreotideanalogen. Bij een volledige obstructie kan de patiënt niet meer eten. Het eventueel opstarten van parenterale voeding dient heel zorgvuldig overwogen te worden en is maar bij beperkte indicaties, bij patiënten vroeg in de behandeling, eventueel een optie. Het plaatsen van een nasogastrische sonde dient overwogen te worden bij patiënten die continu braken.

Overige problemen

Andere veelvoorkomende klachten die in de palliatieve fase worden gezien zijn vermoeidheid, angst, koorts, misselijkheid en braken, hik, dyspneu, en delirium. Ook hiervoor zijn duidelijke aanbevelingen te vinden in de landelijke richtlijnen. Verdere informatie rond palliatieve sedatie en euthanasie is ook beschikbaar.

12.7.4 De rol van de huisarts in de palliatieve/terminale fase

In de palliatieve fase komt de huisarts steeds meer aan zet. Het grootste deel van de patiënten wil immers thuis overlijden. In de terminale fase is het dan ook meestal de huisarts die de zorg coördineert. In de fase ervoor, de palliatieve fase, wisselen ziektegerichte en symptoomgerichte palliatie elkaar af met als doel de kwaliteit van leven van de patiënt en diens naasten zo veel mogelijk te behouden. Deze palliatieve fase kan kort zijn, maar zich ook uitstrekken over een periode van enkele jaren. Het is belangrijk dat de huisarts goed contact houdt met de patiënt en de naasten in deze gehele periode. Hierbij is het van belang dat de huisarts tijdig wordt geïnformeerd door de specialist als curatie niet meer mogelijk is of wanneer palliatieve behandelingen worden gestart of juist worden beëindigd. Het is gebleken dat het tijdig inzetten van palliatieve zorg de kwaliteit van leven en sterven ten goede komt. De huisarts moet samen met de patiënt en zijn naasten een zorgplan opstellen en betrek daar andere eerstelijnspartners bij. Wanneer de huisarts wordt geconfronteerd met problemen, zoals moeilijk te bestrijden symptomen, kan er een beroep worden gedaan op andere deskundigen zoals kaderhuisartsen en/of transmurale palliatieve teams. De huisarts is ook verantwoordelijk voor het waarborgen van de continuïteit van zorg. Hij kan besluiten de zorg volledig op zich te nemen; zo niet, dan is er een goede overdracht nodig naar de huisartsenpost. Deze overdracht dient regelmatig te worden geactualiseerd. Behalve het begeleiden van de patiënt is de zorg voor naasten een andere belangrijke taak. De huisarts betrekt naasten bij de besluitvorming, is alert op signalen van overbelasting en na het overlijden biedt de huisarts nazorg aan de nabestaanden.

Geraadpleegde literatuur

Korevaar J, Heins M, Donker G, Rijken M, Schellevis F. Oncologie in de huisartsenpraktijk. Huisarts Wet. 2013;1:6–10.

Marijnen CAM, et al. Voor de landelijke werkgroep gastro-intestinale tumoren: richtlijn colorectaal carcinoom. Richtlijnen oncologische zorg in Nederland; Oncoline. Geraadpleegd via ► www.oncoline.nl/ colorectaalcarcinoom op 1 augustus 2016.

Signaleringscommissie Kanker van KWF Kankerbestrijding. Nazorg bij kanker: de rol van de eerste lijn. Amsterdam: KWF; 2011.

NHG-Standpunt Oncologische zorg in de huisartspraktijk. Utrecht: Nederlands Huisartsen Genootschap; 2014.

Peeters M, et al. Colon cancer: diagnosis, treatment and follow-up –summary. Richtlijnen oncologische zorg in België: College voor Oncologie. Geraadpleegd via ► www.collegeoncologie.be /NLRichtlijnen/ en via Federaal Kenniscentrum voor de gezondheidszorg: kce.fgov.be: KCE report 218A, 220A, 260A op 1 augustus 2016.

Peeters M, Groot J-W de, Laethem J-L van. Alles over darmkanker. Basisgids voor patiënten en hun omgeving. Tielt: Lannoo; 2016.

Velde CJ van de, Krieken JH van, Mulder PH de, Vermorken JB. Oncologie. Houten: Bohn Stafleu van Loghum; 2005.

Borstkanker en de rol van de huisarts

V. Cocquyt, E. Naert en M. Corsten

Samenvatting

Borstkanker is de meest voorkomende maligniteit bij vrouwen. De nog stijgende incidentie wordt slechts gedeeltelijk veroorzaakt door vroeg-detectieprogramma's. Huisartsen hebben een belangrijke taak bij het tijdig onderkennen en verwijzen van vrouwen met borstkanker. Vroege opsporing en efficiëntere behandeling zorgen voor een betere prognose. Hierdoor zijn er steeds meer vrouwen die in het verleden zijn behandeld voor borstkanker. Zij blijven vaak medische aandacht nodig hebben. Het opsporen van een locoregionaal recidief en het managen van bijwerkingen door behandelingen, zoals radio- en chemotherapie, maar ook hormonale therapie, zijn de belangrijkste taken wat betreft follow-up. Deze zorg wordt nog grotendeels vanuit mammapoli's of borstklinieken gecoördineerd, maar kan deels met goede instructie ook veilig overgedragen worden aan huisartsen of in samenwerking gedaan worden.

© Bohn Stafleu van Loghum, onderdeel van Springer Media BV 2017
A.J. Berendsen, S. Van Belle (Red.), *Oncologie*, Praktische huisartsgeneeskunde,
DOI 10.1007/978-90-368-0961-0_13

13.1 Epidemiologie borstkanker

Borstkanker is de meest voorkomende maligniteit bij vrouwen. In 1990 werden in Nederland 8.285 patiënten gediagnosticeerd, terwijl dat in 2014 14.657 patiënten betrof. Een gelijkaardige trend doet zich in België voor. De incidentie neemt al decennialang toe (◘fig. 13.1). De verwachting is dat het aantal nieuwe gevallen in Nederland gaat stijgen tot ruim 20.000 per jaar in 2020. De laatste incidentiecijfers van borstkanker per 100.000 vrouwen zijn 148 voor België en 131 voor Nederland en 109 voor een gemiddelde Europeaan. Van de nieuwe patiënten met borstkanker heeft ongeveer 6 % al eerder borstkanker gehad. De incidentie van borstkanker neemt toe met de leeftijd (◘fig. 13.2). Toch komt ongeveer een vijfde van de gevallen voor bij vrouwen onder de 50 jaar. De kans voor een vrouw om in haar leven borstkanker te krijgen is één op zeven. De incidentie in Nederland en België is hoog, waarbij opvalt dat in deze landen een aantal risicofactoren voor borstkanker veel voorkomen: weinig borstvoeding, hogere leeftijd (>30 jaar) van de eerste voldragen graviditeit en leefstijl.

Gecorrigeerd voor de omvang en leeftijdsopbouw van de bevolking, nam de incidentie tussen 1990 en 1994 toe met ruim 30 %. Deze groei komt deels door demografische ontwikkelingen (groei en vergrijzing van de bevolking) en deels door het Bevolkingsonderzoek Borstkanker (BOB) of gelijkaardige opsporingsprogramma's in België. Jaarlijks worden ongeveer 6.100 borstkankers opgespoord via het BOB. Dat is ongeveer 40 % van het totaal aantal nieuwe borstkankers en ongeveer 67 % van de borstcarcinoma binnen het leeftijdscohort 50–75 jaar.

13.2 Risiocofactoren

De oorzaak van borstkanker is onbekend. Er zijn echter verschillende bekende risicofactoren. Hormonen, vooral oestrogeen, spelen een belangrijke rol. Een praktische indeling van de verschillende risicofactoren is te zien in ◘tab. 13.1.

Er zijn risicofactoren die een substantiële bijdrage aan de kans op borstkanker geven. Bij aanwezigheid van de volgende risicofactoren kunnen patiënten in aanmerking komen voor screening:

- Leeftijd: leeftijd is dé risicofactor voor het krijgen van borstkanker en is daarom het criterium voor instroom in het BOB. Sinds 1998 krijgen alle vrouwen in Nederland tussen 50 en 75 jaar en sinds 2001 in Vlaanderen alle vrouwen tussen 50 en 69 jaar, tweejaarlijks een oproep voor screeningsmammografie.
- Genetische afwijkingen: bij 5 tot 8 % van de borstkankerpatiënten is er sprake van erfelijkheid. De belangrijkste twee genen die een verhoogde kans op borstkanker geven zijn BRCA1 en BRCA2 (BRCA staat voor BReast CAncer). Naast een sterk verhoogd levensrisico tot wel 80 % op borstkanker, is er een verhoogde kans op ovarium- en tubacarcinoom. In Nederland zijn ongeveer 900 families met BCRA1- of 2-mutatie bekend. Bij een aangetoonde mutatie wordt een uitgebreide screening volgens protocol geadviseerd, de uitvoering hiervan vindt plaats in een Klinisch Genetisch Centrum of op een poli voor familiaire tumoren. Taak van huisartsen is deze vrouwen op te sporen en te verwijzen naar een Klinisch Genetisch Centrum. Advies is om bij vrouwen met een genetische mutatie in het Huisartsen Informatie Systeem (HIS) een episode met ICPC (International Classification of Primary Care) A29.02 (mammacarcinoom in de familie) aan te maken.

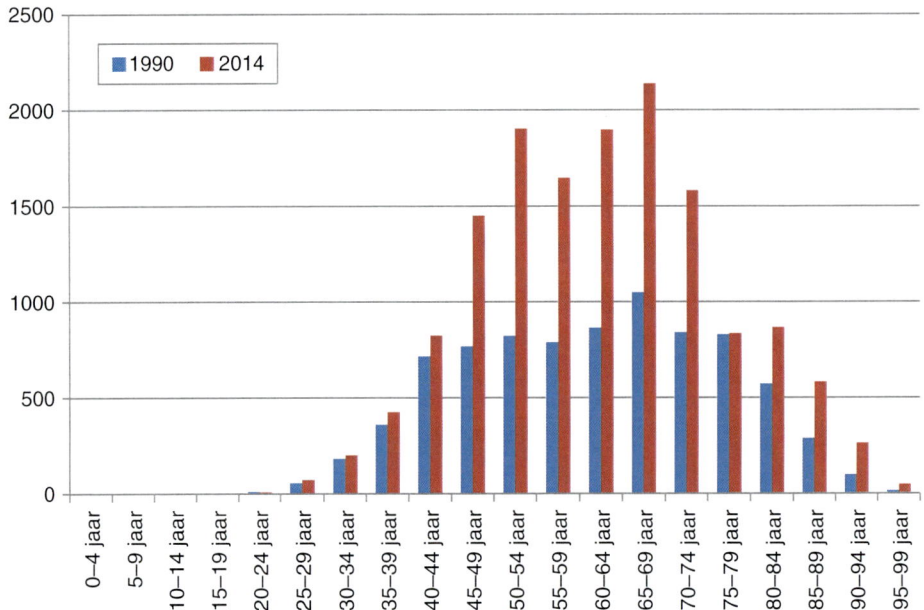

□ Figuur 13.1   Absolute aantallen gedetecteerde invasieve borstkanker M/V in Nederland per leeftijdsgroep in 1990 en in 2014 (Bron: ▶www.cijfersoverkanker.nl)

- Familiair voorkomen van borstkanker: bij 10 tot 15 % van de vrouwen met borstkanker komt deze ziekte veel in de familie voor, maar is geen erfelijke oorzaak aantoonbaar. Aan de hand van de anamnese en de Flowchart nummer 1 (▶www.oncoline.nl, Flowchart 1 Richtlijn Mammacarcinoom) wordt de kans op borstkanker ingedeeld in drie klassen, waaruit adviezen ten aanzien van screening volgen. Taak van huisartsen is deze vrouwen op te sporen, voorlichting te geven en adviezen ten aanzien van screening te geven. Advies is om bij vrouwen met familiaire belasting borstkanker in het HIS een episode met ICPC-code A29.02 aan te maken.
- Vrouwen met mammacarcinoom in de voorgeschiedenis hebben een verhoogd risico om opnieuw borstkanker te krijgen. Bij 15 à 20 % van de vrouwen met borstkanker wordt binnen twintig jaar opnieuw borstkanker gediagnosticeerd. Specifieke screening naar een tweede borstkanker is afhankelijk van de eerdere behandeling en de leeftijd.
- Voorgeschiedenis van thoraxbestraling (meestal in kader van behandeling hodgkinlymfoom): door deze bestraling hebben deze vrouwen een vijf- à zesmaal verhoogd risico om borstkanker te krijgen. Screening bestaat uit jaarlijks een mammografie vanaf tien jaar na de bestraling, vanaf de leeftijd van 50 jaar volgt instroming in BOB.
- Voorgeschiedenis van langdurig gebruik van hormonale substitutietherapie na de menopauze (HST) verhoogt het risico op mammacarcinoom. Na het staken van deze HST daalt dit extra risico. Daarom wordt geadviseerd HST maximaal twee jaar voor te schrijven. Bij vrouwen die toch langer HST gebruiken kan screening op borstkanker geadviseerd worden. Meestal volstaat het actief gebruikmaken van het BOB.

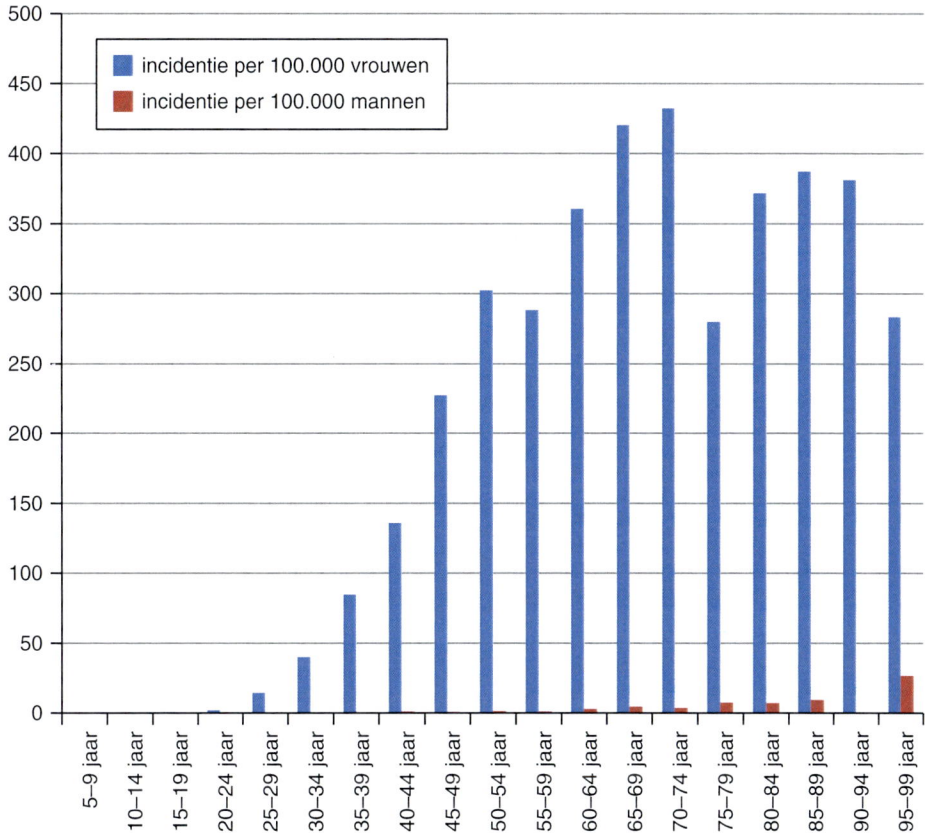

◘ Figuur 13.2 Incidentie per leeftijdsgroep (cijfers 2014, bron ► www.cijfersoverkanker.nl). De incidentie neemt vanaf 25 jaar toe met de leeftijd en blijft vanaf menopauzale leeftijd hoog. Door het Bevolkingsonderzoek Borstkanker (BOB) is er een dip in de incidentie na 75 jaar, maar deze stijgt opnieuw vanaf 80 jaar

◘ Tabel 13.1   Risicofactoren borstkanker

risicofactoren waarbij artsen acties moeten ondernemen (screeningsadviezen)	risicofactoren waarbij artsen algemene gezondheidsadviezen kunnen geven	risicofactoren waarbij artsen geen invloed op preventie hebben
genetische afwijkingen	roken en alcohol	geslacht
familiaire borstkanker	adipositas	woonplaats/afkomst
leeftijd	leeftijd eerste zwangerschap	sociaaleconomische status
voorgeschiedenis borstkanker	borstvoeding	vroege menarche
voorgeschiedenis thoraxbestraling	orale anticonceptie (OAC)	late menopauze
meer dan 10 jaar gebruik hormoonsubstitutietherapie (HST)		

Daarnaast zijn er risicofactoren die de kans op borstkanker verhogen en aanleiding kunnen geven tot algemene gezondheidsadviezen ter preventie:

- Roken en alcohol: een direct verband tussen roken en borstkanker is niet aangetoond, wel bij de combinatie roken en alcoholgebruik. Het is echter onduidelijk vanaf welke mate van alcoholgebruik er een verhoogd risico bestaat.
- Adipositas: het verband tussen adipositas en borstkanker wordt verklaard door de aanmaak van oestrogeen in het vetweefsel. De invloed van adipositas (BMI > 30) uit zich vooral na de menopauze. Vrouwen met adipositas hebben dan een anderhalf maal verhoogd risico op borstkanker, waarbij het vooral om de hormoongevoelige typen borstkanker gaat.
- Leeftijd eerste zwangerschap/bevalling: een vrouw die op jonge leeftijd haar eerste kind krijgt heeft een lager risico op borstkanker dan een vrouw die kinderloos blijft.
- Borstvoeding: het geven van (langer dan 1 jaar) borstvoeding reduceert het risico op borstkanker.
- OAC (orale anticonceptie): eerder werd aangetoond dat OAC vooral op jonge leeftijd (onder 40 jaar) en bij langdurig gebruik (>5 jaar) de kans op borstkanker anderhalf- tot tweemaal verhoogt. Ander onderzoek toonde aan dat 'ooit gebruiksters' een significante risicoreductie vertonen op het krijgen van uterus- en ovariumkanker, terwijl de kans op borstkanker niet werd verhoogd. Overigens wordt OAC afgeraden bij vrouwen met BRCA1- of 2-mutatie en vrouwen die eerder borstkanker hebben gehad, wegens de mogelijke risicoverhoging op borstkanker.

Ten slotte zijn er risicofactoren die de kans op borstkanker verhogen, maar die niet relevant te beïnvloeden zijn in de dagelijkse artsenpraktijk:

- Geslacht: borstkanker komt ook bij mannen voor, doch zelden. De verhouding is 150 vrouwen tegenover 1 man.
- Woonplaats/afkomst: in West-Europese landen komt borstkanker veel vaker voor dan in niet-westerse landen. Sommige bevolkingsgroepen hebben meer kans op borstkanker door hogere prevalentie van de BRCA1- of 2-mutatie (bijv. Asjkenazische joden).
- Sociaaleconomische status (SES): de deelname aan BOB is bij lagere SES iets lager. Factoren als overgewicht, roken en alcohol hebben vaak verband met SES.
- Vroege menarche of late menopauze: de verklaring van dit verband ligt hier opnieuw bij de aanwezigheid van oestrogeen. Voor elk jaar dat de menarche later valt, daalt het risico op borstkanker 5 %. Elk jaar later dat de menopauze valt, doet het risico met 3 % stijgen. Vrouwen die op jonge leeftijd een ovariëctomie ondergingen, hebben een verlaagde kans op borstkanker.

Overigens ontstaat borstkanker vaak bij patiënten die géén van genoemde risicofactoren hebben.

13.3   De rol van de huisarts bij klachten van de borsten

Een nieuw, al dan niet pijnlijk, knobbeltje in de borst is de meest voorkomende presentatie. Andere frequente klachten zijn: pijnlijke borst(en), tepelafwijkingen (tepelvloed, eczeem, ingetrokken tepel), of ontsteking (roodheid, zwelling, koorts). Bij klachtpresentatie is de kans op een mammacarcinoom afhankelijk van de leeftijd en familiaire belasting, maar ook van het soort klacht. Zo zal de kans op mammacarcinoom bij een nieuw gevoelde zwelling bij een

◘ **Tabel 13.2**	Relatie klachtpresentatie en kans op borstkanker
klacht	**geschatte kans op daadwerkelijk borstkanker**
knobbel/zwelling in borst en leeftijd <40 jaar	1 %
knobbel/zwelling in borst en leeftijd 41–55 jaar	9 %
knobbel/zwelling in borst en leeftijd >55 jaar	37 %
pijn in één of beide borsten	1–2 %
klachten van tepels	1–2 %
angst voor borstkanker	1–4 %
bruine of bloederige tepelafscheiding	10 %

vrouw van 55 jaar behoorlijk zijn, maar bij dubbelzijdige tepelafscheiding vrijwel nihil zijn. De geschatte kans op daadwerkelijk borstkanker bij klachten in de huisartsenpraktijk wordt in ◘tab. 13.2 weergegeven. De taak van de huisarts is patiënten op verantwoorde wijze gerust te stellen en tegelijkertijd op adequate wijze patiënten met borstkanker te identificeren.

Casus 1

Mevrouw Aalbers (29 jaar) komt op het spreekuur, omdat zij sinds een dag of zes een knobbel in de linker borst heeft ontdekt. Mevrouw is altijd gezond en gebruikt als medicatie alleen een levonorgestrelhoudend spiraal. Zij vertelt bang te zijn voor kanker. Recent is haar vader overleden aan een longcarcinoom. In de familie komt geen borstkanker voor. Bij onderzoek zijn er forse mammae met linksboven lateraal een gladde beweeglijke zwelling van 1 cm, zonder verdenkingen. Axillair zijn geen afwijkingen te voelen. U bespreekt met mevrouw dat nader onderzoek in eerste instantie uit een echografie zal bestaan. De uitslag van de echo laat een gladde structuur van 11 mm zien, passend bij een fibroadenoom, conclusie: BI-RADS 2. Mevrouw laat zich in eerste instantie geruststellen, maar komt drie maanden later toch met het verzoek het fibroadenoom te laten verwijderen. De PA-uitslag die volgt bevestigt het fibroadenoom. Follow-up wordt niet geadviseerd.

13.3.1 Kliniek en epidemiologie van borstafwijkingen in de huisartsenpraktijk

De meest voorkomende mamma-afwijkingen zijn:
- Cysten (ICPC X88): cysten komen vooral voor bij vrouwen tussen 35 en 55 jaar en passen bij het normale involutieproces van de borstklier. Het klachtenpatroon bij cysten kan variëren van geen tot uitgesproken klachten, vaak cyclusgebonden. Gewoonlijk zijn cysten ongecompliceerd en niet-risicoverhogend voor het ontstaan van mammacarcinoom. Vrouwen die bekend zijn met cysteuze mastopathie kunnen bij een nieuwe pijnlijke palpabele afwijking naar een radioloog gestuurd worden om de cyste onder echogeleiding te laten leegzuigen.

- Mastopathie (ICPC X18): mastopathie is vast, korrelig en hobbelig aanvoelend borstweefsel, gevoelig bij palpatie en soms spontaan pijnlijk, vooral premenstrueel. Mastopathie is geen radiologische diagnose. De incidentie is leeftijdafhankelijk. De klachten komen vooral voor bij vrouwen tussen 35 en 45 jaar. De pijn bij mastopathie wordt bestreden met geruststelling, een goed steunende BH, eventueel teunisbloemolie of NSAID's. Bij cyclische klachten kunnen OAC geadviseerd worden of juist het stoppen van OAC.
- Fibroadenoom (ICPC X88): een fibroadenoom is een meestal pijnloos fors uitgegroeide melkklier (onder invloed van hormonen), ingepakt in een kluwen van bindweefsel. De één tot vijf centimeter metende afwijking komt vooral voor bij vrouwen tussen 15 en 30 jaar, meestal in het laterale bovenkwadrant. Ruim 70 % van de palpabele afwijkingen bij vrouwen jonger dan 30 jaar is een fibroadenoom. Een fibroadenoom voelt vastelastisch aan en is vaak ovaal van vorm met een oriëntatie parallel aan de huid. Fibroadenomen hebben de neiging binnen enkele jaren spontaan te regresseren. Zij worden niet geassocieerd met een hogere kans op mammacarcinoom. Excisie is daarom niet noodzakelijk.
- Melkgangfistel (ICPC X20): patiënten presenteren zich met tepelafscheiding (waterig tot pasteus of purulent, grijsgeel tot groen van kleur) en recidiverende pijnlijke rode zwelling achter de tepel. Recidiverende retroareolaire borstontstekingen hangen samen met verstopte en verwijde melkgangen, die uiteindelijk leiden tot melkgangfistels. Pathogenese en klinisch beeld van een melkgangfistel lijken veel op hidradenitis suppurativa, de chronische ontsteking van zweetklieren. Bij beide ziektebeelden onderhoudt roken de aandoening. Behandeling bestaat uit microdochectomie (wigvormige excisie van een deel van de tepel, waarbij de fistel en aangedane melkgang worden meegenomen). Tevens wordt rookstop aanbevolen.
- Puerperale mastitis (ICPC W94): door infectie met *Staphylococcus aureus* in combinatie met stuwing of tepelkloven ontstaat een lokale roodheid gepaard met zwelling, eventueel in combinatie met koorts. Behandeling vindt plaats door rust, lokale warmte, frequenter aanleggen van de zuigeling en eventueel antibiotica. Bij ontwikkeling van een abces of blijvende klachten, ondanks adequate behandeling, vindt verwijzing naar regulier spreekuur chirurg plaats.
- Non-puerperale mastitis (ICPC X99.04): deze ontstekingen hangen samen met melkgangontstekingen en recidiveren gemakkelijk. Er ontstaat een rode meestal pijnlijke zwelling, vaak zonder koorts. Behandeling met amoxicilline/clavulaanzuur moet snel verbetering geven. Niet-genezende non-puerperale mastitis is een indicatie voor verwijzing naar de mammapoli.
- Borstkanker (ICPC X76): de diagnose borstkanker wordt bij 40 % van de nieuwe patiënten naar aanleiding van het BOB gesteld. Deze groep heeft over het algemeen geen klachten. Bij overige nieuwe patiënten wordt de diagnose naar aanleiding van klachten gesteld: meestal een pijnloze palpabele zwelling in de borst. Onregelmatigheid of slechte afgrenzing van de zwelling of vastzitten aan huid of onderlaag of combinatie met schilfering tepel duiden op kwaadaardigheid. Andere klachten kunnen zijn: huid of tepelintrekking, regionale lymfeklierzwelling, niet-genezende mastitis. Een zeldzame vorm (ongeveer 2 % van de borstkankers) is mastitis carcinomatosa. Kenmerkend is een pijnlijke gespannen borst met diffuse induratie van de huid, vaak zonder palpabele tumor. Het lijkt op erysipelas, maar koorts ontbreekt.

Casus 2

Mevrouw Berns (39 jaar) heeft gisteren een zwelling achter de linker tepel ontdekt. De zwelling is pijnlijk en geeft een gespannen gevoel. Mevrouw gebruikt geen OAC en rookt niet. In de familie komt geen borstkanker voor. Inspectie van de mammae toont geen afwijkingen. Bij palpatie valt een gladde mobiele zwelling op met een geschatte doorsnee van 2–3 cm. U bespreekt met mevrouw uw verdenking op een cysteuze afwijking. U vraagt een mammografie gecombineerd met een echografie aan, waarbij multipele cysten zichtbaar zijn: BI-RADS 2 (■tab. 13.4). Er vindt een echogeleide drainage van de cyste in de linker borst plaats, waarna de pijnklachten verdwenen zijn. U bespreekt dat zij zich bij nieuwe klachten kan melden en dat er geen reden voor screening buiten het BOB is.

13.3.2 Belangrijke punten bij de anamnese

- Presentatie: wat is de duur van de klacht, hoe is het ontdekt, is er een zwelling geconstateerd? Bij tepelafscheiding wordt gevraagd naar de kleur, hoeveelheid, dubbelzijdig voorkomen, vindt er stimulatie plaats of wordt er medicatie gebruikt. Is er een verandering van de tepelstand? Heel vaak komen patiënten al snel na het zelf ontdekken van een borstafwijking naar de huisarts, toch komt het ook voor dat er patiëntdelay ontstaan is door schaamte, angst of fatalisme.
- Risicostratificatie: het life-time risico van een vrouwelijke patiënt is hoog (12–13 %). Er zijn vele factoren die de kans op borstkanker verhogen (zie risicofactoren).
- Eerdere beeldvorming: werd deelgenomen aan het BOB? Een eerder negatief mammogram bij presentatie van klachten mag niet leiden tot diagnostisch nihilisme: een derde van de mammacarcinomen bij vrouwen tussen 50 en 75 wordt tussen de screeningsronden gevonden. Bovendien blijken deze intervaltumoren vaker een slechtere stadiëring en prognose te hebben.
- Voorgeschiedenis: werd eerder een borstverkleinende operatie uitgevoerd of werden borstprotheses geplaatst? Overigens is de aanwezigheid van een borstprothese geen contra-indicatie voor het maken van een mammografie.
- Zelfonderzoek: jarenlang werd zelfonderzoek gepropageerd als middel tot snellere detectie van mammacarcinoom. De afgelopen jaren hebben onderzoeken aangetoond dat de gemiddelde prognose van tumoren ontdekt door zelfonderzoek niet veel beter is dan van spontaan ontdekte tumoren. Tegelijkertijd bleek in de cohorten met zelfonderzoek veel vaker aanvullend onderzoek te zijn verricht, zonder dat er sprake was van een maligniteit, terwijl zelfonderzoek en aanvullende onderzoeken veelvuldig aanleiding geven tot angst. Deze factoren leidden ertoe dat er momenteel geen zelfonderzoek in de open populatie wordt gepromoot. Zelfonderzoek heeft nog wel een plaats bij bepaalde patiëntengroepen (patiënten met een aangetoonde genmutatie en na borstsparende operatie vanwege borstkanker).

— Somatische signalen en klachten, cognitie, emotie, gedrag, sociale context (SCEGS): welke ideeën en eventuele angsten heeft de patiënt zelf ten aanzien van de mogelijke diagnose? Volgens goed huisartsgeneeskundig handelen wordt bij iedere klacht de vraag verhelderd door de SCEGS uit te vragen.

Casus 3

Mevrouw Caglayan (65 jaar) presenteert zich met pijnklachten in de rechter borst. In het verleden werden meerdere fibrocysteuze afwijkingen en papillomatose vastgesteld. Op advies van de radioloog werd besloten jaarlijks een mammografie via de huisarts uit te voeren en vanaf 60 jaar te verwijzen naar het BOB. Mevrouw heeft hier op 60, 62 en 64 jaar gevolg aan gegeven. Bij lichamelijk onderzoek is er geen palpabele afwijking, waarna een expectatief beleid van vier weken wordt voorgesteld. Mevrouw geeft aan dat zij zeker een mammografie wenst, aangezien haar 60-jarige zus recent de diagnose borstkanker kreeg. Na overleg besluit u een bilaterale mammografie aan te vragen, waarbij in het laterale bovenkwadrant een 12 × 9 mm grote laesie met onscherpe begrenzingen wordt aangetoond. Aanvullend echografisch onderzoek bevestigt het vermoeden van een invasief carcinoom. Ter hoogte van de rechter axilla worden geen pathologische lymfeklieren gevonden. Classificatie BI-RADS 5.

13.3.3 Lichamelijk onderzoek

— Inspectie: er wordt gelet op vorm en symmetrie van de borsten. Verschil in borstgrootte kan fysiologisch zijn, maar kan ook wijzen op een banale ontsteking of mastitis carcinomatosa. Voor de beschrijving van een borstafwijking wordt gebruikgemaakt van een denkbeeldige indeling van de borst in vier kwadranten: boven/beneden en mediaal/lateraal. Zichtbare huidafwijkingen wijzend op een maligniteit zijn dimpling (intrekking) en peau d'orange (sinaasappelhuid).
— Palpatie: bij palpatie worden met enkele vlakke vingers draaiende bewegingen gemaakt onder lichte en nadien met meer druk. Het meeste klierweefsel bevindt zich lateraal boven, soms met een duidelijke uitloper naar de oksel. Klierweefsel voelt hobbelig aan. Op latere leeftijd wordt klierweefsel vervangen door vetweefsel. Van een palpabele zwelling wordt de grootte, de vorm (rond, ovaal), de consistentie (elastisch, vast, hard), de afgrensbaarheid (glad, grillig) en de ligging ten opzichte van de huid (los van de huid, vast aan de huid) beoordeeld. Vervolgens worden de tepelhoven en tepels beoordeeld: zijn de tepels ingetrokken, is er spontaan of na druk afscheiding en wat is hiervan de kleur. Bij het onderzoek hoort ook de opsporing van eventueel vergrote lymfeklieren in de nabije stations. Hiertoe vindt palpatie van oksels, supra- en infraclaviculaire ruimte plaats. De oksels worden gepalpeerd met de arm van de vrouw in abductiestand en tegen het lichaam aan. De supraclaviculaire ruimte kan het best in zittende houding worden gepalpeerd.

Casus 4

Mevrouw Dekker (45 jaar) komt op het spreekuur naar aanleiding van witte tepelvloed rechts. Bij onderzoek zijn er geen palpabele afwijkingen, waarna u een expectatief beleid voorstelt. Een halfjaar later meldt zij dat de tepelafscheiding nu een bruinbloederige kleur heeft, waarna u haar verwijst naar de mammapoli. De chirurg beschrijft beiderzijds fibroglandulair weefsel met diffuus niet-geclusterde microcalcificaties. Aanvullend echografisch onderzoek rapporteert beiderzijds ductectasieën, gevuld met débris (BI-RADS 3). Een controle zes maanden later toont een ongewijzigd beeld, waarna de chirurg een conusexcisie verricht. De PA-uitslag meldt: ductectasieën en LCIS (lobulair carcinoma in situ van de mamma). Een jaarlijkse mammografie wordt geadviseerd. Na het derde jaar vermeldt mevrouw tepelintrekking links. Mammografisch worden geen afwijkingen gevonden. De chirurg stelt een expectatief beleid voor. Twee jaar later meldt mevrouw bruinrode afscheiding uit de linker tepel zonder palpabele afwijkingen. Mevrouw is de klachten beu en wil opnieuw verwijzing naar de chirurg. Er wordt nu een conusexcisie met driemaal microdochectomie verricht in verband met drie fors uitgezette melkgangen. De PA is benigne.

13.3.4 Aanvullend onderzoek

Aanvullend onderzoek beschikbaar voor de huisarts zijn echografie van de borsten en mammografie en in toenemende mate de tomosynthesemammografie. Indicaties voor MRI-mammae dienen in de tweede lijn gesteld te worden. Voor cytologisch of histologisch onderzoek (triple-diagnostiek) is ook verwijzing naar de tweede lijn nodig. Onder triple-diagnostiek (drieslagdiagnostiek) wordt de combinatie van lichamelijk onderzoek (palpabele mammatumor), mammografie en cytologische of histologische diagnostiek verstaan. De triple-diagnostiek is een betrouwbare aanpak voor het aantonen van mammacarcinoom (de gecombineerde sensitiviteit is 97 %).

Een goede verslaglegging begint bij een goede aanvraag. Deze dient de klacht, het risicoprofiel, de voorgeschiedenis alsmede de bevindingen bij lichamelijk onderzoek te bevatten.

- *Mammografie*: bij een patiënte met een palpabele afwijking is mammografie de basisbeeldvorming. De sensitiviteit voor mammacarcinoom ligt rond 85 % en specificiteit rond de 88 %. De sensitiviteit van mammografie neemt toe met de leeftijd: op jonge leeftijd is er actief dicht klierweefsel ('dense' melkklieren kleuren, evenals maligniteiten, wit op de röntgenfoto) waardoor afwijkingen niet goed zichtbaar zijn. Op latere leeftijd wordt klierweefsel omgezet in vetweefsel en worden afwijkingen beter zichtbaar. Een mammografie bestaat uit twee opnamen (twee richtingen) per borst. Voor het maken van goede foto's is compressie van enkele seconden nodig, wat pijnlijk kan aanvoelen voor de vrouw. Een mammografie wordt daarom bij voorkeur in de eerste helft van de cyclus uitgevoerd bij een premenopauzale vrouw.
- *Tomosynthesemammografie*: tegenwoordig vindt vervanging van gewone mammografie plaats door tomosynthese. Hierbij worden driedimensionale (3D-)beelden gemaakt. Voordeel van deze techniek is dat er minder last van overprojectie van weefsel is, wat borstkanker kan maskeren. De sensitiviteit en specificiteit zijn hoger dan bij een conventionele mammografie. Een nadeel is de grotere stralenbelasting.

◼ Tabel 13.3	Codering densiteit		
code	omschrijving	mate densiteit	beoordeelbaarheid
a	de borst bestaat vrijwel volledig uit vetweefsel	<25 % klierweefsel	zeer goed
b	verspreide velden fibroglandulair weefsel	25–50 % klierweefsel	goed
c	heterogeen verspreide velden fibroglandulair weefsel	51–75 % klierweefsel	matig
d	zeer dens klierweefsel	>75 % klierweefsel	slecht

— *Echografie mammae*: echografie is het meest patiëntvriendelijke onderzoek, omdat het pijnloos is. Echografie heeft echter een lage sensitiviteit voor het aantonen van een mammacarcinoom, doordat het microcalcificaties niet goed visualiseert. Een echografie kan wel uitstekend een cyste onderscheiden van een vaste nodus. Cysten kunnen de oorzaak zijn van pijnlijke palpabele afwijkingen. De diagnose kan gesteld worden op basis van alleen echografie. Punctie kan worden verricht ter ontlasting. Pathologisch onderzoek van het aspiraat is niet geïndiceerd. Ook is bij een jonge patiënte (<30 jaar) de diagnose fibroadenoom met echografie te stellen. Bij symptomatische vrouwen die zwanger zijn of borstvoeding geven is echografie ook het onderzoek van eerste keuze. Daarnaast wordt echografie als additioneel onderzoek uitgevoerd ter nadere karakterisering van een mammografische afwijking.

In het verslag van een mammografie wordt de densiteit besproken. Dit is een maat voor de beoordeelbaarheid (◼tab. 13.3). Verder wordt gebruikgemaakt van het Breast Imaging Reporting and Data System (de BI-RADS-classificatie) (◼tab. 13.4). Het verslag wordt afgesloten met een conclusie en een advies.

Casus 5

Mevrouw Van Eldik (36 jaar) bezoekt het spreekuur in verband met één week geleden ontdekt pijnloos knobbeltje in de rechter borst. Mevrouw heeft vier jaar geleden een mamma-augmentatie ondergaan met siliconen prothesen. Bij onderzoek voelt u een klein korreltje oppervlakkig in het bovenste buitenste kwadrant, zonder duidelijke verdenkingen. Een mammografie is niet beoordeelbaar door superpositie van de aanwezige prothesen. Een aanvullende echo laat een 5 mm solide laesie in het subcutane vetweefsel zien, direct op de prothese: BI-RADS 4. De PA-uitslag na een echogeleide naaldbiopsie laat geen maligniteit zien. Er wordt geadviseerd de echo na drie maanden te herhalen. Bij herhaling is er groei en een excisiebiopt bevestigt maligniteit.

◻ **Tabel 13.4**   BI-RADS-classificatie

eindcategorie	omschrijving	advies
BI-RADS 0	onvolledig onderzoek (vooral bij bevolkingsonderzoek, alwaar geen aanvullende echo mogelijk is)	aanvullend onderzoek
BI-RADS 1	normaal, geen commentaar	geruststelling, cave fout-negatieve bevindingen
BI-RADS 2	eenduidig benigne (cyste, fibroadenoom)	geruststelling, cave fout-negatieve bevindingen
BI-RADS 3	waarschijnlijk benigne	kans op maligniteit <2 %, follow-up (herhaling onderzoek na 6 maanden) of biopsie
BI-RADS 4	waarschijnlijk maligne, verdacht, maar laesie is niet klassiek	kans op maligniteit >2 %, verwijzing naar mammapoli
BI-RADS 5	zeer verdacht voor maligniteit	kans op maligniteit >95 %, verwijzing naar mammapoli

13.3.5 Conclusies

De indicaties voor het aanvragen van aanvullend onderzoek door de huisarts zijn afhankelijk van de hulpvraag, de anamnese, bevindingen bij lichamelijk onderzoek en de leeftijd van de patiënt. De huisarts verwijst in ieder geval voor beeldvormende diagnostiek bij:

- een gelokaliseerde palpabele afwijking zonder aanwijzingen voor maligniteit;
- langer dan zes weken bestaande gelokaliseerde pijn of gevoeligheid in één borst zonder knobbeltje of palpabele afwijking;
- diffuus knobbelig klierweefsel met klachten van mastopathie.

Standaard wordt een mammografie aangevraagd. Aanvullend onderzoek bij vrouwen <30 jaar en/of vrouwen die zwanger zijn of borstvoeding geven is echter bij voorkeur een echografie. Bij siliconen prothesen geniet de combinatie van mammografie en echografie de voorkeur.

De huisarts verwijst naar een mammapoli als er sprake is van door klinisch borstonderzoek geobjectiveerde symptomatologie, zoals:

- aanwijzingen voor maligniteit (een verdachte zwelling, maar ook ieder knobbeltje bij een postmenopauzale vrouw, een huid- of tepelintrekking, een verdachte lymfeklierzwelling);
- lokale palpabele afwijking met verdacht mammogram;
- persisterende klachten (>3 maanden) met niet-verdacht mammogram;
- niet-genezende (non-)puerperale mastitis;
- bruine of bloederige tepelvloed.

13.4   De rol van de huisarts bij verwijzing naar de specialist

---

Casus 6

Mevrouw Faber (78 jaar) heeft tot haar 75e jaar trouw het BOB bezocht. Nu heeft zij een afspraak gemaakt vanwege een intrekking van de linker borst. Zij geeft zelf aan borstkanker te vermoeden. Bij onderzoek ziet u een peau d'orange en voelt een harde zwelling van ruim 3 cm doorsnee. U bevestigt haar vermoeden van borstkanker en stelt nadere diagnostiek voor via de dichtstbijzijnde mammapoli. Na dit onderzoek blijkt zij een invasief ductaal carcinoom te hebben. Mevrouw krijgt de keuze uit lumpectomie met nabestraling of een mastectomie. Mevrouw voelt het meest voor een mastectomie, maar wil graag ook uw mening horen.

De huisarts heeft een belangrijke rol bij verwijzing van een patiënte met een verdenking op borstkanker naar het ziekenhuis. Aandachtspunten bij een verwijzing zijn:

— De keuze van het ziekenhuis met een mammapoli, een samenwerkingsverband van radiodiagnost, chirurg, patholoog-anatoom en mammaverpleegkundige. In Nederland zijn twee gespecialiseerde kankercentra (Daniel den Hoed en Antoni van Leeuwenhoek Ziekenhuis), acht academische centra en sinds 2013 één borstkankerziekenhuis (Alexander Monro Borstkankerziekenhuis). Perifere ziekenhuizen behandelen het grootste aantal patiënten. Voor de behandeling van borstkanker bestaan kwaliteitsnormen. Eén daarvan is de volumenorm (ten minste 50 borstkankeroperaties per jaar). De Borstkankervereniging Nederland (BVN) heeft een online keuzehulp met informatie over het zorgaanbod van ziekenhuizen en patiëntervaringen (▶ www.monitorborstkankerzorg.nl). In België kan elk ziekenhuis in theorie borstkankerpatiënten behandelen. De keuze van het ziekenhuis wordt in de praktijk meestal geografisch bepaald. Er wordt daarnaast gewerkt met zorgprogramma's, die als een soort kwaliteitslabel gezien kunnen worden. Specifieke volumenormen worden op federaal niveau opgelegd om het label 'zorgprogramma borstkanker' te verkrijgen. Onderscheid kan gemaakt worden tussen coördinerende borstkliniek en satelliet borstkliniek, waarbij eerstgenoemde vaak als moederziekenhuis fungeert ten opzichte van de satelliet borstklinieken. Hierdoor kunnen grote reisafstanden voor behandeling vermeden worden.

— Bespreek wat globaal de werkwijze op de mammapoli is bij verdenking op een maligniteit.

— Maak afspraken over vervolgcontact en bij wie het initiatief ligt. Vervolgcontact geeft de mogelijkheid om steun te bieden bij het verwerken van de diagnose en bij beslissingen nemen in het behandelplan. De keuzehulp borstkanker op ▶ www.thuisarts.nl kan hierbij consultondersteunend zijn. Door contact te houden toont de huisarts betrokkenheid, wat goede nazorg bevordert.

— Het is belangrijk dat de huisarts snel wordt geïnformeerd over de diagnostiek, typering, stadiëring en voorgenomen behandeling door de specialist. De tevredenheid van de patiënt omtrent de behandeling neemt toe bij een goede communicatie tussen huisarts en specialistenteam.

13.5 Stadiëring en behandeling van borstkanker bij de specialist

Bij het aantonen van maligne cellen in de biopsie zal zowel een lokale stadiëring als een stadiëring op afstand plaatsvinden. Dit bestaat uit radiografisch onderzoek van thorax, abdomen en aanvullende botscan. Indien de aanvullende onderzoeken geen afwijkingen op afstand aantonen, is er sprake van lokale of regionale ziekte.

Op basis van de histologie wordt onderscheid gemaakt naar de verschillende typen borstkanker:

- invasief ductaal carcinoom (uitgaande van een melkgang) 85 %;
- invasief lobulair carcinoom (uitgaande van een melkklier) 10 %;
- DCIS (ductaal carcinoom in situ) 2,5 %;
- LCIS (lobulair carcinoom in situ) 2,5 %;
- ziekte van Paget 3 %;
- zeldzamere vormen (tubulair carcinoom, mastitis carcinomatosa, phyllodestumor, medullair/papillair/mucineus mammacarcinoom, angiosarcoom).

Bij carcinoma in situ blijft de tumor beperkt tot de klierstructuren van de borst of infiltreert niet in de lamina basalis, en is er geen mogelijkheid tot metastasering op afstand. Bij invasieve borstkanker groeit de tumor door de lamina basalis in het omliggende steunweefsel met mogelijkheid tot metastasering. Het DCIS, vaak zichtbaar als microcalcificaties op de mammografie, wordt gezien als een voorstadium van invasieve borstkanker. Sinds de invoering van het BOB is het aandeel DCIS toegenomen.

De initiële chirurgische behandeling bestaat bij ongeveer twee derde van de patiënten uit een lumpectomie (mammasparende therapie: MST). Deze behandeling wordt steeds gecombineerd met radiotherapie. Bij een derde van de patiënten is een mamma-amputatie (ablatie) geïndiceerd. Mammachirurgie gebeurt bij voorkeur in combinatie met een schildwachtklierprocedure en/of een okselkliertoilet. Daarnaast is een directe of een latere mammareconstructie mogelijk.

De indicatie voor nabehandeling wordt bepaald in een multidisciplinair overleg (MDO), meestal na het uitvoeren van de chirurgische behandeling. De eventuele nabehandeling wordt immers niet alleen door de stadiëring bepaald maar minstens evenveel door de tumorkarakteristieken.

Het MDO-verslag dient de volgende items te vermelden:

- Soort tumor: ductaal of lobulair carcinoom of zeldzamere vorm, invasief of in situ.
- De TNM-classificatie: de T-waarde is gerelateerd aan de grootte van de tumor, de N-waarde correleert met het aantal positieve lymfeklieren en de M-waarde correleert met af- of aanwezigheid van metastasen op afstand. Voor beschrijving waarden zie
  ▶ www.oncoline.nl.
- Differentiatiegraad van de tumor: er wordt onderscheid gemaakt naar goed, matig en slecht gedifferentieerde tumoren.
- Snijrand: aan- of afwezigheid van vrije snijrand.
- Receptoren: aan- of afwezigheid van oestrogeen- en/of progesteronreceptoren en/of overexpressie van de humane epidermale groeifactor receptor (HER2). Indien deze factoren alle drie negatief zijn, spreekt men van een triple-negatieve borstkanker.

- Delingsactiviteit: Ki-67 is een eiwit dat geassocieerd is met cellulaire proliferatie, hoe hoger de Ki-67 hoe slechter de prognose.
- Aan- of afwezigheid van andere tumoren, DCIS of LCIS in het resectiepreparaat.
- Familiaire belasting en/of genetische risicofactoren.

Na het bepalen van de TNM-classificatie, wordt een stadium vastgesteld dat correleert met de kans op recidief. Er zijn vier stadia, waarbij 0 staat voor carcinoma in situ en 4 gelijkstaat aan een gemetastaseerde ziekte en dus een palliatief beleid impliceert. Patiënten met borstkanker stadium 1 tot en met 3 hebben een lokale tot regionale ziekte en komen in aanmerking voor eventueel adjuvante therapie met curatieve opzet. Het doel van adjuvante therapie is het bestrijden van occulte metastasen.

Door het afwegen van de hiervoor beschreven kenmerken wordt een risicostratificatie opgemaakt. Hierbij kan gebruikgemaakt worden van online tools zoals ▶www.adjuvantonline.com. Bij hormoongevoelige tumoren kan door middel van genexpressieprofielen (bijvoorbeeld Mammaprint of Oncotype DX) een nog preciezer risico worden berekend. Verder wordt door de oncoloog rekening gehouden met de algemene toestand, leeftijd en familiaire belasting van de patiënte, waarna een voorstel wordt geformuleerd over al dan niet aanvullende chemo-, hormonale en radiotherapie. Deze therapieën hebben als doel het risico op lokaal recidief of metastasen te reduceren.

Adjuvante therapie omvat:
- Radiotherapie: ter hoogte van de borst en/of oksel, met als doel een risicoreductie van lokaal recidief. Er zijn diverse schema's met verschillen in bestralingsveld, aantal fracties en dosis.
- Chemotherapie: verschillende schema's worden gebruikt zoals epirubicine en cyclofosfamide (EC), adriamycine en cylcofosfamide (AC), docetaxel of paclitaxel. Globaal duurt chemotherapie zes maanden en gaat deze gepaard met een aantal typische bijwerkingen zoals haarverlies, misselijkheid en/of braken en vermoeidheid.
- Behandeling gericht tegen HER2-receptor: bij aanwezigheid van overexpressie van deze receptor is trastuzumab de standaardbehandeling. Dit wordt toegediend op subcutane of intraveneuze wijze, de tolerantie is over het algemeen zeer goed. Reversibele cardiomyopathie is een mogelijke bijwerking en dient opgespoord te worden. In de toekomst lijkt een combinatie van trastuzumab en pertuzumab een optie.
- Hormonale therapie bij aanwezigheid van hormoonreceptor: deze orale geneesmiddelen worden naargelang het risico op recidief vijf of tien jaar toegediend.
- Bisfosfonaten: recente studies lijken een overlevingsvoordeel aan te tonen bij het toedienen van bisfosfonaten aan postmenopauzale patiënten.

Neoadjuvante therapie omvat chemo/systeemtherapie die voorafgaat aan chirurgie met als doel een grote tumor resectabel te maken of om alsnog in aanmerking te komen voor mammasparende therapie.

13.6 De rol van de huisarts bij de begeleiding van patiënt en familie tijdens de behandeling van de specialist

Vrouwen met borstkanker consulteren de huisarts twee tot vijf jaar na de diagnose ongeveer 25 % meer dan hun leeftijdgenoten, vaak vanwege klachten gerelateerd aan de behandeling. De huisarts kan bijdragen aan een betere prognose en kwaliteit van leven door voorlichting te

geven over het belang van goede voeding en beweging. De huisarts heeft tijdens de behandelfase aandacht voor somatische, psychische en sociale aspecten en (terugkeer naar) werk. Een
methode om een patiënt een consult te laten voorbereiden is een LAST-meter te laten invul-
len (▶ www.lastmeter.nl of ▶ www.oncoline.nl).

Algemene kankergerelateerde klachten, zoals vermoeidheid, conditieproblemen, slaap-
stoornissen, emotionele problemen, angst en bezorgdheid, seksuele problemen, relatieproble-
men, gezinsproblemen en werkproblemen, kunnen voorkomen. De meeste worden in andere
hoofdstukken besproken.

13.6.1 Borstkankerspecifieke klachten

Lymfoedeem

Na okselklierdissectie en/of radiotherapie is er verminderde lymfeafvoer en ontstaat lymfoedeem. Dit komt meestal in de arm voor, maar kan ook op de thoraxwand voorkomen (borst
en rug). Het lymfoedeem geeft klachten van zwaartegevoel, functieverlies, pijn, tintelingen.
Lymfoedeem predisponeert voor erysipelas, wat ook weer leidt tot toename van het lymfoedeem. Na okselklierdissectie komt lymfoedeem voor bij ongeveer 30 % van de vrouwen. Bij
ongeveer een derde van deze vrouwen is er sprake van ernstig oedeem, dan is de omvang van
de ene arm >10 % groter dan de andere. Een plotse toename (ook na jaren) van lymfoedeem
kan wijzen op een lokaal recidief, wat een reden voor nadere diagnostiek is.

Vrouwen met klachten van lymfoedeem worden verwezen naar een oedeemtherapeut.
De therapie bestaat uit manuele lymfedrainage en compressietherapie (aangemeten elastische
kous voor arm of hemd bij thoraxoedeem).

Van oudsher wordt vrouwen met lymfoedeem geadviseerd de aangedane arm te ontzien
bij medische handelingen zoals inbrengen van infuus of bloeddrukmeting. Recent onderzoek
toonde echter aan dat deze ingrepen geen extra risico op lymfoedeem met zich meebrengen
en dat van het huidige beleidsadvies mag worden afgezien.

Schouderklachten

Schouderklachten treden vooral op na okselklierdissectie. De klachten zijn gelijk aan een fro-
zen shoulder en bestaan uit bewegingsbeperking, spierkrachtverlies en pijn, en vermindering
van het activiteitenniveau. De schouderbewegingen na de operatie worden vaak vermeden uit
angst dat de wond opengaat of hechtingen zullen loslaten. Normaal gebruik van de arm en
schouder, zoals tillen en sporten (zwemmen, tennis), wordt na een mammaoperatie aanbevolen. Ongeveer 20 % van de patiënten blijft last houden van een kleine of matige beperking in
de schouder.

Tijdens een okselklierdissectie wordt soms de nervus intercostobrachialis beschadigd. Dit
kan leiden tot sensibiliteitsverlies en pijnklachten rond de oksel, het zogenoemde postmastec-
tomiepijnsyndroom. De klachten kunnen bestaan uit hyperpathie (branden) en hyperesthesie
(overgevoeligheid) of juist ongevoeligheid. Medicamenteuze behandeling is soms nodig, bijvoorbeeld met pregabaline, amitriptyline of gabapentine. Soms is verwijzing naar een pijn-
poli nodig. Aanvullende behandelmethoden kunnen transcutane elektrische neurostimulatie
(TENS) of een zenuwblokkade zijn.

> **Casus 7**
>
> Op 39-jarige leeftijd presenteert mevrouw Groeneveld een enkele maanden geleden ontdekt niet-groeiend bultje in de rechter borst. In de familie is een tante rond 45-jarige leeftijd overleden door borstkanker. Bij onderzoek wordt een 1 cm grote zachtelastische zwelling los van de ondergrond opgemerkt. Een mammografie heeft als uitslag: matige beoordeelbaarheid klasse c. Een aanvullende echografie laat twee mammografisch occulte laesies zien, beide verdacht voor maligniteit, classificatie BI-RADS 5. De stadiëring van het matig gedifferentieerd ductaalcarcinoom is T1(multifocaal)N1(2 okselklieren positief). Zowel de oestrogeen- als progesteronreceptor is positief en ook de HER2 is positief. Het behandeladvies is complex en er zijn diverse keuzemogelijkheden. Er vindt ablatie van de rechter mamma plaats met directe reconstructie door middel van een prothese. Er volgt adjuvante chemotherapie en vijf jaar anti-oestrogeenbehandeling. Na een jaar meldt mevrouw klachten van pijn en gevoeligheid in de rechter oksel en op de thorax. Na een second opinion in een ander ziekenhuis volgt behandeling op de pijnpoli in verband met beschadiging aan de nervus intercostobrachialis.

Bijwerkingen van medicatie (antihormonale therapie) en overgangsklachten

Bij hormoongevoelige tumoren draagt antihormonale therapie bij aan een betere prognose. Welke hormoonbehandeling wordt voorgeschreven hangt af van de pre- of postmenopauzale status van de patiënte. De behandeling duurt meestal vijf jaar, maar de tendens tot tien jaar wordt binnenkort misschien de nieuwe standaard.

- Selectieve oestrogeenreceptormodulatoren (tamoxifen) hebben een agonistisch effect op de oestrogeenreceptoren van skelet en lever, een antagonistisch effect op de oestrogeenreceptoren van het borstweefsel, en een partieel agonistisch effect op het endometrium. Ze worden bij zowel pre- als postmenopauzale patiënten voorgeschreven. Tamoxifen vermindert de kans op een lokaal recidief en de kans op een nieuwe borstkanker met 30–50 %. Tamoxifen wordt meestal gedurende vijf jaar voorgeschreven. In toenemende mate wordt na twee à drie jaar overgeschakeld op aromataseremmers, indien de patiënt tijdens de behandeling blijvend postmenopauzaal wordt. Premenopauzale patiënten moeten bij gebruik van tamoxifen ook anticonceptie blijven gebruiken. Tamoxifen wordt eenmaal daags toegediend en heeft een gunstig bijwerkingenprofiel. Mogelijke bijwerkingen zijn de bekende overgangsklachten zoals flushes, gewichtstoename, vaginale droogte en vaginaal bloedverlies of depressiviteit. Er is een licht verhoogde kans op trombose en daarom is tamoxifen relatief gecontra-indiceerd bij trombose in de voorgeschiedenis. Door hyperplasie van het endometrium kan tamoxifen tot baarmoederkanker leiden. Bij vaginaal bloedverlies worden een uitstrijkje en vaginale echo geadviseerd.
- Aromataseremmers (letrozol, anastrozol, exemestan) inhiberen of inactiveren het enzym aromatase en remmen zo de oestrogeensynthese. Bij postmenopauzale vrouwen zijn aromataseremmers eerste keuze vanwege de betere effectiviteit. Bijwerkingen zijn misselijkheid, hoofdpijn, verminderde eetlust, gewrichtspijn en stijfheid. Aromataseremmers kunnen botontkalking induceren, in tegenstelling tot tamoxifen dat juist beschermt tegen botontkalking.

Het risico op botontkalking wordt over het algemeen vanuit de kliniek gemonitord door middel van botdichtheidsmetingen en behandeling met bisfosfonaten. Huisartsen kunnen voldoende beweging, voldoende buitenlucht en dagelijkse inname van 20 mcg vitamine D adviseren ter preventie van osteoporose.

De bijwerking vaginale droogheid en atrofische vaginitis komt vaak voor na behandeling van borstkanker. Oestrogeenbevattende crèmes zijn gecontra-indiceerd. Eventueel kunnen niet-hormonale vochtinbrengende crèmes en glijmiddel geadviseerd worden.

Flushes zijn een direct gevolg van een (plots) verlaagde oestrogeenspiegel. Oestrogenen in lage dosering vergroten slechts gering de kans op het krijgen van borstkanker, maar kunnen vooral een bestaande tumor een extra groeiprikkel geven, ook bij oestrogeen-negatieve tumoren. HST is daarom absoluut gecontra-indiceerd na borstkanker. Behandeling van opvliegers bestaat vooral uit acceptatie en niet-medicamenteuze adviezen. Daarnaast blijken venlafaxine en clonidine effectieve middelen bij patiënten met borstkanker.

Casus 8

Mevrouw Van Heeten (75 jaar) bleek bij het BOB in aanmerking te komen voor aanvullend onderzoek (BI-RADS 0). Er werd op twee plaatsen in de linker borst kanker vastgesteld (multifocaal ductaal carcinoom, grootste was 11 mm, schildwachtprocedure oksel, geen metastasen of tumorcellen, classificatie T1N0). Om deze reden volgde mastectomie links. Nadere typering van de tumor gaf aan dat oestrogeenreceptor positief was, de progesteronreceptor en HER2-status waren negatief. Advies voor nabehandeling bestond uit tamoxifen (met na 2–3 jaar switch naar aromataseremmer). Een halfjaar na de start van tamoxifen kreeg mevrouw toenemende klachten van jeuk en droge huid, ondanks smeren van cetomacrogolcrème. In overleg met de oncoloog vond een switch van tamoxifen naar letrozol plaats. Na drie maanden kreeg mevrouw duizeligheidsaanvallen, klachten van futloosheid en depressieve stemming. Mevrouw is vanwege de stemmingsproblemen niet meer gemotiveerd om letrozol in te nemen, ondanks het herhaald benadrukken dat met dit middel de recidiefkans tot 25 % afneemt.

Gewichtstoename

Na behandeling voor borstkanker neemt het lichaamsgewicht van de meeste vrouwen toe. De redenen hiervoor zijn verminderde beweging door het intensieve behandelingstraject in het eerste jaar na diagnose, chronische vermoeidheid, stemmingsproblemen en het vervroegd of versneld in de overgang komen. Het blijkt dat gewichtstoename ongunstig is voor de kans op recidief. Daarnaast is gewichtstoename ongunstig door verhoging van het risico op cardiovasculaire problemen. Huisartsen hebben een taak in de voorlichting ten aanzien van deze risico's en advisering en stimulering van gezond gedrag.

Casus 9

Op 64-jarige leeftijd wordt bij mevrouw Ibes, na een BI-RADS 5-afwijking bij het BOB, een T1N1 slecht gedifferentieerd, hormoonrecepter negatief, HER2-positief ductaal carcinoom vastgesteld. De behandeling bestaat uit ablatie en adjuvante chemotherapie met doxorubicine-cyclofosfamide-docetaxel en trastuzumab. Mevrouw heeft als voornaamste klacht een gestage gewichtstoename, van 72 kg voor de borstkanker tot 82 kg twee jaar later. Mevrouw wordt gemotiveerd om ondanks haar pijnklachten en haar verminderd uithoudingsvermogen toch te gaan bewegen. Zij kiest voor vijfmaal per week een halfuur bewegen bij een plaatselijke sportschool. Na een jaar weegt zij 79 kg en voelt zij zich veel fitter.

Problemen met anticonceptie

Bij premenopauzale vrouwen met anticonceptiewens en borstkanker in de voorgeschiedenis zijn hormonale anticonceptiva (OAC-pil, -pleisters en vaginale ring) gecontra-indiceerd. Naast condooms of sterilisatie van patiënt of de partner kan wel een koperhoudend spiraaltje geadviseerd worden. Bij hormoonreceptor-negatieve tumoren kan in overleg met de behandelend oncoloog een levonorgestrelhoudend spiraaltje geplaatst worden.

BRCA1/2-mutatiedraagsters en hun dochters kunnen bij de huisarts terecht voor vragen over anticonceptie. Gebruik van OAC leidt tot een licht verhoogd risico op borstkanker tijdens gebruik, maar dit risico is zeer beperkt bij gebruik voor het 25e jaar, ook bij de BRCA1/2-mutatiedraagster. Na het 25e levensjaar wordt OAC bij deze patiënten afgeraden. Aangezien er geen gegevens zijn over een levonorgestrelhoudend spiraaltje bij gezonde BRCA1/2-mutatiedraagsters kan er geen harde uitspraak gedaan worden over de veiligheid.

Casus 10

Mevrouw Jacobs (37 jaar, para 2) is BRCA1-mutatiedraagster. Zij staat ambivalent ten aanzien van screeningsadviezen en heeft daarom nog niet besloten of zij een ovariëctomie wenst. Nu er een nieuwe partner is, komt zij met de vraag naar passende anticonceptie. U bespreekt dat OAC's gecontra-indiceerd zijn en dat een levonorgestrelhoudend spiraaltje liever ook niet gebruikt wordt. Op grond van deze informatie besluit zij opnieuw contact op te nemen met de polikliniek voor erfelijke tumoren. Na counseling aldaar besluit zij tot ovariëctomie.

13.7   De rol van de huisarts bij het controletraject na genezing

Steeds meer vrouwen overleven borstkanker. Ondanks de verbeterde prognose en vooruitgang in de behandeling, is er nog steeds sprake van een sterke relatie tussen behandelmogelijkheden en het stadium waarin de ziekte wordt aangetroffen. De stijging van het percentage overlevenden komt deels door vroegere opsporing en deels door betere behandeling. Het aandeel patiënten dat adjuvante therapie krijgt is in de loop der jaren gestegen tot zo'n 60 %. De vijfjaarsoverleving voor vrouwen die de diagnose borstkanker kregen tussen 1989 en nu, is gestegen van 77 % naar 87 % (◗tab. 13.5). Momenteel is de vijfjaarsoverleving van patiënten met tumoren <1 cm niet verlaagd ten opzichte van de populatie.

In een doorsnee huisartsenpraktijk worden ieder jaar gemiddeld twee nieuwe gevallen van borstkanker vastgesteld. Het aantal vrouwen met de diagnose borstkanker in de voorgeschiedenis zal in een doorsnee praktijk ongeveer 20 à 25 zijn. Al deze vrouwen dienen een episode met probleemstatus ICPC X76 in het HIS te hebben en zijn hierdoor gemakkelijk te identificeren. Deze ICPC moet automatisch de contra-indicatie mammacarcinoom in het digitaal medicatievoorschrijfsysteem activeren, zodat bij voorschrijven van bijvoorbeeld OAC een waarschuwing verschijnt.

Na de initiële behandeling voor borstkanker vindt nacontrole bij de specialist plaats. Deze controles hebben diverse doelen:

- beoordeling en evaluatie van de behandeling;
- detectie van lokaal of regionaal recidief (respectievelijk borstkanker in het eerdere operatiegebied of de borstwand of lymfeklierstations);
- opsporing van een tweede tumor, ook in de andere borst;
- aandacht voor psychosociale gevolgen;
- opsporing van metastasen op afstand is géén actief onderdeel van de controle, maar vindt wel plaats bij aanwezigheid van klinisch-anamnestische aanknopingspunten.

◘ Tabel 13.5   Overleving na borstkanker (Bron IKNL-cijfers over kanker, ▶ www.zorgkwaliteit.be)

	vijfjaarsoverleving	tienjaarsoverleving
1989–1993	77 %	64 %
1994–1998	80 %	69 %
1999–2003	84 %	73 %
2004–2007	86 %	75 %
2008–2012	87 %	77 %

Het recidiefpercentage na behandelde borstkanker is 20 à 30 %. Driekwart van de recidieven is lokaal. De meeste lokale en regionale recidieven ontstaan binnen drie à vijf jaar na de initiële tumor (60 % binnen 3 jaar), maar ook na veel langere tijd kunnen recidieven optreden. De kans op een recidief is afhankelijk van diverse factoren: leeftijd, grootte en stadium van de primaire tumor, soort behandeling (mastectomie of borstsparende heelkunde), eerdere positieve lymfeklieren en aan- of afwezigheid van tumormarkers. Recidieven worden deels tijdens controles door de behandelend arts ontdekt, maar een groot deel van de recidieven wordt door de patiënte zelf ontdekt. Een groot deel van deze patiënten zal zich in eerste instantie tot de huisarts wenden. Een recidief is nooit gunstig voor de prognose, maar er blijft kans op volledige genezing bij locoregionaal recidief. De vijfjaarsoverleving daalt hierbij tot 40 à 65 %.

Casus 11

Op 51-jarige leeftijd komt mevrouw Karadavut met een zelf ontdekte pijnloze intrekking van de rechter borst. Na onderzoek wordt een mastectomie verricht met een directe reconstructie in verband met ductaal carcinoom. Nadien ontstaat lymfoedeem in de oksel en arm, waarvoor mevrouw behandeld wordt met manuele lymfedrainage en een elastische kous. Na vijf jaar worden de jaarlijkse controles aan de huisarts overgedragen. Jaarlijkse palpatie van de andere borst en mammografie vinden plaats. Vanaf 60 jaar zou mevrouw naar het BOB kunnen gaan, maar op haar verzoek blijft u mevrouw nu tweejaarlijks opvolgen. In het veertiende jaar na de primaire behandeling komt mevrouw met klachten van overmatig zweten, een verandering van de rechter borst, alwaar de prothese zit, en een verdikking van de rechter arm. Na verwijzing naar de chirurg blijkt er sprake te zijn van een kapotte prothese en tumorgroei van een klier in de oksel en supraclaviculair. Verdere beeldvorming laat geen afwijkingen zien. De oncoloog noemt dit een recidief van de tumor (en geen gemetastaseerde ziekte). De behandeling bestaat uit okselkliertoilet, nabestraling en anti-oestrogeenbehandeling.

Het opsporen van een nieuwe tweede tumor blijft een belangrijk onderdeel van de controles na eerdere behandeling voor borstkanker. Ongeveer 20 % van de vrouwen met een voorgeschiedenis van borstkanker krijgt te maken met een tweede tumor. De screening van deze groep patiënten vindt volgens een vast schema plaats. Hierbij wordt onderscheid gemaakt tussen patiënten met en zonder BRCA1/2-mutatie, de leeftijd en de duur na de initiële behandeling. De eerste vijf jaar na diagnose vindt jaarlijkse detectie bij de specialist plaats. Patiënten die een mastectomie hebben ondergaan en inmiddels ouder zijn dan 60 jaar kunnen vijf jaar na de primaire behandeling door de specialist worden terugverwezen naar het BOB. Patiënten die een

□ Tabel 13.6 Nacontrole na eerdere behandeling voor borstkanker (vet en cursief = patiëntengroepen waarbij de huisarts een rol in de nacontrole kan spelen)					
tijdsverloop na behandeling	leeftijd ten tijde controle	status na behandeling met	regie	klinisch onderzoek (palpatie) frequentie	mammografiefrequentie
eerste 5 jaar na diagnose	alle leeftijden	alle behandelmethoden	specialist	jaarlijks	jaarlijks
ten minste 5 jaar na diagnose	<60 jaar	na mammasparende therapie	specialist	jaarlijks	jaarlijks
		na mastectomie	specialist	geen	jaarlijks
	60–75 jaar	*na mammasparende therapie*	*huisarts*	*jaarlijks*	*eens per 2 jaar*
		na mastectomie	*bevolkingsonderzoek borstkanker*	*geen*	*eens per 2 jaar*
	>75 jaar	*alle behandelmethoden*	*controle overwegen te staken*	*geen*	*geen*

borstsparende operatie hebben ondergaan en inmiddels ouder zijn dan 60 jaar kunnen vijf jaar na de primaire behandeling worden terugverwezen voor jaarlijkse palpatie en mammografie onder regie van de huisarts. Screening boven 75 jaar wordt niet aanbevolen (□ tab. 13.6).

Tot op heden is het onduidelijk welke zorgverleners (specialisten, huisartsen, verpleegkundigen, of een combinatie hiervan) verantwoordelijk zouden moeten zijn voor de nazorg na borstkanker. Voordelen om huisartsen een groter deel van de nacontroles te laten verrichten zijn de eenvoudige en goedkopere toegang tot zorg (eigen risico wordt niet aangesproken), en de continuïteit van de persoonlijke band tussen huisarts en patiënt. In de NHG-Standaard *Mammacarcinoom* wordt een duidelijke groep patiënten omschreven die door de huisarts gecontroleerd kan worden. Het overnemen van de nacontroles door huisartsen vraagt om werkafspraken en korte lijnen tussen huisartsen en specialisten.

13.8 Metastasering

Het actief opsporen van metastasen op afstand vindt niet plaats. Ten eerste beïnvloedt het de prognose niet en ten tweede zou het tot overmatige inzet leiden van diagnostische middelen (en kosten) met een ongunstig bijwerkingenprofiel van röntgenstraling. Metastasering komt in 75 % van de gevallen aan het licht naar aanleiding van klachten. Hoe langer geleden de primaire behandeling beëindigd werd, hoe vaker de huisarts bij nieuwe klachten ingeschakeld zal worden. Er wordt geadviseerd bij onbegrepen klachten die langer dan drie à vier weken bestaan aanvullend onderzoek te verrichten. Metastasen naar het skelet treden het meest frequent op in wervelkolom, bekken, ribben, schedel en femur. Een botscan is sensitiever dan röntgenonderzoek voor het aantonen van metastasen. Metastasen naar longen, pleura en mediastinum leiden tot kortademigheid of hoesten en kunnen met een X-thorax worden opgespoord. Buikklachten kunnen ontstaan door metastasering naar de lever, die met een echo is aan te tonen. Hersen-metastasen worden door een CT of MRI gedetecteerd. Bij vaststellen van metastasering wordt een volledige stadiëring van thorax, abdomen en skelet uitgevoerd met een CT- en botscan.

Casus 12

Op 63-jarige leeftijd wordt bij mevrouw Linssen een slecht gedifferentieerd infiltrerend ductaal carcinoom ontdekt en zij wordt behandeld met een lumpectomie met okselkliertoilet en nabestraling. Na tien jaar wordt aan de huisarts verzocht tweejaarlijks een mammografie te verrichten. Ongeveer vijftien jaar na de primaire behandeling klaagt mevrouw over pijn van de ribben en algemene malaise. Een thoraxfoto laat geen afwijkingen zien. Enkele maanden later wordt mevrouw op aandringen van haar zoon verwezen naar een orthopeed. Op een MRI-scan worden inzakkingen van Th11 en Th12 vastgesteld. Nader onderzoek bestaat uit een botscan en CT-thorax-abdomen. Ondanks dat een biopt geen maligniteit laat zien, worden de verschillende afwijkingen geïnterpreteerd als metastasen van mammacarcinoom. Er volgt bestraling op de meest pijnlijke plaatsen, gecombineerd met anastrozol en zometa (bisfosfonaten). Vrij snel kunnen de voorgeschreven opiaten afgebouwd worden. Inmiddels, drie jaar later, gaat het stabiel goed met patiënte.

13.8.1 Palliatieve behandeling: chemotherapie, hormonale therapie, operatie, bestraling

Bij gemetastaseerde ziekte is totale genezing niet meer mogelijk, maar de levensverwachting kan toch nog aanzienlijk (jaren) zijn. Afhankelijk van de ziekteload, tijd tot recidief, symptomen, de tumorkenmerken en de wens van de patiënt zal gekozen worden voor ofwel hormonale therapie of voor chemotherapie. De huisarts kan de patiënt bijstaan bij deze beslissing. Allereerst wordt, indien mogelijk, weefsel voor pathologisch onderzoek afgenomen van de verdachte afwijking (bijvoorbeeld leverbiopsie, botbiopsie). In een klein percentage zijn er verschillen tussen de tumorkarakteristieken van de primaire tumor en de metastase.

- Hormoongevoelige tumoren kunnen behandeld worden met de eerder beschreven anti-hormonale therapie indien de symptomen en/of ziekteload beperkt is. Er wordt telkens na een bepaalde periode (3 à 4 maanden) een evaluatie uitgevoerd om na te gaan of er progressie is dan wel een (partiële) remissie. De behandeling wordt gecontinueerd tot optreden van significante progressie dan wel intolerantie. In beide gevallen wordt overgeschakeld naar een andere hormonale therapie. Zo kan een patiënt opeenvolgend met verschillende antihormonale therapieën met een gunstig bijwerkingenprofiel jarenlang behandeld worden.
- Bij HER2-positieve tumoren wordt een specifieke behandeling gegeven die gericht is tegen de HER2-receptor. Trastuzumab en pertuzumab zijn monoklonale antilichamen gericht tegen deze membraanreceptor. Door binding aan de celmembraan wordt de intracellulaire signaaltransductiecascade (die leidt tot celdeling en -differentiatie) geïnhibeerd. Bij progressie wordt gekozen voor andere middelen gericht tegen de HER2-receptor zoals lapatinib en TDM-1 (trastuzumab gebonden aan emtansine). Vaak wordt klassieke chemotherapie in eerste instantie gecombineerd met de HER2-gerichte therapie, om een maximaal onderdrukkend effect van de tumorcellen te bereiken. Eventueel kan bij

goede respons op deze combinatietherapie na een bepaalde tijd worden overgeschakeld op hormonale therapie naast de HER2-gerichte therapie bij hormoongevoelige tumoren.

- Triple-negatieve tumoren (tumoren die oestrogeen/progesteronreceptor en HER2-negatief zijn) kunnen alleen met chemotherapie behandeld worden. Gezien hun intrinsiek agressieve karakter, wordt vaak een opeenvolging van verschillende soorten chemotherapie toegediend.
- Lokale therapieën, chirurgisch dan wel radiotherapeutisch worden gekozen bij specifieke symptomen door een bepaald metastatisch letsel of bij sterk gelokaliseerde uitgezaaide ziekte. Radiotherapie wordt in de palliatieve setting vaak gebruikt met een pijnstillend of hemostatisch doel (bijvoorbeeld hevige rugpijn ter hoogte van osteolytisch botletsel, bloedende tumorwond van de borst). Bij metastasering beperkt tot één anatomische lokalisatie kan de patiënt doorverwezen worden naar de chirurg met het oog op het bereiken van lokale controle (bijvoorbeeld geïsoleerde levermetastase).

13.9   De rol van de huisarts in de palliatieve (terminale) fase

Fases van ziekte zijn niet altijd even duidelijk te omschrijven en te benoemen. Als een patiente uitzaaiingen van borstkanker heeft, hoeft dat nog niet te betekenen dat zij snel komt te overlijden. De palliatieve fase kan enkele weken tot jaren duren. Het is de taak van de behandelend specialist een patiënte in te lichten over de overgang van de ziekte van een curatieve naar een palliatieve fase. Tijdens de palliatieve fase kunnen diverse therapieën van waarde zijn, waarbij de inzet enerzijds levensverlenging en anderzijds verhoging van kwaliteit van leven moet zijn. De behandeling kan ziektegericht of symptoomgericht zijn. Palliatieve zorg is een wezenlijk onderdeel van de huisartsgeneeskunde: bij voorkeur coördineert de huisarts de palliatieve en terminale fase en streeft daarbij zo veel mogelijk persoonlijke continuïteit na.

Casus 13

Op 53-jarige leeftijd vindt bij mevrouw Maassen een lumpectomie links en nabestraling plaats in verband met T2N1Mx infiltrerend ductaal carcinoom. De adjuvante therapie bestaat bij deze hormoonreceptor-negatieve tumor uit zes kuren CMF (cyclofosfomide-methotrexaat-5 fluorourucil). In 2008 volgt een ablatie links wegens recidief, waarbij patiënte afziet van adjuvante chemotherapie. Op 70-jarige leeftijd wordt een okselkliertoilet rechts verricht in verband met een opgezette lymfeklier waarvan PA metastase bevestigt. Op 75-jarige leeftijd ontstaat in vrij korte tijd dyspnée d'effort, op een thoraxfoto blijkt veel pleuravocht. Na een punctie wordt via cytologisch onderzoek het verband met mammacarcinoom aangetoond. De specialist bespreekt de sombere prognose en adviseert alleen symptomatische behandeling (oxycodon, dexamethason) en draagt de behandeling over aan de huisarts. In enkele weken tijd volgen drie puncties op verzoek van patiënte met een steeds korter durende verlichting van de klachten. Als mevrouw bedlegerig en fors benauwd is, wordt na overleg en in het bijzijn van haar familie gestart met midazolam subcutaan. Korte tijd later overlijdt mevrouw thuis.

Geraadpleegde literatuur

▶ www.oncoline.nl, mammacarcinoom.
▶ www.cijfersoverkanker.nl.
▶ www.zorgkwaliteit.be.
NHG-Standaard Mammacarcinoom. Utrecht: NHG; 2016.

Prostaatkanker en de rol van de huisarts

M.H. Blanker, K.M. van Asselt, S. Rottey, D. De Maeseneer en F. Poelaert

Samenvatting

De behandeling van prostaatkanker kent vele mogelijkheden, die in verschillende fases van de ziekte ingezet kunnen worden. De huisarts kan de patiënt in elk stadium van de ziekte ondersteunen. In de diagnostische fase kan de huisarts voorlichting geven om de patiënt te ondersteunen bij het nemen van een beslissing om diagnostiek te laten verrichten. Daarna kan de huisarts met de patiënt in gesprek blijven over zijn voorkeuren en behandelingsopties, zowel in het curatieve traject als in de terminale fase. Aan de hand van casuïstiek zullen in dit hoofdstuk diagnostiek en behandeling van prostaatkanker besproken worden en welke rol de huisarts daarbij op zich kan nemen.

© Bohn Stafleu van Loghum, onderdeel van Springer Media BV 2017
A.J. Berendsen, S. Van Belle (Red.), *Oncologie*, Praktische huisartsgeneeskunde,
DOI 10.1007/978-90-368-0961-0_14

14.1 Inleiding

Prostaatkanker is de meest voorkomende kanker onder mannen. In 2013 kregen bijna 11.000 Nederlandse en 8.000 Belgische mannen deze diagnose. In datzelfde jaar overleden respectievelijk ongeveer 2.500 en 1.400 mannen aan prostaatkanker. De vijfjaarsoverleving is meer dan 90–95 %. De kans op prostaatkanker stijgt met de leeftijd. Zo komt het bijna niet voor bij mannen jonger dan 40 jaar en is 70 % van de mannen bij wie prostaatkanker wordt vastgesteld ouder dan 64 jaar. Prostaatkanker groeit in de meeste gevallen langzaam en geeft meestal pas in een laat stadium klachten. Het kan dus jarenlang volledig onopgemerkt blijven. Klachten die kunnen optreden zijn symptomen van de lage urinewegen (LUTS) zoals een slappe straal, strangurie, pollakisurie of nycturie; hematurie of pijn in de onderrug (door wervelmetastasen). Plasklachten worden echter zelden door prostaatkanker veroorzaakt.

Plasklachten of klachten van gevorderde prostaatkanker zijn één manier waarop de huisarts te maken krijgt met (het vermoeden op) prostaatkanker. Daarnaast is er een groep patiënten die actief vraagt naar prostaatkankerscreening. Deze laatste groep is verreweg het grootst.

14.2 Screening en vroegdiagnostiek

Screening is het systematisch uitvoeren van een opsporingstest bij een asymptomatische bevolking. Aangezien prostaatkanker de meest voorkomende kanker is bij mannen, wordt er onderzocht of een landelijk bevolkingsonderzoek naar prostaatkanker van nut kan zijn. Tot nu toe wegen de voordelen van zo'n bevolkingsonderzoek nog niet op tegen de nadelen. Onderzoek wijst uit dat het regelmatig bepalen van de prostaatspecifiek antigeen(PSA) waarde wel meer prostaatkanker opspoort, maar de mortaliteit ten gevolge van prostaatkanker niet vermindert (zie kader). Het aanbieden van PSA-testen in een bevolkingsonderzoek is daarmee niet te rechtvaardigen. Het zou leiden tot een enorme overdiagnose van prostaattumoren die nooit klachten of sterfte zouden geven, maar wel tot schade leiden ten gevolge van diagnostiek (biopten) of bijwerkingen van behandelingen.

Bij vroegdiagnostiek kan de individuele patiënt om een PSA-test vragen. Prostaatspecifiek antigeen is een eiwit dat bijna alleen door prostaatcellen wordt aangemaakt. Het is echter niet specifiek voor prostaatkanker, waardoor de test weinig geschikt is als screeningstest. Zo kan de PSA-waarde ook verhoogd zijn door een goedaardige prostaatvergroting, of ontsteking van de prostaat.

Screening en bevolkingsonderzoek

Een bevolkingsonderzoek naar prostaatkanker staat regelmatig ter discussie.

In 2014 is een Cochrane review gepubliceerd waarbij een meta-analyse is uitgevoerd van vijf grote gerandomiseerde gecontroleerde studies (*randomised controlled trials* = RCT) met in totaal 341.342 mannen.

De conclusie van de meta-analyse luidde dat screening naar prostaatkanker de sterfte aan prostaatkanker niet vermindert. Screening leidt vooral tot het vinden van laaggradige tumoren die ook bij niet-gescreenden niet tot sterfte leiden. Zeven per 1.000 mannen overleden ten gevolge van prostaatkanker, zowel in de groep met als zonder screening. Mannen overleden vooral aan andere oorzaken.

Er zijn twee grote RCT's: de Europese Gerandomiseerde Studie naar Screening voor Prostaatkanker (ERSPC), waarin ook Nederlandse deelnemers geïncludeerd werden, en de Prostaat, Long, Colorectale en Ovariële (PLCO) Kanker Screening Studie uit Amerika. Bij de Amerikaanse studie is er mogelijk een onderschatting van het effect op sterfte, aangezien in de controlegroep ook buiten de formele screening zeer frequent het PSA werd bepaald. In de Europese studie werd een 20 % verlaging van de prostaatkankerspecifieke sterfte beschreven bij mannen tussen 55 en 69 jaar, na dertien jaar follow-up. Dit was de groep waarop de studie was ontworpen. Bij mannen tussen 70–74 jaar werd juist een toegenomen sterfte ten gevolge van prostaatkanker berekend van 17 % door screening, terwijl bij de jongere leeftijdsgroepen (tot 64 jaar) screening leidde tot een lagere sterfte (10–19 %). Voor mannen van 65–69 jaar was dit percentage 31 %. De prijs die betaald wordt voor deze screening is overbehandeling. Deze wordt op 40 % geschat, op 17.443 gescreenden werden 8.332 biopten uitgevoerd.

Samengevat kan men stellen dat als men 1.000 mannen van 55 tot 69 jaar regelmatig laat screenen door middel van PSA, er twee sterfgevallen minder optreden en dat drie patiënten minder uitzaaiingen hebben. Anderzijds zal men 25 overbodige behandelingen doen en 64 patiënten worden eerder behandeld (gemiddeld 7 jaar) met mogelijke bijwerkingen van de behandeling. Bij negen patiënten veroorzaakt men zo ingrijpende veranderingen in hun seksleven, bij zes patiënten urine-incontinentie en bij één darmproblemen.

Casus 1

De heer Van der Kamp bezoekt zijn huisarts, omdat hij getest wil worden op prostaatkanker. Hij is 57 jaar en een collega op het werk heeft prostaatkanker, zo is net gebleken. Dit heeft hem toch wel erg verontrust. Zijn collega was altijd zo gezond en nu moet hij behandeld worden. Of, nu ja, hij moet in elk geval naar de uroloog toe.

14.3   De rol van de huisarts bij vroegdiagnostiek van prostaatkanker

De huisarts krijgt geregeld het verzoek voor een prostaatonderzoek of een PSA-test en heeft daarin een belangrijke rol om tot een geïnformeerde keuze te komen om deze test juist wel of niet aan te vragen. Het actief aanbieden van PSA-bepalingen wordt afgeraden. PSA-bepalingen zouden pas moeten worden verricht na een goede afweging van de voordelen en de nadelen. Er zijn verschillende richtlijnen beschikbaar die hulp kunnen bieden bij het nemen van een beslissing.

Bij het nemen van beslissingen rondom de eigen gezondheid spelen zowel emotionele als meer rationele overwegingen een rol. Emoties laten zich soms niet goed overtuigen met feiten. Daarom is het in eerste instantie van belang te achterhalen wat de reden van het verzoek is. Het beeld dat mannen hebben van prostaatkanker is niet altijd reëel en de huisarts dient dan ook na te vragen wat maakt dat de patiënt deze test wil. De huisarts kan vervolgens informatie geven over de voorspellende waarde van de PSA-test (zie kader over voorlichting). Het meegeven van dergelijke informatie vergroot de kennis en betrokkenheid van patiënten bij de besluitvorming.

Voorlichting

Er zijn verschillende (online) brochures beschikbaar zowel voor de arts als de patiënt:
- ► http://keuzehulpen.thuisarts.nl/testen-op-prostaatkanker
- ► http://www.kiesbeter.nl/onderwerpen/prostaatkanker
- ► https://www.kanker.nl/prostaatkanker
- ► http://www.dekeuzemaken.be/
- ► https://kce.fgov.be/nl/publication/report/een-beslishulp-bij-de-vraag-naar-prostaatkanker-opsporing-met-de-psa-test

In de NHG-Standaard *Mictieklachten bij mannen* staan volgende punten beschreven:
- Leg uit dat prostaatkanker vaak voorkomt bij oudere mannen, maar bij slechts weinigen klachten geeft en bij nog minder mannen (4 van de 100) uiteindelijk de doodsoorzaak is. Meer mannen overlijden dus met prostaatkanker dan aan prostaatkanker.
- Leg uit dat met vroegdiagnostiek een klinisch relevante kanker gevonden kan worden, waarbij vroegtijdige behandeling mogelijk gunstig is voor de patiënt. De kans dat er een tumor wordt gevonden die klinisch nooit relevant zal worden, is echter drie tot vier keer groter. Er zijn geen factoren die voorafgaand aan het onderzoek hierin een onderscheid kunnen maken.
- Leg uit dat algemene vroegdiagnostiek niet leidt tot een verlaging van de kans om te overlijden aan prostaatkanker. Het risico is groot dat een bij vroegdiagnostiek gevonden prostaatkanker zonder dat onderzoek nooit aan het licht zou zijn gekomen en dat deze kanker nooit klachten zou hebben gegeven.
- Leg uit dat met de PSA-waarde prostaatkanker niet kan worden aangetoond of uitgesloten. Zo hebben 80 van de 100 mannen van 50 tot 70 jaar zonder klachten een normale PSA-waarde, terwijl bij één van hen later toch nog prostaatkanker zal worden vastgesteld. Anderzijds hebben 16 (80 %) van de 20 mannen met een verhoogde waarde geen prostaatkanker. Om prostaatkanker aan te tonen, moeten prostaatbiopten worden genomen, met daarbij een risico op complicaties.
- Geef aan dat het risico op prostaatkanker gelijk is bij mannen met en bij mannen zonder mictieklachten en dat het bepalen van de PSA-waarde in beide gevallen dezelfde voor- en nadelen heeft.
- Leg uit aan mannen met een levensverwachting van minder dan tien jaar (doorgaans patiënten van 75 jaar en ouder, of jongere patiënten met ernstige comorbiditeit), dat bij hen behandeling van prostaatkanker geen invloed heeft op de overleving of kwaliteit van leven. Dat is bij hen een extra reden om van vroegdiagnostiek af te zien.

Verwijs voor ondersteuning van deze uitleg naar ► www.thuisarts.nl.

Als patiënten, na deze informatie gelezen te hebben, vroegdiagnostiek willen, kan dit worden uitgevoerd. Het uitvoeren van een rectaal toucher mag hierbij niet vergeten worden.
Een afwijkend toucher is altijd een reden om de patiënt door te verwijzen, ongeacht de PSA-
waarde. Bij een normaal toucher kan het PSA-gehalte bepaald worden. Het toucher heeft
geen relevante invloed op de hoogte van het PSA-gehalte.

Casus 1 (vervolg)

De huisarts vraagt wat de heer Van der Kamp weet van de voor- en nadelen van het testen
op prostaatkanker. Hij blijkt vooral de voordelen te benoemen. Door er vroeg bij te zijn kan
een eventuele kanker behandeld worden. De huisarts legt uit dat er ook nadelen kleven aan
vroegdiagnostiek. Hij informeert zijn patiënt dat voor de diagnose biopten moeten worden
genomen en over de kans dat er een niet-relevante tumor wordt gevonden. Ook zegt hij dat
de bloedtest die gedaan kan worden geen uitsluitsel kan geven.
Na het lezen van de keuzehulp 'Wel of niet testen op prostaatkanker' besluit de heer
Van der Kamp dat hij die testen toch wil. In een volgend consult verricht de huisarts een
rectaal toucher. Daarbij is er geen verdenking op prostaatkanker. Aansluitend laat hij een
PSA-bepaling verrichten.

14.4   Erfelijke vormen van prostaatkanker

Soms komen er meerdere mannen in een familie voor met prostaatkanker. Het risico op
prostaatkanker lijkt dan wat toegenomen. Mogelijk speelt het vaker testen op prostaatkanker
bij familieleden van prostaatkankerpatiënten hierbij een rol. Ongerustheid bij familieleden is
een invoelbare reden om te vragen naar vroegdiagnostiek.

Net als bij andere vormen van kanker wordt het voorkomen van prostaatkanker in de
familie onderscheiden van de erfelijke prostaatkanker. Ongeveer 5 % van alle prostaatkanker
blijkt erfelijk te zijn. Van een erfelijk prostaatcarcinoom wordt gesproken bij meer dan drie
eerstegraadsfamilieleden of van twee eerste- of tweedegraadsfamilieleden, waarbij de diagnoseleeftijd ≤55 jaar ligt. Voor familiair voorkomen bestaan geen adviezen voor screening.
Voor families met erfelijk prostaatcarcinoom (tot nu toe ongeveer 200 in Nederland) is er wel
een screeningsadvies, hoewel dit niet wetenschappelijk onderbouwd is. Er is geen bewijs dat
vroegdiagnostiek in deze groep ook leidt tot betere uitkomsten. De belangrijkste verklaring
hiervoor is dat het klinische gedrag van prostaatkanker bij de erfelijke vorm hetzelfde is als
bij de niet-erfelijke vorm.

Het advies voor families met erfelijke prostaatkanker is om één keer per twee jaar bij de
huisarts PSA te laten bepalen bij mannen tussen de 50 en 75 jaar. Als er jongere familieleden
zijn met prostaatkanker dan start de screening vijf jaar vóór de diagnoseleeftijd. Mannen uit
families met erfelijke prostaatkanker kunnen worden doorverwezen naar de uroloog of naar
een klinisch geneticus, om de afwegingen van vroegdiagnostiek voor hen te nuanceren. Deze
overweging kan ook gemaakt worden bij familiair voorkomen van borst- of ovariumkanker
of bij bekende BRCA1- of BRCA2-mutaties, omdat zij een licht verhoogde kans op prostaatkanker hebben.

Casus 1 (vervolg)

De heer Van der Kamp bezoekt na een week het spreekuur. Hij heeft van de assistente gehoord dat de PSA-uitslag niet goed was. Hij is hier erg ongerust door geworden. Hij had eigenlijk gedacht dat het bloed wel goed was. Hij heeft immers nergens last van. Met gemengde gevoelens komt hij naar de praktijk. Ongerust, maar ook wel blij dat hij die test heeft gedaan. Zijn PSA blijkt 4,5 ng/ml.

14.5   Interpretatie van PSA-uitslagen

Bij een waarde kleiner dan 3 ng/ml is de kans op prostaatcarcinoom klein. De NHG-Standaard adviseert om de test niet binnen twee jaar te herhalen, waarbij vooraf weer de voor- en nadelen besproken moeten worden.

Bij een waarde kleiner dan 1 ng/ml bij mannen ouder dan 60 jaar is het onnodig de PSA-test te herhalen. Uit observationeel onderzoek is gebleken dat deze groep mannen een zeer kleine kans (minder dan 0,5 %) heeft ooit een tumor te ontwikkelen die klinisch relevant is voor 85-jarige leeftijd.

Een PSA-waarde groter dan 3 ng/ml is volgens de NHG-Standaard en de multidisciplinaire richtlijn *Prostaatcarcinoom* reden voor vervolgonderzoek, vanwege een verhoogde kans op prostaatcarcinoom. De meerderheid van de patiënten (± 75 %) met een verhoogde PSA-waarde blijkt bij vervolgonderzoek overigens geen prostaatkanker te hebben.

Bij het gebruik van 5-alfareductaseremmers (finasteride, dutasteride) is het PSA-gehalte lager, doordat deze middelen de omzetting van testosteron verlagen. De waarde dient bij gebruik van deze middelen dus eigenlijk te worden verdubbeld.

Het uitvoeren van een rectaal toucher heeft geen relevante invloed op de hoogte van het PSA-gehalte. PSA-screening wordt echter niet aangeraden binnen twee weken na een acute urineretentie. Als er klinisch een vermoeden is geweest op een prostatitis of urineweginfectie dan is herhaling van de test aanbevolen, maar had de test dus eigenlijk niet moeten worden verricht. In andere gevallen volgt een verwijzing naar de uroloog.

Casus 1 (vervolg)

De heer Van der Kamp gebruikt geen medicatie die de PSA-waarde kan verstoren, ook had hij geen klachten van een blaasontsteking of prostatitis die de verhoging verklaren. Volgens de NHG-Standaard moet hij dus worden verwezen. De huisarts legt hem uit dat dit de volgende stap is. Ook benadrukt hij daarbij dat de uroloog eerst zal kijken of een biopsie nodig is en dat als een biopsie gedaan wordt, er niet altijd prostaatkanker gevonden wordt.

14.6   De rol van de huisarts bij klinisch vermoeden op prostaatkanker

Het vermoeden op prostaatkanker kan ontstaan na een afwijkend rectaal toucher, bijvoorbeeld bij andere klachten zoals rectaal bloedverlies. Een normale PSA-test kan prostaatkanker niet uitsluiten. Een verwijzing naar de uroloog is dan aangewezen.

Als een man last heeft van botpijnen, verricht de huisarts een rectaal toucher en vraagt een PSA-test aan als het rectaal toucher niet afwijkend is. De voornaamste reden daarvoor is dat het bij een sterk verhoogde PSA-waarde aannemelijk is dat prostaatkanker de oorzaak is van de botmetastase en de patiënt dus verwezen moet worden naar de uroloog. Bij een lage PSA-waarde en aanwijzingen voor botmetastasen wordt verwezen naar een internist-oncoloog. Er zijn geen gegevens hoe vaak botpijn gerelateerd is aan prostaatkanker.

Ook bij een beperkte levensverwachting is een verwijzing wegens vermoeden op botmetastasen zinvol, omdat dan op pijn gerichte therapie ingezet kan worden.

14.7   Diagnostisch traject bij de uroloog

Behalve de PSA-waarde zijn er andere factoren die meespelen in het besluit van de uroloog om prostaatbiopten te nemen: onder andere leeftijd, familiair voorkomen, bevindingen bij het rectaal toucher en het prostaatvolume. Al deze factoren kunnen gebruikt worden in de Prostaatwijzer, een instrument dat ontwikkeld is om de kans op prostaatkanker te voorspellen aan de hand van deze factoren (zie ook ▸ www.prostaatwijzer.nl). Het blijkt dat in de praktijk veel minder biopten worden gedaan als urologen deze risicowijzer gebruiken, zonder dat zij relevante carcinomen missen. Door het prostaatvolume aan de risicoberekening toe te voegen, wordt zo'n 25 % minder patiënten gebiopteerd.

Bij biopten wordt histologie verkregen, waarbij de agressiviteit van de prostaatkankercellen ingedeeld wordt volgens de classificatie van de Wereldgezondheidsorganisatie (WHO). Dit is een classificatie van 1 tot en met 5, gebaseerd op de gleasonscore. Hoe hoger de score, hoe agressiever de tumorcellen zijn en hoe slechter de prognose is. De gleasonscore omvat een optelsom van de scores van twee zones binnen de tumor. Deze totaalscore is een getal tussen doorgaans 4 en 10.

WHO-klasse 1: gleasonscore 3 + 3
WHO-klasse 2: gleasonscore 3 + 4
WHO-klasse 3: gleasonscore 4 + 3
WHO-klasse 4: gleasonscore 4 + 4, 3 + 5, 5 + 3
WHO-klasse 5: gleasonscore 4 + 5, 5 + 4 of 5 + 5

Het ziektestadium van prostaatkanker wordt geclassificeerd met behulp van de TNM-classificatie (zie ◘ tab. 14.1). Gelokaliseerde prostaatkanker kan worden ingedeeld in laagrisico, intermediair risico en hoogrisico prostaatkanker op basis van het TNM-stadium, de WHO-classificatie en de PSA-waarde. Tegenwoordig wordt er toenemend gebruikgemaakt van multiparametrische magnetische resonantie beeldvorming (mpMRI) van de prostaat. Dit gebeurt zowel met het oog op de stadiëring als om onnodige biopsieën te vermijden. Wanneer het risico op uitzaaiingen naar lymfeklieren of bot reëel is, zoals bij een hoge initiële PSA-waarde, een agressieve tumor, een grote tumor (T3) of bij botpijn, zal de uroloog een CT-scan van de buik en botscan aanvragen. Metastasen in lymfeklieren worden veelal tijdens een operatie vastgesteld.

◻ **Tabel 14.1** TNM-classificatie 2009 voor prostaatcarcinoom

T – primaire tumor

Tx	primaire tumor kan niet worden vastgesteld	
T0	geen bewijs van primaire tumor	
T1	klinisch onduidelijke tumor: niet palpabel of zichtbaar met beeldvorming	
	T1a	incidenteel histologisch gevonden in ≤5 % van het verwijderde weefsel
	T1b	incidenteel histologisch gevonden in >5 % van het verwijderde weefsel
	T1c	ontdekt via een naaldbiopt (bijv. wegens verhoogd PSA)
T2	tumor beperkt tot de prostaat	
	T2a	in de helft van een kwab of minder
	T2b	in meer dan de helft van een kwab, maar niet in beide kwabben
	T2c	in beide kwabben
T3	de tumor groeit ook buiten de prostaat	
	T3a	doorgroei door prostaatkapsel
	T3b	doorgroei in (een) zaadblaasje(s)
T4	de tumor groeit door in nabijgelegen structuren: externe sfincter, rectum, levatorspieren en/of bekkenwand	

lymfeklieren in het gebied van de prostaat

Nx	de lymfeklieren kunnen niet bestudeerd worden
N0	er zijn geen uitzaaiingen in regionale lymfeklieren
N1	er zijn wel uitzaaiingen in regionale lymfeklieren

uitzaaiingen op afstand

M0	geen uitzaaiingen op afstand	
M1	wel uitzaaiingen op afstand	
	M1a	niet-regionale lymfeklieren
	M1b	bot(ten)
	M1c	andere plaats(en)

Tumor: hoe groot is de tumor en hoe ver is de tumor doorgegroeid in het omliggende weefsel?
Node (lymfeklier): zijn er uitzaaiingen in lymfeklieren rondom de prostaat?
Metastase: zijn er uitzaaiingen elders in het lichaam (buiten de lymfeklieren)?

> **Casus 1 (vervolg)**
>
> De uroloog bespreekt met de heer Van der Kamp de adviezen die met behulp van de Prostaatwijzer zijn gegeven: er is een indicatie voor biopten. Na een uitleg over de procedure worden deze een week later verricht. Weer een week later zijn de uitslagen daarvan bekend. In twee biopten is prostaatcarcinoom aangetoond. Het betreft een laaggradige tumor, graad 1. Er is nog geen onderzoek verricht naar betrokkenheid van lymfeklieren. De kans op verdere uitbreiding is op dit moment laag.

In de periode kort na het nemen van de biopten dient de huisarts bedacht te zijn op alarmsignalen van prostatitis, retentie, overmatig bloedverlies of urosepsis.

14.8 De rol van de huisarts na diagnose prostaatkanker

Na het stellen van de diagnose prostaatkanker krijgt de patiënt een behandelaanbod. De mogelijke behandelingsopties worden besproken in een multidisciplinair team en toegespitst op de individuele patiënt op basis van de tumor- en patiëntkarakteristieken.

De uroloog is veelal hoofdbehandelaar. Wanneer chemotherapie wordt toegediend, is de oncoloog meestal hoofdbehandelaar. Behandelopties bij prostaatkanker zijn: actief volgen (active surveillance), operatie, bestraling, hormoonbehandeling en chemotherapie. Operatie en bestraling zijn meestal in opzet curatief en worden toegepast bij lokaal prostaatkanker, terwijl hormoonbehandeling en chemotherapie palliatieve behandelingen zijn die worden ingezet bij een vergevorderd ziektestadium. Wij bespreken de behandeling en de mogelijke rol van de huisarts in de verschillende fases.

> **Casus 1 (vervolg)**
>
> De huisarts belt met de heer Van der Kamp, nadat hij in een brief van de uroloog de uitslag heeft gelezen. Patiënt is danig van slag. Deze tegenvaller had hij toch niet zien aankomen. Hij vertelt dat de uroloog heeft uitgelegd dat er wel kanker is gevonden, maar dat een behandeling nu niet nodig is. Hij wordt wel goed in de gaten gehouden. Wat daarvoor allemaal nodig is kan hij niet zo een, twee, drie noemen. Hij heeft zich ziek gemeld om alles eens goed op een rij te kunnen zetten. Hij neemt het aanbod van de huisarts graag aan om op het spreekuur te komen en een aantal dingen rustig te bespreken.

Als een patiënt voor de start van een behandeling bij de huisarts te rade gaat dan is kennis over de opties van belang, hoewel de huisarts niet tot in detail op de hoogte hoeft te zijn. De huisarts kan fungeren als klankbord voor de patiënt: waaraan hecht patiënt (en partner) belang, welke voor- en nadelen van een behandelingsoptie zijn van belang? Uit onderzoek blijkt dat de behandelkeuze sterk gestuurd wordt door de behandelaar. Urologen suggereren vaker operatie als beste optie en radiotherapeuten radiotherapie. Wanneer de huisarts in deze fase actief betrokken is, vindt een nadrukkelijke verschuiving plaats naar de behandelingsoptie die beter aansluit bij de voorkeur van de patiënt zelf. Klaarblijkelijk is het voor de (niet direct belanghebbende) huisarts gemakkelijker om die patiëntvoorkeuren open te bespreken. De huisarts kan de patiënt dus naar onze mening zeker helpen om tot een geschikte behandelkeuze te komen. In België en in sommige regio's in Nederland worden huisartsen uitgenodigd voor de multidisciplinaire bespreking.

14.8.1 Afwachtend beleid (watchful waiting)

Een afwachtend beleid betekent geen behandeling starten, totdat zich klachten manifesteren. Met de patiënt kan worden besproken dat niets doen ook een optie is. Zeker in het geval van hoge leeftijd en comorbiditeit kan bij een toevallig gevonden prostaatkanker gekozen worden om pas te gaan behandelen bij eventuele klachten. Bij deze optie worden PSA-waarden ook niet extra opgevolgd. De huisarts kan een gesprekspartner zijn voor patiënt en zijn familie als deze situatie zich voordoet.

14.8.2 Actief volgen (active surveillance)

Mannen met een gunstig tumorprofiel kunnen ook actief volgen aangeboden krijgen. Hierbij worden zij gevolgd aan de hand van de PSA-waarde en een klinische controle op vaste tijdstippen. Op vaste tijdstippen en wanneer er aanwijzingen zijn dat de tumor agressiever wordt, worden nieuwe prostaatbiopten genomen. Doel hiervan is indolente tumoren die geen behandeling vereisen niet onnodig te behandelen (overbehandelen).

Vanaf het moment dat er sprake is van een klinisch significante tumor, wordt er wel actieve behandeling gestart voor een in opzet curatieve behandeling. Het belangrijkste voordeel van deze benadering is dat mannen tot dit moment geen bijwerkingen ondervinden van een actieve behandeling van prostaatkanker. Mannen met prostaatkanker die het aanbod van actief volgen krijgen, kunnen ook vragen om toch actieve behandeling te starten, bijvoorbeeld als zij de onzekerheid niet goed aankunnen.

Hoewel actief volgen nogal eens genoemd wordt als de oplossing om overbehandeling ten gevolge van screening tegen te gaan, heeft deze fase desondanks een impact op mannen en hun partner. Er is immers kanker vastgesteld. Voor deze kanker is weliswaar geen actieve behandeling nodig, maar de kans dat de kanker 'ontspoort' kan mensen onzeker maken. Elke controle in het ziekenhuis gaat gepaard met spanning en gelukkig ook vaak opluchting wanneer de PSA-waarden onveranderd zijn of de herhalingsbiopsie geen tumorprogressie aantoont.

Actief volgen vindt vaak buiten het zicht van de huisarts plaats. Toch kan de huisarts hierin wel een rol vervullen, bijvoorbeeld door raadgeving wanneer een patiënt erg onzeker is over het vervolg, of door de regelmatige PSA-bepalingen te coördineren. Dit laatste is in Nederland nog ongebruikelijk.

Casus 1 (vervolg)

De heer Van der Kamp bespreekt met de huisarts dat hij het actief vervolgen toch wel een erg vervelende optie vindt. Er is nu kanker gevonden en dan wil de uroloog niets doen. Hij heeft liever dat de kanker wordt verwijderd.

De huisarts legt hem uit dat de uroloog ook wel actief wil behandelen, maar dat dit medisch gezien niet per se nodig is. Hij adviseert hem opnieuw met de uroloog te bespreken dat hij toch een behandeling wil. Deze zal in opzet curatief zijn. De huisarts licht hierbij toe dat opereren en bestralen de twee keuzes zijn. Voor meer informatie over die behandelingen adviseert hij de uroloog en eventueel radiotherapeut te consulteren.

14.8.3 In opzet curatieve behandeling

Patiënten die in aanmerking komen voor een curatieve behandeling worden geïnformeerd over de twee behandelopties: operatieve behandeling met een radicale prostatectomie, dan wel radiotherapie (inwendige of uitwendige bestraling). Elke man zal daarover ook een gesprek voeren met de radiotherapeut.

Beide behandelopties hebben, mede door het gunstige beloop van prostaatkanker in deze fase – een zeer goede prognose. Daarop zal dus geen behandelkeuze worden gemaakt.

Het bijwerkingenprofiel van de twee behandelingen verschilt wel nadrukkelijk. Bij de radicale prostatectomie staan incontinentie en erectiestoornissen op de voorgrond. Bij bestraling hangen de bijwerkingen af van het soort bestralingen.

Inwendige bestraling (brachytherapie)

Bij inwendige bestralingstherapie door middel van brachytherapie worden kleine radioactieve 'zaadjes' in de prostaat gebracht. Dat kan definitief zijn, of tijdelijk bij zogeheten *high dose rate* (HDR-) behandeling of *pulsed-dose rate* (PDR-)behandeling. De radioactieve bronnen worden meestal onder een ruggenprikverdoving geplaatst, maar dit is ook onder algemene verdoving mogelijk. De patiënt moet alert zijn op onbedoeld uitplassen van een radioactief zaadje.

Kort na de plaatsing komt hematurie als bijwerking het meest voor. Dit verdwijnt vanzelf. Later kan een hogere plasfrequentie ontstaan, waarschijnlijk door blaasprikkeling door de bestraling. Andere bijwerkingen zijn diarree en slijmbijmenging in de ontlasting. Ongeveer een op de drie mannen die brachytherapie ondergaan ontwikkelt erectieklachten. Ten slotte bestaat er een risico op strictuur, die zich kan presenteren met een verminderde straal.

Uitwendige bestraling

Bij uitwendige bestraling wordt de prostaat door een bestralingstoestel buiten het lichaam bestraald met een hoge, maar gerichte dosis: de te bestralen plaats wordt nauwkeurig bepaald en de omliggende zones worden afgeschermd. Enkele weken lang wordt de prostaat dagelijks bestraald, telkens gedurende een korte periode. Dankzij intensiteitsgemoduleerde radiotherapie (IMRT) wordt gezond weefsel dat in de buurt van de te bestralen tumor of lymfeklieren ligt, zo weinig mogelijk belast met straling.

Mogelijke bijwerkingen zijn misselijkheid, verminderde eetlust, vermoeidheid, vaker plassen, hematurie, strangurie, diarree en slijm of bloed in de ontlasting. Deze klachten treden vaak aan het eind van een bestralingsperiode op of daarna. Meestal zijn deze bijwerkingen van voorbijgaande aard. Dit in tegenstelling tot erectieproblemen, die vaak een blijvend gevolg zijn van de bestraling.

Voor de behandeling van prostaatkanker met agressieve groeikenmerken kan de uitwendige bestraling worden gecombineerd met hormoontherapie, die de genezings- en overlevingskansen kan verhogen. De radiotherapeut zal bij elke patiënt beoordelen of hij al dan niet baat heeft van bijkomende hormoontherapie. De hormoontherapie wordt gedurende minstens zes maanden tot twee jaar gegeven.

Radicale prostatectomie

Aangezien prostaatkanker zich meestal in de perifere zone van de prostaat bevindt, dient de gehele prostaat met zaadblaasjes verwijderd te worden (radicale prostatectomie). Dit in tegenstelling tot behandeling bij een goedaardige prostaatvergroting, waar zaadblaasjes en prostaatkapsel in situ kunnen blijven. Deze operatie kan ofwel 'open' gebeuren (via een mediane laparotomie) of laparoscopisch, al dan niet robot-geassisteerd (DaVinci-systeem). Robotchirurgie is niet in alle ziekenhuizen mogelijk. Vooralsnog is er geen bewijs geleverd dat robotchirurgie duidelijk superieur is voor een functionele of oncologische uitkomst, in vergelijking met andere operatietechnieken of omgekeerd. Er is dus geen harde indicatie om mannen uitsluitend te verwijzen naar een centrum waar wel robotchirurgie beschikbaar is, maar men kan wel rekening houden met de kwaliteitsindicatoren van het centrum.

De prostaat speelt samen met de bekkenbodemspieren een rol bij het ophouden van urine, waardoor bij het verwijderen van de prostaat (soms belangrijke) urine-incontinentie kan optreden. Wanneer dit na de operatie optreedt, kan men door bekkenbodemfysiotherapie trachten het natuurlijk herstel te ondersteunen. Tijdens de prostatectomie wordt getracht om de zenuwbundels die betrokken zijn bij de erectie zo veel mogelijk te sparen. Dit wordt zenuwsparend opereren genoemd. Wanneer deze zenuwen toch beschadigd raken, ontstaan erectiestoornissen.

Focale therapie

Bij focale therapie wordt niet de hele prostaat, maar alleen de tumor behandeld. Verbeterde beeldtechnieken maken de weg vrij voor nieuwe behandelingen zoals bevriezen (cryotherapie) of verhitten met ultrageluidsgolven (high-intensity focused ultrasound (HIFU-)therapie). De verwachting is dat deze behandelingen met minder bijwerkingen gepaard gaan.

De oncologische uitkomsten van focale therapie op de lange termijn zijn nog onvoldoende onderzocht, waardoor deze technieken nog niet aanbevolen kunnen worden als therapeutisch alternatief buiten klinische studies.

Casus 1 (vervolg)

Na een nieuw bezoek aan de uroloog heeft patiënt besloten geopereerd te willen worden. De uroloog heeft hem ook nog naar de radiotherapeut verwezen om die behandeloptie goed te kunnen afwegen. De keuze is daarna gevallen op radicale prostatectomie. In het ziekenhuis van de uroloog wordt daarbij de robot-geassisteerde behandeling aangeboden.

14.9 De rol van de huisarts na behandeling van prostaatkanker met curatieve intentie

Er is in principe geen definitie van genezing bij prostaatcarcinoom. Een blijvende langdurige opvolging is dus aangewezen, zolang men een recidief van de ziekte wenst op te sporen en verder te behandelen. Na behandeling met curatieve intentie bestaat de opvolging voornamelijk uit het herhaald bepalen van de PSA-waarde. De richtlijnen raden PSA-controle aan na drie, zes en twaalf maanden. Daarna vindt een halfjaarlijkse controle plaats tot drie jaar, waarna jaarlijkse PSA-controle volgt. Beeldvorming wordt alleen gedaan wanneer een recidief vermoed wordt, dat het behandelingsplan zal beïnvloeden.

Na een radicale prostatectomie wordt de PSA-waarde geacht na enkele weken onmeetbaar te worden (gezien de halfwaardetijd van ongeveer 3 dagen), behoudens een zeer lage waarde die geproduceerd wordt door andere lichaamscellen (zoals de speekselklieren). Bij bestralingstherapie van de prostaat zal de PSA ook dalen, eventueel extra beïnvloed door de hormoontherapie.

De huisarts is belangrijk om de blijvende PSA-controles te garanderen, laattijdige bijwerkingen te evalueren en zo nodig terug te verwijzen naar de specialist. Ondanks dat de initiële behandeling curatief in opzet was, kan de ziekte bij een deel van de patiënten terugkomen. Dat kan zijn als lokaal recidief of in de vorm van uitzaaiingen.

Er is steeds meer aandacht voor de overlevenden van kanker en verschillende instrumenten zijn beschikbaar om patiënten hierin te ondersteunen. Een voorbeeld van een dergelijk instrument is het oncokompas (▶ www.oncokompas.nl), een internetapplicatie waarin kankerpatiënten geholpen worden hun kwaliteit van leven te verbeteren.

Leefstijlfactoren en prostaatkanker

Voor prostaatkanker is het vermoeden dat overgewicht en roken predisponeren voor hooggradige prostaatkanker. Observationeel onderzoek laat zien dat mannen die niet roken na de diagnose een langere overleving hebben. Het is tot nu toe nog niet bewezen dat mannen die stoppen met roken wanneer prostaatkanker wordt vastgesteld een betere overleving hebben dan de mannen die blijven roken. Interventiestudies die dit onderzoeken zijn inmiddels gestart. Ook laat observationeel onderzoek zien dat bewegen een langere overleving geeft.

Een deel van de mannen met prostaatkanker wordt lichamelijk actiever, stopt met roken en gaat gezonder eten. De huisarts zou hier een belangrijke rol kunnen vervullen. Een gezondere leefstijl is niet alleen belangrijk voor de prostaatkanker die de patiënt onder de leden heeft, maar minstens zo belangrijk als primaire (of secundaire) preventie van cardiovasculaire aandoeningen of andere primaire kankers. Gezien de uitstekende langetermijnoverleving van mannen met prostaatkanker loont het ook de moeite om deze groep te adviseren en te ondersteunen met betrekking tot een gezondere leefstijl.

Casus 2

De heer Karlsen bezoekt het spreekuur van zijn huisarts. Hij is 74 jaar en werd vijf jaar geleden geopereerd in verband met prostaatkanker. De controles daarna waren goed, totdat vorig jaar bleek dat de PSA-waarden toch weer stegen. De uroloog is gestart met hormonale behandeling vanwege metastasen. Hiervoor komt een verpleegkundige bij de patiënt thuis. Patiënt vraagt de huisarts of zij de behandeling niet zou kunnen overnemen. De huisarts bespreekt welke verwachtingen de heer Karlsen hierbij van haar heeft. Ze komen overeen dat de huisarts de hormooninjecties zal toedienen. Dat biedt ook gelegenheid om het ziektebeloop laagdrempelig te monitoren.

14.9.1 Palliatieve therapie

Bij een deel van de mannen met prostaatkanker blijken bij de diagnosestelling al metastasen aanwezig. Ook kan metastasering voorkomen na een in opzet curatieve behandeling. Voor deze mannen zijn verschillende behandelingen beschikbaar. Hormoonbehandeling door middel van androgene deprivatietherapie is meestal de hoeksteen in de behandeling van gemetastaseerde prostaatkanker.

De prostaatcellen – en ook de prostaatkankercellen – zijn afhankelijk van het geslachtshormoon testosteron om te kunnen groeien, te kunnen functioneren en in aantal toe te nemen. Door castratietherapie toe te passen, wordt er getracht het ziekteproces te remmen. Bij het overgrote deel van de patiënten heeft dit een goed effect (maar wel tijdelijk) met zichtbaar effect op de PSA-waarden en op de uitzaaiingen.

14.10 Antihormonale therapie bij prostaatkanker

De grootste leverancier van androgene hormonen, zoals testosteron, zijn bij de man de testes. Slechts een klein deel van het testosteron wordt aangemaakt door de bijnieren. De aanmaak van de androgenen wordt gereguleerd via de hypothalamus-hypofyse-bijnier/gonadale as. Verder speelt de androgeenreceptor signalisatieweg een belangrijke rol bij prostaatkanker. Er zijn dan ook verschillende aangrijpingspunten voor systemische behandeling (zie ▪ fig. 14.1).

Hierna worden de mogelijkheden voor hormoontherapie besproken.

14.10.1 Orchidectomie

De snelste, goedkoopste en gemakkelijkste manier om het castratieniveau te bereiken is door het operatief verwijderen van het deel van de teelballen dat het testosteron aanmaakt (intratunicale orchidectomie). De operatie kan, indien gewenst, onder plaatselijke verdoving gebeuren. Gewoonlijk wordt de castratietoestand al in minder dan 12 uur bereikt. Het nadeel is dat de ingreep definitief is. Sommige mannen hebben het er psychologisch moeilijk mee dat een deel van de teelballen werd verwijderd. De verwijderde teelballen kunnen eventueel worden vervangen door teelbalprothesen.

14.10.2 LHRH-agonisten

LHRH-agonisten zijn medicijnen die inwerken op het regulatiemechanisme in de hersenen dat de teelballen ertoe aanzet testosteron te produceren. Aanvankelijk zal het testosteron toenemen, totdat de hypofyse uitgeput raakt en het LH en daarmee het testosteron zal dalen. Het doel is dat de teelballen geen testosteron meer aanmaken. In de eerste week na de toediening zal echter meer testosteron worden aangemaakt. Dat noemen we het 'flare up'-fenomeen. Daarom wordt er eerst gestart met anti-androgenen om dit 'flare up'-fenomeen te onderdrukken. Na twee tot vier weken wordt het castratieniveau bereikt.

LHRH-agonisten bestaan uitsluitend in een inspuitbare vorm. Voorbeelden zijn gosereline, triptoreline of leuproreline.

14.10.3 Anti-androgenen

Anti-androgenen zijn medicijnen die de werking van androgenen blokkeren door te binden op de androgeenreceptor. Er zijn steroïdale en niet-steroïdale anti-androgenen. Ze verschillen op het gebied van nevenwerkingen en ziektecontrole. Anti-androgenen worden in pilvorm

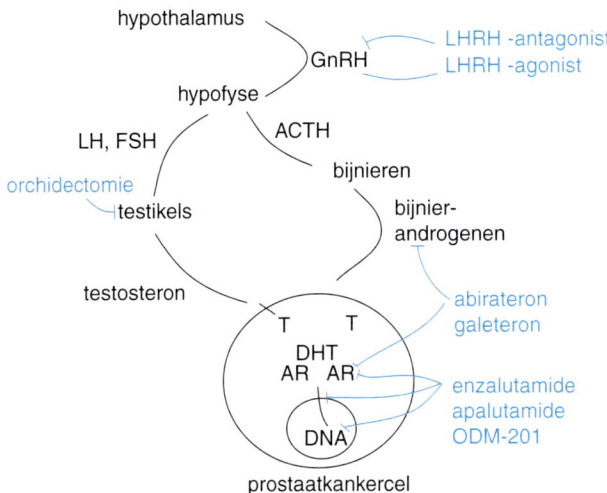

◻ Figuur 14.1   Hormonale signalisatieweg bij prostaatkanker met verschillende aangrijpingspunten voor therapie (*GnRH* gonadotropine-'releasing' hormoon, *LH* luteïniserend hormoon, *FSH* follikelcelstimulerend hormoon, *ACTH* adrenocorticotroop hormoon, *T* testosteron, *DHT* dihydrotestosteron, *AR* androgeenreceptor)

toegediend. Daarnaast zijn er ook verschillende nieuwe medicijnen die ook een sterke anti-androgene werking hebben.

14.10.4 LHRH-antagonisten

LHRH-antagonisten werken net zoals LHRH-agonisten in op het regulatiemechanisme in de hersenen dat de teelballen ertoe aanzet testosteron te produceren. Anders dan bij de LHRH-agonisten doet zich hier geen 'flare-up'-fenomeen voor.

14.10.5 Maximale androgeenblokkade

Bij maximale androgeenblokkade wordt de productie van het testosteron door de teelballen stopgezet (door operatie of medicijnen). Daarnaast wordt ook de werking van de kleine hoeveelheid testosteron die de bijnier aanmaakt geblokkeerd. Om die maximale androgeenblokkade te bereiken, wordt een LHRH-agonist gecombineerd met een bij voorkeur niet-steroïdaal antiandrogeen.

14.10.6 Intermitterende hormoontherapie

Bij intermitterende hormoontherapie wordt de behandeling tijdelijk onderbroken als het PSA onder een bepaald niveau blijft en er geen aanwijzingen zijn dat de ziekte voortschrijdt. Als het PSA weer stijgt of er klachten zijn die te wijten zijn aan de ziekte, dan wordt de hormoontherapie weer opgestart. Tijdens de onderbreking dient de arts de patiënt goed te volgen om te bepalen of de behandeling al dan niet weer moet worden opgestart. Uit een meta-analyse bleek dat onderbroken behandeling en continue behandeling geen verschil toonde in algehele en/of progressievrije overleving. Mannen in de onderbroken behandeling ondervonden wel minder bijwerkingen.

14.10.7 Nieuwe hormonale therapieën

De afgelopen jaren zijn verschillende nieuwe hormonale therapieën ontwikkeld in de behandeling van vergevorderde prostaatkanker en in de toekomst zullen er nog vele volgen (◻ fig. 14.1). Voorbeelden hiervan zijn: abirateron en enzalutamide. De eerste is een androgeensynthese inhibitor en beide blokkeren de androgeenreceptor. In de opvolging dient men vooral bedacht te zijn op hypokaliëmie, leverlijden, oedemen en hypertensie.

Enzalutamide is een androgeenreceptorantagonist en androgeenreceptor signaal inhibitor. Dit medicijn kan de werking van coumarinetherapie beïnvloeden.

14.11 De rol van de huisarts bij hormonale therapie

Belangrijk voor de huisarts is de patiënt in deze vaak moeilijke periode te ondersteunen en te verwijzen naar de behandelend specialist. Deze zal evalueren welke verdere mogelijkheden er zijn, zoals salvage prostatectomie (in tweede instantie opereren om alsnog een curatieve behandeling te geven), bestraling of metastasegerichte therapie.

Veel huisartsen zijn bij de antihormonale behandeling betrokken doordat mannen deze injecties bij de huisarts laten plaatsen. In Nederland bieden sommige ziekenhuizen een thuis-toedienservice aan. Een verpleegkundige bezoekt de patiënt thuis om de medicatie te kunnen toedienen. Dit is weliswaar gemakkelijk voor de patiënt, maar de huisarts kan meerwaarde bieden door zijn medische kennis en de continuïteit in zorg voor de patiënt. Het is goed om met de patiënt en specialist te bespreken wat de eigenlijke wens is van de patiënt: welke methode van antihormonale therapie en wie zal deze toedienen.

De meest voorkomende *bijwerkingen* van hormoontherapie zijn opvliegers, osteoporose, vermindering van het libido en erectiestoornissen. Minder voorkomende bijwerkingen zijn borstontwikkeling, gewichtstoename, vermindering van de spiermassa, haarveranderingen, veranderingen in het bloed en bloedarmoede. Mogelijk krijgt de patiënt ook last van vermoeidheid en stemmingsveranderingen. De ernst van de bijwerkingen verschilt van persoon tot persoon en is onvoorspelbaar. De huisarts kan de verschillende bijwerkingen bespreekbaar maken en indien de patiënt veel last ervaart de specialist op de hoogte stellen.

Zoals hiervoor vermeld is androgeendeprivatietherapie steeds de hoeksteen in de verdere behandeling en behandeling in tweede instantie wordt pas gestart bij bevestiging van de castratietoestand. Als coördinator van de patiëntenzorg (voornamelijk in België) dient de huisarts er dus aan te denken bij oplopende PSA-waarden het serumtestosteron te bepalen en te plannen dat de patiënt ook bij verdere therapieën nog steeds androgeendeprivatietherapie krijgt. In Nederland worden de meeste patiënten na behandeling langdurig door de uroloog of oncoloog begeleid en speelt de huisarts een kleinere rol.

> **Casus 2 (vervolg)**
>
> De heer Karlsen heeft twee jaar hormoonbehandeling gehad, waarbij de huisarts de injecties verzorgde. Bij de laatste controles door de uroloog bleek dat de PSA-waarden duidelijk gestegen zijn en ook de beeldvorming is progressief. De uroloog heeft hem nu naar de oncoloog verwezen voor verdere behandeling.
>
> Patiënt vraagt zich af hoe het kan. Hij voelt zich prima, los van de bijwerkingen van de hormoonbehandeling, die hij voor lief heeft genomen. Had hij iets anders moeten doen? Wat staat hem nu te wachten?
>
> De huisarts bespreekt zijn zorgen met hem, maar kan inhoudelijk geen extra informatie geven. Zij heeft immers geen ervaring met de chemotherapeutische behandeling die nu voorgesteld wordt. Zij raadt patiënt aan zijn vragen op papier te zetten en mee te nemen om te kunnen bespreken met de oncoloog of oncologisch verpleegkundige.

Wanneer antihormonale behandeling onvoldoende effect heeft, wordt gesproken over castratie-refractaire prostaatkanker (CRPC). Dit blijkt uit ofwel opeenvolgende stijgingen van de PSA-waarden, ofwel radiologische progressie, ondanks dat de serumtestosteronconcentratie onder het castratieniveau (<50 ng/dl) is.

Voor mannen met gemetastaseerd CRPC is behandeling met chemotherapie, lokale bestraling van metastasen of intraveneuze radionucleotiden mogelijk. Internationale richtlijnen bevelen aan dat de raadgeving, het beleid en de behandeling voor deze patiënten door een multidisciplinair team gebeurt.

14.11.1 Chemotherapie

Het taxaan docetaxel is de eerste keuze als chemotherapeuticum bij prostaatkanker. Het wordt gezien als een palliatieve behandeling, die wordt opgestart als de hormoontherapie is uitgewerkt (CRPC-stadium). Daarnaast wordt het 'upfront' gegeven bij prostaatkanker die bij diagnose reeds sterk gemetastaseerd is, samen met de start van androgeendeprivatietherapie. Het wordt meestal elke drie weken toegediend per infuus, dit gedurende zes cycli.

Een belangrijke bijwerking van docetaxel is neutropenie. Daarom dienen de patiënten als immuungecompromitteerd te worden beschouwd. Alle patiënten die deze behandeling ondergaan, krijgen dan ook de opdracht bij koorts direct contact op te nemen met het ziekenhuis. Naast deze neutropenie komen gastro-intestinale bijwerkingen zoals anorexia, stomatitis, misselijkheid, braken of diarree, en huidproblemen (alopecia, schilfering), nagelaandoeningen, spierpijn en vochtretentie veel voor. Een ander chemotherapeuticum dat gebruikt wordt wanneer docetaxel onvoldoende effect heeft is cabazitaxel (Jevtana®).

> **Casus 2 (vervolg)**
>
> De heer Karlsen is gestart met chemotherapie. Hij krijgt docetaxel, waarvan hij vooral de maag-darmbijwerkingen heeft. Hij bezoekt nu het spreekuur, omdat hij last van zijn rug houdt. Hij dacht dat dit van het tuinieren kwam, maar volgens zijn vrouw kan dat het niet zijn. Bovendien neemt de pijn nu zo toe dat hij het met paracetamol niet voldoende kan onderdrukken. De pijn blijkt het gevolg van botmetastasen. Omdat de pijn lokaal is, wordt gekozen voor lokale externe radiotherapie. De pijnklachten verminderen daarbij snel.

14.11.2 Behandeling van botmetastasen

Pijn vanuit botmetastasen is mogelijk de belangrijkste factor die de kwaliteit van leven van mannen met gemetastaseerde prostaatkanker negatief beïnvloedt.

Het kan zijn dat mannen met prostaatkanker daarvoor de huisarts bezoeken. Alertheid bij deze groep is nodig, als mannen zich met pijnklachten in het bewegingsapparaat presenteren. Als botmetastasen zijn aangetoond, zijn verschillende behandelingen mogelijk.

Wanneer ondanks de behandeling toch pijn blijft en pijnstilling onvoldoende is, bestaat de mogelijkheid om gericht te bestralen door middel van externe radiotherapie (bij gelokaliseerde botpijn) of door middel van intraveneus toegediende radionucliden (bij gegeneraliseerde of verspringende botpijn). Het radionuclide radium-223 heeft ook een overlevingsvoordeel aangetoond. In Nederland wordt strontium frequent toegepast.

Aandacht voor botondersteunende therapie is belangrijk in de fase van botgemetastaseerde prostaatkanker, zeker gezien de langdurige androgeendeprivatietherapie. Dit kan door middel van denosumab. Denosumab is een monoklonaal antilichaam dat de botresorptie vermindert door het blokkeren van de osteoclastenactiviteit. Het wordt om de vier weken subcutaan toegediend. Het wordt gebruikt om botcomplicaties te voorkomen bij botmetastasen. Belangrijk is aandacht te hebben voor de vitamine D- en calciumsuppletie en mogelijke bijwerkingen, zoals osteonecrose van het kaakbeen.

Casus 2 (vervolg)

Na zijn bestraling is het enkele maanden goed gegaan, maar nu heeft patiënt opnieuw pijnklachten. Deze keer in de schouder en rechter heup. Daarnaast is hij toenemend moe. Hij lijkt de moed op te geven. Samen met zijn vrouw bezoekt hij het spreekuur van de huisarts. Hij wil eigenlijk stoppen met de behandelingen, maar weet niet goed of dat wel een optie is.

Het valt de huisarts op dat patiënt vermagerd is en een zwakke indruk maakt. Zij bespreekt met hem dat staken van behandeling altijd een optie is. Zij spreekt af dat zij overleg zal hebben met de oncoloog over de behandelmogelijkheden en vooruitzichten en de uitkomst van dat gesprek later die week opnieuw met patiënt en zijn vrouw te bespreken. Zijn wensen staan daarbij centraal.

De oncoloog benoemt dat er weliswaar nog behandelmogelijkheden zijn, maar hij begrijpt goed dat patiënt overweegt om die behandelingen niet meer te willen en spreekt met de huisarts af dat zij de verdere begeleiding overneemt. Hij zal zelf nog bellen met patiënt om zijn begeleiding af te sluiten.

14.12 De rol van de huisarts bij terminaal prostaatkanker

Terwijl er in de vroege fase geen klachten zijn geweest, of 'slechts' complicaties van de lokale behandeling, spelen pijn en algemene malaise in de terminale fase vaak een grote rol. De balans tussen de te verwachten effecten en bijwerkingen zullen daarom nadrukkelijk de revue moeten passeren. Betrokkenheid van de huisarts kan daarbij nuttig zijn, omdat deze vaak een langere behandelrelatie met de patiënt heeft en ook zijn context kent.

Idealiter maakt de specialist behandelkeuzes die gebaseerd zijn op de voorkeuren van de patiënt. Of dat in de praktijk ook lukt, is niet altijd duidelijk. Gebrek aan tijd, of de emoties van een patiënt kunnen er soms toe leiden dat keuzes te snel worden gemaakt. Sommige patiënten durven hun bedenkingen bij behandelingen ook niet aan een specialist te uiten. Ook hierbij kan de huisarts een rol spelen, vanuit de eerdergenoemde langer durende behandelrelatie.

De huisarts kan aan de patiënt vragen wat hem is verteld over de verwachtingen van elke behandelstap. Welke bijwerkingen zijn te verwachten, welk effect op de kwaliteit van leven, maar ook op de lengte van leven? Wat wil een patiënt nog in deze fase? Sociale, emotionele en gedragsmatige aspecten staan daarbij centraal, naast het medisch-technische aanbod dat beschikbaar is. Als behandeling in deze fase gestart is, dan kan de huisarts bijdragen aan de balans tussen de belasting van behandeling en de uitkomsten. Hierin verschilt prostaatkanker eigenlijk niet van andere vormen van uitgezaaide kanker.

Afstemming met de specialist is van groot belang in dit stadium. Wanneer stopt een behandeling in het ziekenhuis? Welke informatie krijgt een patiënt mee uit het ziekenhuis?

Het lijkt verstandig om af te spreken wie bij pijn verantwoordelijk is voor de pijnmedicatie. Het ligt meer voor de hand dat de huisarts hierin een hoofdrol speelt dan de specialist. De huisarts is immers (meestal) gemakkelijker bereikbaar en beter op de hoogte van de comorbiditeit en comedicatie. Ook hierbij speelt de voorkeur van de patiënt een grote rol. Wij adviseren om expliciet te zijn over de rolverdeling, zodat patiënten en familieleden weten bij wie ze terechtkunnen met hun vragen.

Soms vinden specialisten het moeilijk hun patiënt los te laten, maar zijn zij ook niet in staat de werkelijk benodigde zorg – thuis – te leveren.

Hierbij zou de huisarts actief kunnen aangeven de begeleiding over te willen nemen en samen met het palliatief supportteam de thuiszorg te gaan coördineren. Daarmee kunnen onnodig belastende bezoeken aan het ziekenhuis voorkomen worden.

Geraadpleegde literatuur

Andruss CM, Dinella TJ, Macpherson DS, et al. Effect of digital rectal examination on serum prostate-specific antigen in a primary care setting. Arch Intern Med. 1995;155:389–92.

Blanker MH, et al. NHG-Standaard Mictieklachten bij mannen. Huisarts Wet. 2013;56(3):114–22.

Bangma CH, et al. Active surveillance for low-risk prostate cancer. Crit Rev Oncol Hematol. 2013;85:295–302.

Beer TM, Tombal B. Enzalutamide in metastatic prostate cancer before chemotherapy. N Engl J Med. 2014;371:1755–6.

Blanker MH, Noordzij MA. Prostate cancer screening benefit very low, even after 13 years (in dutch: Opbrengst prostaatkankerscreening zeer laag, ook na 13 jaar). Ned Tijdschr Geneeskd. 2014;158:A8349.

Campbell SE, et al. Conservative management for postprostatectomy urinary incontinence. Cochrane Database Syst Rev. 2012;1:CD001843.

Ilic D, et al. Screening for prostate cancer. Cochrane Database Syst Rev. 2013;1:CD004720.

Ilic D. Screening for prostate cancer: reflecting on the quality of evidence from the ERSPC and PLCO studies. Recent Results Cancer Res. 2014;202:65–71.

Magnan S, et al. Intermittent vs continuous androgen deprivation therapy for prostate cancer: a systematic review and meta-analysis. JAMA Oncol. 2015;1:1261–9.

Parker C, et al. Alpha emitter radium-223 and survival in metastatic prostate cancer. N Engl J Med. 2013;369:213–23.

Ryan CJ, et al. Abiraterone in metastatic prostate cancer without previous chemotherapy. N Engl J Med. 2013;368:138–48.

Tannock IF, et al. Docetaxel plus prednisone or mitoxantrone plus prednisone for advanced prostate cancer. N Engl J Med. 2004;351:1502–12.

Valeri A, et al. Early-onset hereditary prostate cancer is not associated with specific clinical and biological features. Prostate. 2000;45:66–71.

Vickers AJ, et al. Prostate specific antigen concentration at age 60 and death or metastasis from prostate cancer: case-control study. BMJ. 2010;341:c4521.

Longcarcinoom en de rol van de huisarts

M.A. de Meij en V. Surmont

Samenvatting

In Nederland kregen 11.900 mensen in 2014 longkanker; in België 8.196. Longkanker is te verdelen in niet-kleincellige longcarcinomen (die weer onderverdeeld kunnen worden in plaveiselcelcarcinoom, adenocarcinoom en grootcellig carcinoom) en kleincellige longcarcinomen. De belangrijkste oorzaak van longkanker is nog steeds roken. Ook passief meeroken leidt tot een verhoogd risico op het krijgen van longkanker. Helaas heeft het merendeel van de patiënten (70–75 %) bij diagnose een gemetastaseerde ziekte. Diagnostiek van longcarcinoom vindt plaats door middel van bronchoscopie en CT-thorax gecombineerd met een PET-scan. Ook genetisch onderzoek heeft tegenwoordig een belangrijke rol binnen de diagnostiek. Het is van belang naast de exacte pathologische diagnose het juiste stadium vast te stellen. Op basis hiervan kan het behandelplan worden vastgesteld. Behandeling bestaat uit chirurgische curatie of, als dat niet meer mogelijk is, uit chemoradiatie. Gezien de vaak slechte prognose, is het belangrijk al vroeg een palliatief traject uit te zetten om voldoende kwaliteit van leven te hebben.

© Bohn Stafleu van Loghum, onderdeel van Springer Media BV 2017
A.J. Berendsen, S. Van Belle (Red.), *Oncologie*, Praktische huisartsgeneeskunde,
DOI 10.1007/978-90-368-0961-0_15

15.1   Diagnostiek van (aanhoudend) hoesten

Casus

Mevr V., 65 jaar oud, met twee volwassen kinderen en één kleinkind, is gescheiden van echtgenoot, maar heeft nog goed contact met hem. Ze is net met pensioen, ze heeft gewerkt als projectmanager in een grote organisatie. Ze heeft veel vrienden en reist graag. Ze rookt nog steeds, een pakje per drie dagen, hoewel ze hier graag mee wil stoppen. Naast roken drinkt ze regelmatig een glas wijn.

Mevr. V. hoest sinds een week of twee. Ze is recent naar Spanje geweest en daar ook wel een paar dagen wat verkouden geweest. Ze heeft geen koorts (gehad).

De hoest is hinderlijk. Ze geeft wat helder sputum op. Ze functioneert verder prima. Ze kan door de stad fietsen zonder benauwd te worden. Slapen gaat haar ook goed af.

Bij het lichamelijk onderzoek zijn er geen duidelijke afwijkingen.

Bij de differentiële diagnostiek denkt u aan hyperreactiviteit na virusinfectie en/of COPD (gezien het roken).

Vraag: is het nodig om (nu al) aanvullend onderzoek te verrichten? U besluit het nog even aan te zien. Een periode van onschuldig hoesten kan wel langer duren dan een maand. U spreekt met mevrouw af dat ze over één maand terugkomt als de hoest nog niet over is of als andere klachten ontstaan.

U maakt wel van de gelegenheid gebruik om te polsen of mevrouw openstaat voor actieve begeleiding bij het stoppen met roken (SMR) (zie kader). Dat is ze wel. U maakt voor haar een afspraak bij de praktijkverpleegkundige (POH-S) die geregistreerd is voor begeleiding van SMR.

Acute hoest wordt in de NHG-Sandaard *Acuut hoesten* gedefinieerd als hoesten dat korter dan drie weken bestaat. De periode van drie weken is gebaseerd op het natuurlijk beloop van niet-ernstige luchtweginfecties, de meest voorkomende oorzaak van acuut hoesten. Arbitrair kan gesteld worden dat er sprake is van chronische hoest als de klachten langer dan acht weken aanhouden. Tabaksrook is een van de niet-infectieuze oorzaken van acuut hoesten.

15.1.1 Stoppen met roken

Roken levert veel gezondheidsschade op voor het individu en diens omgeving. Het veroorzaakt ook een breed maatschappelijk gezondheidsprobleem. De patiënt is in eerste instantie zelf verantwoordelijk voor zijn rookgedrag, maar het is de taak van de hulpverleners in de gezondheidszorg, stelt de NHG-Standaard *Stoppen met roken*, om iemand te begeleiden als hij/zij wil stoppen met roken. Aangezien jaarlijks 70 % van de Nederlanders de huisarts bezoekt, is de huisartsenpraktijk de uitgelezen plaats voor 'stoppen met roken'-interventies.

Als de huisartsenpraktijk niet is ingesteld om het stoppen met roken (SMR) te begeleiden (bijv. omdat er geen gecertificeerde hulpverleners werkzaam zijn), zijn er andere plekken waar patiënten terechtkunnen: STIVORO, GG en GD, instellingen voor verslavingszorg en bij de longstoppoli in het ziekenhuis.

In België wordt een roker die wil stoppen met roken doorverwezen naar een erkend tabacoloog (deze heeft de interuniversitaire opleiding 'rookstopbegeleiding' gevolgd en is geslaagd voor het examen). De rookstop interventie kan individueel of in een groep aangeboden worden. Een cliënt heeft recht op acht sessies gedurende twee opeenvolgende jaren en geniet een financiële tegemoetkoming via de verzekering.

> **Casus (vervolg)**
>
> Drie maanden later komt mevrouw bij u terug. Het gaat eigenlijk niet veel beter met haar.
> Ze hoest nog steeds. Ze doet haar best om te stoppen met roken, dacht dat ze daarom ook
> meer aan het hoesten is dan eerder. Ze wilde het nog even aanzien. Haar kinderen vinden
> haar echter ook wat kortademig.
> Bij lichamelijk onderzoek zijn er nog steeds geen duidelijke afwijkingen.
> Aangezien de periode van hoesten nu ruim drie maanden duurt, vindt u het tijd worden
> voor aanvullend onderzoek. U laat in het plaatselijk ziekenhuis een X-thorax maken met
> de vraag: gaarne uitsluiten longpathologie. U spreekt met mevrouw af dat als hierop geen
> afwijkingen te zien zijn, u aan de praktijkverpleegkundige vraagt een spirometrie af te
> nemen.
> U maakt een vervolgafspraak op het spreekuur om de uitslag te bespreken.

15.1.2 Diagnostiek in de eerste lijn

Bij aanhoudende klachten van hoesten moet er ook gedacht worden aan de mogelijkheid van
longkanker. Vroegdiagnostiek is hierbij van grote waarde. Longkanker kan in een vroeg stadium nog curatief chirurgisch worden behandeld, waardoor de vijfjaarsoverleving aanzienlijk
stijgt (zie ◘ tab. 15.1).

Er bestaat alleen nog geen consensus over de termijn van aanvragen. De NHG-Standaard
Acuut hoesten beveelt een X-thorax aan bij blijvende onzekerheid, bij geen of onvoldoende
snel herstel en bij vermoeden van andere aandoeningen. Daarbij staat geen termijn vermeld.
In België staat in de richtlijn *Acuut hoesten* dat er een X-thorax moet worden gemaakt bij
patiënten bij wie na eventuele rookstop of onderbreking van ACE-inhibitoren de hoestklach-
ten langer dan drie weken aanhouden.

De gevoeligheid van de thoraxfoto bij het opsporen van longkanker is echter teleurstel-
lend, met name in een vroeg stadium van de ziekte als de afwijking nog klein is.

De visuele detectiegrens op een thoraxfoto is ongeveer 10 mm. De kans dat longkanker
op een thoraxfoto gemist wordt is 70 % als de tumor kleiner is dan 10 mm, 30 % als de tumor
10–20 mm groot is, en ruim 20 % voor tumoren van 21–30 mm.

Ook blijkt uit onderzoek dat de diagnose 'longkanker' in de dagelijkse praktijk in 20 %
van de gevallen op de thoraxfoto in eerste instantie niet is gesteld, terwijl de afwijkingen ach-
teraf wel zichtbaar waren op de foto (zie ◘ fig. 15.1).

CT-scan is een betere methode voor diagnostiek (en screening, zie hierna) van longkanker. Daarom valt te overwegen om de spiraal-CT-scan in de toekomst als diagnosticum te
verkiezen boven de thoraxfoto. Anders dan in België is het in Nederland (nog) niet mogelijk
als huisarts een CT-thorax aan te vragen.

15.1.3 Screening

Al jaren wordt gediscussieerd over het nut van screening op longkanker. Het doel van deze
screening is het opsporen van tumoren in stadium I en II, die in opzet curatief behandeld
kunnen worden en nog een (relatief) hoge vijfjaarsoverleving hebben (zie ◘ tab. 15.1).

stadium	TNM-classificatie	vijfjaarsoverleving in %
Ia	T1, N0, M0	>70
Ib	T2, N0, M0	60
IIa	T1, N0, M0	50
IIb	T2–3, N1, M0	30–40
IIIa	T1–3, N2, M0	10–30
IIIb	iedere T4, iedere N3, M0	<5
IV	iedere M1	<2

◩ **Tabel 15.1**   De vijfjaarsoverleving van longkanker naar stadium

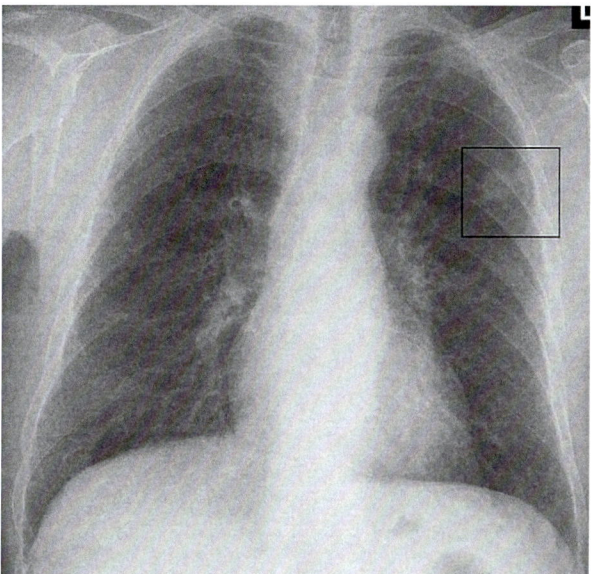

◩ **Figuur 15.1**   Thoraxfoto

Screening zou moeten worden gedaan in de hoogrisico populatie: (ex-)rokers in de leeftijd van 50 tot 75 jaar. De vraag is of de voordelen (langere overleving) opwegen tegen de nadelen (fout-positieven, bijkomende invasieve onderzoeken, extra zorgen bij de patiënt, kosten). Onderzoeken tot nu toe lijken erop te wijzen dat er meer longkanker wordt gedetecteerd, en dat uiteindelijk ook de overleving beter wordt: verlaging van de mortaliteit met 20 %. Dit is aangetoond in de grote NLST-trial (Amerikaanse screeningstrial met low-dose CT). De vraag is of dit extrapoleerbaar is naar de Europese populatie, of men het wil implementeren en hoe dit dan wordt gedaan. In 2016 worden de resultaten verwacht van de NEL-SON-studie (Nederlands-Leuvens Longkanker Screenings Onderzoek), waarna er mogelijk meer gezegd kan worden over het nut van screenen.

Ook bestaat bij veel hulpverleners de wens niet alleen op deze screening te richten, maar ook op andere vormen van (primaire) preventie, met name natuurlijk het stoppen met roken. Het lijkt zo te zijn dat van de patiënten die deelnamen aan onderzoek naar screening en daadwerkelijk gescreend werden minder patiënten stopten met roken in vergelijking met een controlegroep die niet werd gescreend. Dit zou verklaard kunnen worden door een vals gevoel van veiligheid ('ik ben gescreend, er is niks te zien, ik kan rustig doorgaan met roken').

> **Casus (vervolg)**
>
> Aan het eind van de middag, wordt u door de radioloog gebeld. Er zijn bij mevrouw afwijkingen gevonden die mogelijk passen bij een longtumor. Haar advies is mevrouw op korte termijn te verwijzen naar de longarts.
>
> Mevrouw komt morgen bij u op het spreekuur. U gaat haar dan de uitslag vertellen van het onderzoek. U maakt alvast een afspraak op de poli van de longgeneeskunde vlak na het weekend, zodat mevrouw niet te lang in spanning hoeft te zitten. Mevrouw zal een bronchoscopie in dit ziekenhuis krijgen. Voor de gecombineerde PET-CT-scan zal ze naar het academisch ziekenhuis moeten.

15.2   Cijfers longkanker

In 2014 kregen in Nederland 11.900 mensen longkanker. In België waren er in 2014 8.196 gevallen. Daarvan betrof het in 80 % van de gevallen niet-kleincellig longcarcinoom, waarvan 50−60 % plaveiselcelcarcinoom, 35 % adenocarcinoom en 5 % grootcellig carcinoom. Bij de andere 20 % werd een kleincellig carcinoom gediagnosticeerd. De belangrijkste oorzaak van longkanker is nog steeds roken. Ook het passief meeroken leidt tot een verhoogd risico op het krijgen van longkanker. Helaas heeft het merendeel van de patiënten (70–75 %) bij diagnose een gemetastaseerde ziekte.

15.3   Diagnostiek van longcarcinoom

Het stellen van een zekere histologische of cytologische diagnose is belangrijk, omdat die in hoge mate bepaalt welke therapeutische mogelijkheden er zijn. Voor het stellen van deze diagnose zijn de volgende onderzoeken belangrijk.

15.3.1 Bronchoscopie

Na verdoving van de mond-keelholte met lokale anesthesie (lidocaïne 1–2 %) om de kokhalsreflex te onderdrukken wordt via de neus of de keel een bronchoscoop in de luchtpijp gebracht.

Met dit onderzoek zijn vooral centraal gelegen tumoren goed te bekijken en te biopteren. Meer perifeer gelegen tumoren worden hiermee moeilijker bereikt, maar met bepaalde technieken, zoals het gebruik van een kleine borstel of bronchoalveolaire lavage, is het vaak mogelijk toch cytologisch materiaal te verkrijgen bij perifeer gelegen afwijkingen.

Er zijn tegenwoordig nieuwe technieken in gebruik, bijvoorbeeld de video-assisted thoracic surgery (VATS), waarbij gebruikgemaakt wordt van moderne videoapparatuur, optieken en endoscopisch instrumentarium om diagnostiek (en therapie) in pleuraholte, mediastinum en long te verrichten.

15.3.2 CT-thorax (met intraveneus contrast)

CT-thorax wordt tegenwoordig bij voorkeur direct gecombineerd met een PET-scan (FDG-PET-CT-onderzoek). De meeste kankercellen hebben een verhoogde stofwisseling,

◘ **Tabel 15.2** Stadiumindeling van het niet-kleincellig longcarcinoom

	T1	T2	T3	T4
N0	IA	IB	IIB	IIIB
N1	IIA	IIB	IIIA	IIIB
N2	IIIA	IIIA	IIIA	IIIB
N3	IIIB	IIIB	IIIB	IIIB

◘ **Tabel 15.3** Stadiumindeling van het kleincellig longcarcinoom

beperkt ('limited disease')	primaire tumor beperkt zich tot een hemithorax (incl. ipsilaterale of contralaterale lymfeklieren, recurrensparalyse of venacava-superiorsyndroom) exclusief pleura- en/of pericardvocht
uitgebreid ('extensive disease')	elke verdere uitbreiding

waarbij veel suiker wordt verbruikt. Daarom wordt bij deze PET-CT-scan radioactief 18F-gelabeld glucose in de bloedbaan toegediend. Alle gebieden met een hoog metabolisme (hersenen, hart, tumorcellen) worden goed zichtbaar. De scan moet vanaf de supraclaviculaire regio de gehele thorax en bovenbuik tot en met de bijnieren in beeld brengen.

De combinatie van deze onderzoeken moet leiden tot betere detectie van pathologische mediastinale klieren en metastasen op afstand, zodat het juiste stadium van de ziekte zo goed mogelijk bepaald kan worden. PET-CT-scan is aangewezen om te stadiëren bij patiënten die in aanmerking komen voor een in opzet curatieve behandeling. Het betreft patiënten bij wie op de conventionele CT-scan geen aanwijzingen voor afstandsmetastasen zijn gevonden.

15.3.3 Genetisch onderzoek

In de afgelopen jaren is komen vast te staan dat bij niet-kleincellige (adeno)longcarcinomen niet alleen roken, maar ook een verworven genetische afwijking (onder andere de EGFR-mutatie), de oorzaak kan zijn van deze kanker. Voor deze vorm is een andere behandeling nodig (zie therapie), met een veel betere uitkomst en minder bijwerkingen dan bij chemotherapie. De mediane overleving gaat van 9 naar 26 maanden.

Het is dus erg belangrijk om deze genetische mutatie op te sporen. Naast de EGFR-mutatie, moet gekeken worden naar ALK-translocatie en ROS-translocatie, omdat hiervoor ook specifieke targeted therapieën beschikbaar zijn.

Na het stellen van de exacte pathologische diagnose is het van belang dat het juiste stadium wordt bepaald. Op basis hiervan kan een behandelplan worden opgesteld.

Het stadium van de longkanker wordt bepaald aan de hand van het TNM-systeem (zie kader en ◘ tab. 15.2 en ◘ tab. 15.3). Het stadium wordt vooral bepaald door de intrathoracale en extrathoracale uitbreiding van de longtumor. In 2017 wordt implementatie verwacht van een nieuwe achtste TNM-classificatie.

TNM-classificatie volgens de 7e editie IASLC		
primaire tumor		
TX	primaire tumor niet aangetoond	
Tis	carcinoma in situ	
T1	tumor <3 cm, omgeven door long of viscerale pleura en bij bronchoscopisch onderzoek geen aanwijzingen voor ingroei proximaal van de lobaire bronchus	
	T1a:	≤2 cm
	T1b:	>2 en ≤3 cm
T2	tumor >3 cm en ≤7 cm, of tumor van elke grootte met één of meer van de volgende kenmerken: – infiltratie in pleura visceralis – in hoofdbronchus groeiend, echter >2 cm distaal van de hoofdcarina – atelectase of obstructiepneumonie tot in de hilus, maar beperkt tot minder dan de gehele long, zonder pleuravocht	
	T2a:	>3 en ≤5 cm
	T2b:	>5 en ≤7 cm
T3	tumor >7 cm of tumor van elke grootte met directe uitbreiding naar thoraxwand (inclusief sup. sulcustumoren) inclusief aanliggende rib(ben), diafragma, n. phrenicus, mediastinale pleura, pariëtaal pericard, óf tumor in hoofdbronchus <2 cm distaal van de carina; óf tumor samenhangend met atelectase of obstructiepneumonie van de gehele long, of separate tumornoduli in dezelfde kwab als de primaire laesie	
T4	tumor van elke grootte met uitbreiding naar: mediastinum, hart, grote vaten, trachea, n. laryngeus recurrens, carina, oesofagus, wervellichaam; of separate tumornoduli in een andere ipsilaterale kwab dan de primaire tumor	
regionale lymfeklieren		
NX	lymfeklierstatus niet te beoordelen	
N0	geen regionale lymfekliermetastase aangetoond	
N1	metastase ipsilaterale peribronchiale en/of ipsilaterale hilaire lymfeklieren, inclusief directe doorgroei	
N2	metastase ipsilaterale mediastinale en/of subcarinale lymfeklieren	
N3	metastase in contralaterale mediastinale, contralaterale hilaire óf ipsi- en/of contralaterale lymfeklieren van de m. scalenus, of supraclaviculaire lymfeklieren	
metastasen op afstand		
MX	metastasen op afstand niet vast te stellen	
M0	geen metastasen op afstand	
M1	metastasen op afstand	
M1a:	separate tumornodus of nodi in contralaterale longkwab, tumor met pleurale nodi, of maligne pleurale of pericardiale effusie	
M1b:	metastasen op afstand	

Voor de kleincellige carcinomen wordt, gezien de therapeutische doeleinden, door de meeste artsen gebruikgemaakt van een andere indeling, hoewel ook voor het kleincellig longcarcinoom de meer formele TNM-classificatie kan worden gebruikt (🔹tab. 15.3).

Casus (vervolg)

U hebt de afspraken van mevrouw bij de longarts ook in uw eigen agenda gezet en belt mevrouw erna op. De longarts heeft u overigens ook al gebeld om de uitslag van de onderzoeken door te geven.

U bent benieuwd wat er is besproken met de patiënt, of mevrouw het heeft begrepen. Ook is het belangrijk om van mevrouw te weten te komen of ze het eens is met de afgesproken gang van zaken.

Het zijn drukke dagen geweest voor mevrouw. Er zijn zo veel afspraken en onderzoeken geweest. Inmiddels is haar duidelijk dat de longtumor groot is en dat er uitzaaiingen zijn in de klieren. Er zijn (nog) geen uitzaaiingen verder in het lichaam gevonden.

Ze heeft begrepen dat ze in aanmerking komt voor chemotherapie en radiotherapie. Na een gesprek met de verpleegkundig specialist, heeft ze besloten dit ook te gaan doen. Ze heeft vertrouwen in het ziekenhuis. Het zijn aardige mensen, het is dicht bij huis en de kinderen kunnen ook gemakkelijk langskomen.

Naar aanleiding van dit 'kies gerust-gesprek' verwijst u haar ook naar de website kanker.nl, waar ze mogelijk nog meer informatie vindt over haar ziekte.

Voor België is dat kanker.be-Stichting tegen kanker of Vlaamse Liga tegen kanker.

15.4 'Kies gerust-gesprek'

Na het horen van de diagnose kanker breekt er voor veel mensen een emotionele, heftige tijd aan. Het is belangrijk om samen met de patiënt stil te staan bij de situatie. Wat betekent dit allemaal voor de patiënt, is de patiënt goed op de hoogte van de situatie? Gaat de patiënt akkoord met het behandelplan en wil de patiënt in hetzelfde ziekenhuis behandeld worden waar de diagnostiek heeft plaatsgevonden? Wat wil de patiënt bereiken met een eventuele behandeling: langer leven of minder klachten?

U kunt dit als huisarts samen met de patiënt bespreken. Daarvoor is het wel van belang dat de huisarts tijdig op de hoogte is van het behandelplan. U kunt ook van de gelegenheid gebruikmaken om de patiënt te vragen hoe hij/zij de fase van de diagnostiek heeft ervaren. Het is niet ongewoon dat er bij patiënten vragen zijn over de duur van de diagnostiek in de periode voordat ze zijn verwezen.

Samen met de patiënt kunt u afspraken maken over uw rol als huisarts tijdens de behandelfase.

15.5 Therapie

De behandeling van de verschillende vormen van longkanker is samengevat in een schema in 🔹tab. 15.4.

□ Tabel 15.4   Behandeling van de verschillende vormen van longkanker

kleincellig longcarcinoom (20 %)	limited disease (1 thoraxhelft)	intensieve chemotherapie + thoracale radiotherapie en profylactische schedelbestraling
	extensive disease (verdere uitbreiding)	palliatieve chemotherapie + profylactische schedelbestraling
niet-kleincellig (80 %)	stadium I A/B (T1-2N0M0)	resectie + adjuvante chemo bij stadium IB >4 cm of stereotactische radiotherapie (SABR)
	stadium II A/B (T1-2N1MO/T3N0M0)	resectie + adjuvante chemotherapie
	stadium III A/B (T1-3N2M0/T1-4N3M0)	gelijktijdige chemoradiatie
	stadium IV (TxNxMx)	chemotherapie

15.5.1 Niet-kleincellige longtumoren

Chirurgie (stadium I-II)

Bij stadium I en II is resectie de behandeling van eerste keuze. Dit is maar bij 20 % van alle patiënten met niet-kleincellige tumoren het geval. Doel is radicale verwijdering van de tumor in combinatie met een radicale mediastinale lymfeklierdissectie.

Bij 25 % van de patiënten wordt helaas tijdens operatie een slechtere situatie gezien dan in eerste instantie bij diagnostiek leek, door het alsnog vinden van mediastinale lymfekliermetastasen en metastasen op afstand.

Tegenwoordig kan de operatie meestal goed thoracoscopisch (Video Assisted Thoracoscopic Surgery: VATS) plaatsvinden. VATS heeft als voordeel dat er postoperatief beduidend minder pijn is en patiënten veel sneller naar huis kunnen in vergelijking met een klassieke thoracotomie. Postoperatieve morbiditeit heeft meestal te maken met de leeftijd van de patiënt en zijn/haar comorbiditeit. Vaak is door het roken ook sprake van hart- en vaatproblematiek. Patiënten dienen daarom preoperatief goed nagekeken te worden op hart- en vaatproblemen; ook longfunctionele werking is van essentieel belang om te bepalen of iemand geschikt is voor longchirurgie. Vaak voorkomende postoperatieve complicaties zijn: pneumonie, myocardinfarct, empyema thoracis, bronchopleurale fistels, bloedingen, longembolie en CVA's.

Na de operatie kan pathologische stadiëring plaatsvinden en kan het vervolgbeleid bepaald worden. Indien de snijranden niet vrij zijn (R1-resectie), is postoperatieve radiotherapie geïndiceerd. Vanaf tumoren IB (>4 cm) is adjuvante chemo geïndiceerd.

Helaas moet wel rekening gehouden worden met de kans (30 %) dat er binnen één jaar nieuwe tumoractiviteit wordt gevonden (meestal extrathoracaal; metastasen in hersenen, lever en bot). Waarschijnlijk was er op het moment van opereren dan toch al sprake van (micro)metastasen.

Radiotherapie

Mensen met niet-kleincellige longkanker stadium I of II die niet geopereerd kunnen worden (bijv. vanwege comorbiditeit) hebben de mogelijkheid om (met hoge dosering) met curatieve intentie bestraald te worden. Deze vaak stereotactische radiotherapie heeft bij tumoren tot 3 cm (T1) eenzelfde slagingspercentage als operatieve resectie. Soms is het moeilijk om bij deze patiënten een histopathologische of cytologische diagnose te stellen. Daardoor kan het gebeuren dat op klinische verdenking wordt bestraald, maar dat de aandoening toch benigne is. Deze patiënten worden dus eigenlijk onnodig bestraald en ondervinden onnodig hinder van de bestraling. Dit komt echter zeer weinig voor (<4 %), door goede afspraken die zijn gemaakt over de beoordeling van de laesie.

Patiënten met stadium III zijn niet primair resectabel. Deze patiënten komen in aanmerking voor een combinatiebehandeling van chemo- en radiotherapie. Patiënten die niet geschikt zijn voor chemotherapie kunnen ook alleen bestraald worden met een dosis tot 60–66 Gy, waarbij het doel is de tumor langdurig onder controle te houden.

Ter palliatie van klachten door een tumor in de centrale luchtwegen (dyspneu, hemoptoe) kan endobronchiale brachytherapie worden toegepast. Ook kan radiotherapie geïndiceerd zijn bij bot- en hersenmetastasen (zie verder onder palliatieve zorg).

Combinatietherapie

In verband met een hoog percentage patiënten dat binnen een jaar een recidief krijgt van de ziekte (door micrometastasen), wordt er bij patiënten vanaf stadium II na resectie ook adjuvante chemotherapie gegeven.

Voor patiënten met een hoger stadium (III), bij wie de vijfjaarsoverleving daalt tot minder dan 30 %, wordt gekozen voor de combinatie van radiotherapie en chemotherapie, het liefst gelijktijdig.

Chemotherapie

In een aantal studies is duidelijk aangetoond dat chemotherapie bij niet-kleincellige longtumoren de overleving (weliswaar beperkt, maar wel significant) verbetert. De kwaliteit van leven ten tijde van de chemotherapie is de afgelopen jaren ook verbeterd. Tumorgerelateerde klachten verbeteren, wat maakt dat patiënten zich vaak na één tot twee kuren veel beter voelen.

Standaard wordt tegenwoordig een platinumhoudend middel (carboplatine of cisplatine) gecombineerd met een ander middel (taxanen, gemcitabine, vinorelbine, topo-isomeraseremmers).

Targeted therapie en immuuntherapie

De behandelmogelijkheden zijn uitgebreid met twee moderne vormen van therapie: targeted therapie en immuuntherapie (zie ook ▶ H. 6).

Zoals eerder beschreven, wordt er in tumoren van een kleine groep patiënten (vaak, maar niet uitsluitend adenocarcinomen) een genmutatie gevonden. Het gaat om mutaties in 'drivergenen', die de celgroei regelen. Er zijn er inmiddels meerdere bekend. Het bekendste gen waarin een mutatie is opgetreden is de EGFR (epidermale groeifactorreceptor), maar ook andere eiwitten die belangrijk zijn voor celgroei en proliferatie (ERBB, BRAF, P13K, ALK, HER2-mutatie, ROS1-translocatie) spelen een rol. Bij al deze genetische veranderingen gaat het om (fusie)genen die coderen voor tyrosinekinase. Deze groep enzymen brengt een cascade van effecten op gang, zogeheten signaaltransductieroutes, die leiden tot overleving of proliferatie van de cel. De mutaties zorgen dat het kinase constitutioneel continu actief is, waardoor de signaaltransductieroutes permanent in werking zijn, zodat er geen rem meer is op celgroei en -proliferatie. Deze genetische achtergrond verschilt sterk van die van met roken geassocieerde longkanker. Het is belangrijk dat men de genetisch bepaalde vormen van longkanker kan herkennen, want zowel de prognose als de behandeling verschilt aanzienlijk, zozeer zelfs dat sommige onderzoekers spreken van een 'andere ziekte'.

Voorbeelden van deze *targeted therapie* zijn de middelen cetuximab, gefitinib en erlotinib en afatinib.

Een andere ontwikkeling in de behandeling van longcarcinoom is de ontdekking van *immuuntherapie*. Net als bij de behandeling van bepaalde vormen van melanomen wordt ook bij longkanker veel verwacht van deze therapie. Het tijdschrift *Science* bepaalde in 2013 dat immuuntherapie bij kanker het belangrijkste onderzoek van het voorafgaande jaar was. Bij immuuntherapie bij kanker is de ziektebehandeling gericht op het immuunsysteem en niet op de tumor zelf. Immuuncellen zoals T-cellen worden dan geactiveerd om kankercellen aan te vallen. Voor bepaalde vormen van niet-kleincellig longcarcinoom (plaveiselcelcarcinomen, stadium III/IV) is in 2015 het middel nivolumab door de FDA goedgekeurd. Patiënten met deze soort kanker, die eerder onder chemotherapie progressie van de ziekte lieten zien, komen eventueel in aanmerking voor dit middel. Nivolumab is een zogenoemde PD-1-remmer. PD-1 is een eiwit aan de buitenkant van een T-cel. T-cellen zijn belangrijk in het immuunsysteem. Als het eiwit PD-L1 of PD-L2 zich bindt aan PD-1, dan wordt een T-cel inactief. Het nieuwe geneesmiddel nivolumab blokkeert de binding van PD-L1 aan PD-1. Hierdoor blijven de T-cellen actief.

Op dit moment blijkt dat dit middel bij ongeveer 20 % van de longkankers werkt; als het werkt, zien we dat het langdurig effect kan hebben in tegenstelling tot de klassieke cytostatische chemotherapie. Nadeel is de kostprijs van dit middel. Men is aan het bekijken of selectie van patiënten mogelijk is die potentieel voordeel hebben, op basis van de PD-L1-biomarker. Als een goede selectie mogelijk is, kan dat ook kostenbesparend zijn; momenteel is dit nog onderwerp van onderzoek.

15.5.2 Kleincellige tumoren

Kleincellige tumoren zijn in een klein aantal gevallen curatief te behandelen met een resectie (T1,2N0,1) Bij 60–70 % van de patiënten is de ziekte al uitgebreid met uitzaaiingen op afstand. Kleincellige tumoren zijn vaak agressief en niet behandeld is de prognose van de uitgebreide vorm (extensive disease) zeer slecht. De mediane overleving zonder behandeling is dan enkele weken tot drie maanden; met behandeling ligt de overleving rond de twaalf tot veertien maanden.

Bij een kleinere groep is de ziekte bij diagnose een limited disease, dan kan de patiënt behandeld worden met chemo-RT en profylactische hersenbestraling. De kans op curatie bij deze vorm ligt rond de 20 %. Centraal in de behandeling staat chemotherapie. De momenteel meest gebruikte combinatie is cisplatine-etoposide. Het is niet goed bekend hoe vaak deze therapie gegeven moet worden. Het is waarschijnlijk niet zinvol meer dan vier kuren te geven. In eerste instantie wordt hiermee goede respons bereikt, met tumorregressie. Soms leidt dit tot een ziektevrije overleving van jaren. Veel vaker is er op korte termijn sprake van progressie van de ziekte. Om dit laatste te beperken hoort bij de standaardbehandeling van chemotherapie gelijktijdige behandeling met radiotherapie (met minimale dosering van 45–50 Gy). Met deze combinatietherapie kan een mediane overleving van zo'n twintig maanden worden bereikt (tweejaarsoverleving 25–40 %).

Naast deze combinatietherapie, gericht op lokale controle van de ziekte, geeft men hierna profylactische bestraling op het brein, om de kans op het ontwikkelen van hersenuitzaaiingen te verkleinen. Dit heeft te maken met het feit dat meer dan 60 % van de patiënten hersenmetastasen ontwikkelt en dat een deel daarvan al microscopisch aanwezig is bij het stellen van de diagnose.

Casus (vervolg)

Bij mevrouw is de diagnose niet-kleincellig longcarcinoom, T2N2M0, stadium IIIA gesteld. Ze komt in aanmerking voor vier kuren chemotherapie gecombineerd met gelijktijdige radiotherapie (concurrente therapie) op de thorax. De behandeling is in opzet curatief. Mevrouw begint met goede moed aan de chemotherapie. Ze zal vier kuren cisplatine-etoposide krijgen.

De kuren vallen haar echter zwaar. Ze is moe, haar haar is uitgevallen en tussen kuur 2 en 3 heeft ze ook nog koorts ontwikkeld. Ze is blij dat het maar vier kuren zijn.

15.6 Bijwerkingen/late effecten behandeling

15.6.1 Chemotherapie

Centraal in de behandeling van longkanker met *chemotherapie* staat toediening van een platinumhoudend middel (bijv. cisplatine) in combinatie met een ander cytostaticum.

Cisplatine veroorzaakt tijdens behandeling vaak misselijkheid, braken en diarree en beenmergsuppressie. Ten gevolge van het laatste wordt de aanmaak van leukocyten (vooral granulocyten) en trombocyten belemmerd, waardoor er kans is op leukopenie en trombopenie. Hierdoor heeft een patiënt die chemotherapie krijgt een verhoogde kans op infecties en bloedingen. Dit is een reden om altijd contact op te nemen met de behandelend oncoloog bij koorts en bloedingen/hematomen.

Verder is dit middel nefrotoxisch, ototoxisch (tinnitus, gehoorverlies van hoge tonen) en leidt het regelmatig tot (poly)neuropathie. Helaas zijn sommige bijwerkingen irreversibel.

15.6.2 Radiotherapie

Bestraling op de thorax kan een aantal bijwerkingen geven, zoals ontsteking van het slijmvlies van de slokdarm, wat leidt tot een branderig of pijnlijk gevoel bij eten. Ook is vorming van stricturen in de oesofagus mogelijk.

Daarnaast kan tot twaalf maanden na het beëindigen van de bestraling pneumonitis ontstaan (=ontsteking van de long) en pericard- en/of pleuravocht. Deze bijwerking wordt niet met antibiotica behandeld, maar met cortison.

15.6.3 Targeted therapie

De bijwerkingen van targeted therapie zijn over het algemeen mild en blijven meestal beperkt tot een reversibele acneachtige huideruptie en diarree. De acne kan worden behandeld met antibiotica en de ernstige diarree met loperamide, maar de bijwerkingen kunnen op de lange termijn (maanden of jaren) toch als zeer hinderlijk worden ervaren. Ze zijn soms een reden om de behandeling te onderbreken of te staken.

15.6.4 Immuuntherapie

De meest voorkomende bijwerkingen van nivolumab zijn vermoeidheid, huidreacties, diarree, misselijkheid, buikpijn, verminderde eetlust, koorts, gewrichtspijnen.

Nivolumab gaat ook vaak gepaard met bijwerkingen in verband met het effect van het immuunsysteem op andere organen in het lichaam (colitis, pneumonitis).

Het is van belang de klachten tijdig te herkennen; indien niet-onderkend kunnen ze levensbedreigend zijn. Bij snelle detectie zijn ze goed te behandelen met (systemische) corticosteroïden. Aangezien het middel nog maar kort op de markt is, is het belangrijk elke klacht van de patiënt serieus te nemen en eventueel te overleggen met de behandelaars.

15.6.5 Late effecten

Lang niet altijd zijn alle effecten van de chemotherapie en radiotherapie direct na behandeling zichtbaar. Tot twintig jaar na behandelen kunnen klachten ontstaan die te maken hebben met gegeven therapie, zoals hartfalen, nierinsufficiëntie en het ontstaan van tweede primaire tumoren. Aangezien de grootste kans op het krijgen van een tweede primaire tumor nog steeds roken is, moet ook een patiënt met longkanker (door roken) na in opzet curatieve behandeling gestimuleerd worden om te stoppen met roken.

Het is voor de huisarts belangrijk de gegeven behandeling goed te noteren in het dossier van de patiënt en bij (nieuwe) klachten rekening te houden met de voorgeschiedenis.

Casus (vervolg)

Mevrouw komt een maand na de laatste kuur bij u op het spreekuur. Ze is moe, duizelig en snel kortademig bij inspanning. Ze ligt inmiddels veel tijd, ook overdag, op bed.
Er zijn zorgen: is de tumor weer gegroeid? Heeft het zin om aanvullend onderzoek te doen? Is er nog behandeling mogelijk?
Na overleg met de longarts besluit de patiënt terug te gaan naar het ziekenhuis voor CT-thorax en MRI-hersenen. Ook wordt afgesproken laboratoriumonderzoek te verrichten. Hieruit blijkt dat de kuren maar korte tijd effectief zijn geweest. De afwijkingen in de longen zijn gegroeid. Ook zijn er uitzaaiiingen in de lever en de bijnier gezien.
Mevrouw wordt opgenomen met een hypercalciëmie.
De longarts biedt nog de mogelijkheid van een chemotherapie in tweede instantie aan. Een moeilijke beslissing volgt: wil mevrouw nog doorgaan met behandelen? Welke winst levert dit op?

Na het stoppen van de chemotherapie komt het in de praktijk helaas vaak neer op terugkeer van de ziekte na korte of langere tijd. Het is dan te overwegen om nog een behandeling in tweede instantie (palliatieve chemotherapie) te geven; voorbeelden hiervan zijn pemetrexed en docetaxel. Of deze behandeling nut zal hebben, hangt er vooral van af hoe de tumor in eerste instantie heeft gereageerd op de chemotherapie en hoe lang de tumorvrije periode is geweest. Belangrijk ook bij het beslissen tot al of niet een therapie in tweede instantie is de performance status (PS) van de patiënt. Deze PS is een maat voor de algemene conditie.

Casus (vervolg)

Mevrouw besluit af te zien van nieuwe chemotherapie. De laatste kuren zijn haar echt slecht bevallen. U spreekt met haar over de toekomst. Gezien de forse toename van tumormassa in de longen en de vele klieren in het mediastinum, verwacht u dat ze in toenemende mate kortademig zal worden. Dit beangstigt haar. Ze geeft aan dat ze de mogelijkheid van euthanasie wil openhouden. Het is belangrijk dat mevrouw dat nu al aangeeft. U adviseert haar een euthanasieverklaring te tekenen en ervoor te zorgen dat deze in de praktijk aanwezig is en vraagt haar wat voor haar de reden voor euthanasie zou kunnen zijn. Daar heeft mevrouw niet direct een antwoord op. Als haar een jaar geleden zou zijn gezegd dat ze een groot deel van de dag op bed zou liggen, zou dat voor haar toen een reden voor euthanasie geweest zijn. Nu vindt ze het helemaal niet zo erg. Ze leest veel boeken en krijgt regelmatig bezoek van familie en vrienden. Ze heeft inmiddels al ontdekt dat ze haar grenzen verlegt. De mogelijkheid van euthanasie vindt ze echter van grote waarde.

15.7 Palliatieve zorg

In 2010 verscheen er een artikel in de *New England Journal of Medicine* met de titel 'Early palliative care for patients with metastatic non-small-cell lung cancer'. De conclusie van dit artikel was, dat als er in een vroeg stadium palliatieve zorg wordt verleend (al tijdens de standaard oncologische zorg), de kwaliteit van leven verbetert, maar nog opvallender, dat de overleving ook met twee maanden stijgt. Latere onderzoeken bevestigen deze uitkomst.

Dit is een belangrijke bevinding, vooral omdat meer dan 75 % van alle longkankerpatiënten na korte of langere tijd in een situatie zal komen waarbij er geen mogelijkheden meer zijn voor curatieve behandeling. In deze fase moeten soms lastige afwegingen gemaakt worden. Is er nog ruimte voor palliatieve chemotherapie en/of radiotherapie of moet behandeling alleen gericht zijn op symptoombestrijding. Deze vormen van behandeling hebben overigens een grote mate van overlap. Het is belangrijk dat u de patiënt goed kent, dat u weet wat de sociale, psychische en spirituele behoeften zijn van de patiënt.

U kunt als huisarts een belangrijke rol vervullen als begeleider bij het nemen van deze moeilijke beslissingen.

15.8 Complicaties en metastasen

Bij mevrouw werd hypercalciëmie gezien. Dit kan veroorzaakt worden door botmetastasen, maar kan ook een paraneoplastisch syndroom zijn. Dit syndroom is niet gerelateerd aan de omvang of plaats van de kanker, maar is een gevolg van bepaalde stoffen (humorale stoffen, signaalstoffen), die zich via het bloed verspreiden.

Voorbeelden van paraneoplastische syndromen bij longkanker zijn:
- SIADH (hyponatriëmie);
- hypercalciëmie (parat hormone related peptide);
- hypoglykemie;
- hyperthyreoïdie;
- cushingsyndroom;
- syndroom van Pierre-Marie-Bamberger.

Zoals eerder beschreven metastaseert longkanker vaak naar lever, bijnieren, hersenen en bot. De behandeling van hersen- en botmetastasen wordt hierna verder besproken.

15.8.1 Behandeling van hersenmetastasen

Hersenmetastasen geven niet altijd, maar wel vaak klachten: hoofdpijn, visusproblemen, duizeligheid, epileptische insulten. Hersenmetastasen zijn een prognostisch slecht teken. Bij het merendeel van de patiënten verbetert de situatie wel tijdelijk door de combinatie van corticosteroïden en radiotherapie. Welke behandeling nuttig is bij hersenmetastasen hangt erg af van de hoeveelheid metastasen, de aard van de primaire ziekte, de wens van de patiënt en zijn algehele conditie. Patiënten met een beperkt aantal (meestal <3) hersenmetastasen kunnen in aanmerking komen voor resectie of stereotactische radiotherapie. Voor resectie kan worden gekozen bij een solitaire of enkelvoudige hersenmetastase, een operabele tumor en/of wenselijkheid tot PA-diagnostiek. Stereotactische radiotherapie wordt toegepast bij patiënten met één tot drie hersenmetastasen met een maximale diameter van 3,5–4 cm. Bij stereotactische radiotherapie wordt een focaal hoge bestralingsdosis toegediend op de hersenmetastase, terwijl het omringende hersenweefsel nauwkeurig gespaard kan worden.

Patiënten met multipele (>3) hersenmetastasen komen in aanmerking voor totale schedelbestraling, meestal in combinatie met dexamethason om symptomatisch hersenoedeem te voorkomen respectievelijk te bestrijden. Meestal wordt gekozen voor een schema met 5 (5 × 4 Gy) of 10 (10 × 3 Gy) fracties. Slechts een deel van de patiënten ondervindt symptomatische verbetering na totale schedelbestraling en er is vermoedelijk weinig of geen invloed op de overleving. Selectie van patiënten van wie verwacht wordt dat ze er baat van zullen ondervinden, is dus van het grootste belang. De totale schedelbestraling heeft op korte termijn doorgaans weinig bijwerkingen. Toch kunnen de haaruitval, hoofdpijn, vermoeidheid en verminderde eetlust belastend zijn voor de patiënt. De haargroei keert als regel na twee tot drie maanden terug. Op lange termijn kan totale schedelbestraling leiden tot cognitieve achteruitgang. De meeste patiënten zijn echter al overleden, voordat deze achteruitgang optreedt.

Corticosteroïden worden gegeven tijdens de radiotherapie en als er sprake is van symptoomlast door het intracraniële oedeem. De dosering dexamethason (1,5 mg dexamethason = 10 mg prednisolon, halfwaardetijd 36–72 uur) hangt af van de klachten en comedicatie. Men kan meestal volstaan met een dosering van dexamethason 4 mg 1 dd. Bij ernstige klachten (bijv. obstructiehydrocephalus, hersenstamdisfunctie en/of verlaagd bewustzijn) of bij comedicatie die de werking van steroïden beïnvloedt (fenytoïne of carbamazepine), moet de dosering verhoogd worden tot 8–16 mg 1 dd.

Er moet op gelet worden dat de medicatie in de ochtend wordt ingenomen, in verband met bijwerkingen die de slaap beïnvloeden (activatie, toegenomen eetlust). Het effect is meestal binnen één tot twee dagen merkbaar. Maagbescherming is geïndiceerd bij patiënten met maagklachten of gebruik van NSAID's. Zodra een acceptabel effect bereikt is en/of de radiotherapie afgerond is, moeten de steroïden weer worden afgebouwd. De dexamethason kan ernstige bijwerkingen veroorzaken (cushing face, hyperglykemie, proximale spierzwakte, toegenomen eetlust, slapeloosheid, psychische problemen (angst, dysforie, psychose, depressie, delier), perifeer oedeem, infecties, maag-darmproblemen, candida-infecties, toename in gewicht). Al deze bijwerkingen zijn reversibel. Als het middel langer dan twee weken is gebruikt, moet het langzaam worden afgebouwd, bijvoorbeeld 2 mg per drie dagen, om het risico van het steroïdonttrekkingssyndroom (hoofdpijn, hypothermie, dyspneu, zwakte, delier, orthostatische hypotensie, pijn in gewrichten) te verkleinen.

Epileptische insulten

Epileptische insulten treden bij zo'n 20 % van de patiënten met hersenmetastasen op. Behandeling is vaak nodig om de kwaliteit van leven op peil te houden. Er bestaat kans op een status epilepticus, die potentieel levensbedreigend is. De behandeling bestaat uit het couperen van een aanval door benzodiazepines en een onderhoudsdosering van valproïnezuur. Dit laatste middel moet worden verkozen boven fenytoïne en carbamazepine in verband met betere verdraagzaamheid wat betreft bijwerkingen en interacties met bijvoorbeeld corticosteroïden. Bijwerkingen van valproïnezuur kunnen zijn: misselijkheid, slaperigheid, gewichtstoename, tremor en invloed op de trombocyten. Bij terugkerende insulten is het belangrijk om de patiënten, naasten en thuiszorg te instrueren.

Eerste keus bij een epileptisch insult is vaak het inbrengen van een rectiole diazepam 5–10 mg. In de palliatieve respectievelijk terminale setting is het lang niet altijd gemakkelijk om zo'n rectiole toe te dienen. Zeker niet als er niet op korte termijn een hulpverlener aanwezig is die dat kan doen, of die de medicatie subcutaan of per infuus kan inbrengen. Er kan dan ook worden gekozen voor midazolam 10 mg buccaal of via een neusspray, clonazepam (Rivotril®) 0,5–2 mg buccaal (druppels) of lorazepam 0,5–2 mg sublinguaal. Deze middelen kunnen uit voorzorg in huis gehaald worden.

Hoofdpijn

Hoofdpijn is een veelvoorkomende klacht bij hersenmetastasen (25–50 % van de patiënten). Behalve het geven van corticosteroïden om de intracraniële druk te verlagen, is pijnstilling op zijn plaats. Er kan gestart worden met paracetamol. Het verdient de voorkeur geen NSAID's voor te schrijven in verband met de interactie met dexamethason. Als sterkere pijnstilling noodzakelijk is, moet men overstappen op opioïden. In deze fase van de ziekte is de kans echter groot dat de patiënt deze al slikt.

Het hebben van hersenmetastasen vermindert de kwaliteit van leven in grote mate. Angst voor het ontstaan van hiervoor beschreven klachten speelt vaak een rol bij mensen met hersenmetastasen. Daarnaast is er niet zelden sprake van cognitieve functiestoornissen en verandering in gedrag en persoonlijkheid.

15.8.2 Behandeling van botmetastasen

Patiënten hebben vaak pijn in de palliatieve fase. Dit kan komen door doorgroei van de tumor in de longen, maar ook door botmetastasen. Deze metastasen leiden vaak ook tot een verhoogd risico op fracturen. Het komt geregeld voor dat de diagnose botmetastasen wordt gesteld bij het ontstaan van een pathologische fractuur. Een pathologische fractuur kan worden behandeld met chirurgische fixatie (afhankelijk van de lokalisatie) en radiotherapie. Doel hiervan is pijnbestrijding en het vergroten van de belastbaarheid. Botgenezing verloopt trager bij een maligniteit en geregeld wordt dit ook niet bereikt door voortijdig overlijden.

15.9 Veelvoorkomende klachten in de terminale fase

Veelvoorkomende klachten in de palliatieve fase zijn naast dyspneu, hoesten en cachexia. Voor deze klachten is vaak nog ruimte voor symptoombestrijding.

Dyspneu komt voor bij 35 % van alle patiënten in de palliatieve fase. Bij longkanker zelfs bij 70 %. Dyspneu is een subjectieve bevinding. Mensen ervaren dyspneu, maar vaak ontbreken objectieve tekenen zoals tachypneu, cyanose of gebruikmaking van hulpademhalingsspieren. Er is een lange lijst van oorzaken van dyspneu zoals een ruimte-innemende tumor, pleuravocht, longembolie, anemie, koorts, cachexia en ascites.

Het is daarom belangrijk behalve een goede anamneses ook lichamelijk onderzoek te doen. Daarbij kan aanvullend onderzoek, zoals Hb-meting, ECG en X-thorax, van waarde zijn.

> **Casus (vervolg)**
>
> Bij mevrouw lijkt de oorzaak van de dyspneu pleuravocht te zijn. Ze wordt naar de longafdeling verwezen, waar een ontlastende pleuradrainage plaatsvindt. Dit lucht erg op. Wel is mevrouw angstig om weer benauwd te worden. Ze is bang te stikken.

Angst om te stikken is een veelvoorkomende klacht bij patiënten die benauwd zijn. Gelukkig komt dit minder vaak voor, alleen bij obstructie van de luchtweg door tumor (centraal gelegen), slijmophoping of bij een bloeding. Het is belangrijk om dit te bespreken.

Verdere behandeling van dyspneu bestaat uit:
1. de oorzaak behandelen (bijv. bloedtransfusie bij anemie, antibioticum bij pneumonie);
2. niet-medicamenteuze behandeling:
   - uitleg, leefregels (inspanning beperken, aanpassen; extreme warmte en koude vermijden, etc.);
   - zuurstof;
   - ventilatie, afkoeling;
   - ademhalingstechnieken;
   - ontspanning;
3. medicamenteuze behandeling:
   - opioïden;
   - bronchusverwijders;
   - corticosteroïden;
   - benzodiazepines.

Morfine speelt een belangrijke rol bij behandeling van dyspneu. Uit onderzoek is gebleken dat dit het meest effectieve middel is. Over fentanyl en oxycodon zijn geen gegevens beschikbaar. Indien patiënten al morfine gebruiken (bijv. in verband met pijn), is het de moeite waard de morfine bij benauwdheid op te hogen. Op welke wijze morfine dyspneu verlicht is niet duidelijk. Het doel is comfort voor de patiënt te bewerkstelligen en te houden.

De dosering van morfine is:
- intermitterend kortwerkend: 2,5–5 mg s.c./i.v. of 5–10 mg oraal om de vier uur;
- slow release: 2 dd 10–30 mg p.o.;
- 15–30 mg/24 uur continu s.c.

Naast morfine is er nog een aantal andere middelen die de dyspneu kunnen verminderen.

Corticosteroïden zijn effectief bij centrale obstructie, lymphangitis carcinomatosa, pneumonitis door radiotherapie en bij het venacava-superiorsyndroom. Als er ook sprake is van COPD, is het vooral goed om steroïden ter verlichting van de dyspneu te overwegen. Startdosis: 1 dd 30–60 mg prednisolon of 1 dd 4–8 mg dexamethason p.o.

Net als bij het gebruik van steroïden bij hersenmetastasen is het effect binnen enkele dagen merkbaar.

Luchtwegverwijders zijn geïndiceerd bij COPD. Vernevelen 4 tot 6 dd: 2,5 ml van een oplossing met 2,5 mg salbutamol (1 mg/ml) en 0,5 mg ipratropiumbromide (0,2 mg/ml), bijvoorbeeld Combivent®. Als vernevelaar kan een medicatievernevelaar worden gebruikt.

Zoals eerder beschreven, speelt bij patiënten met longcarcinoom en dyspneu ook vaak angst een rol. Het is belangrijk deze angst te bestrijden om de kwaliteit van het leven aanvaardbaar te houden. Behandeling kan plaatsvinden met *anxiolytica* en *benzodiazepines* (oxazepam 3 dd 5–10 mg p.o., lorazepam 3 dd 0,5–2 mg p.o. of sublinguaal alprazolam 2 dd 0,25–1 mg p.o., midazolam 10–30 mg/24 uur s.c./i.v.).

Casus (vervolg)

U bezoekt mevrouw in verband met toenemende benauwdheid, cachexia en bedlegerigheid nu minimaal twee keer per week. Ook de thuiszorg is inmiddels vol inzetbaar. Zij zijn er dagelijks.

Op maandagmiddag na het spreekuur gaat u weer langs. Mevrouw zit rechtop in bed, ze hapt naar adem. Ze kan nog wel praten en vertelt dat ze ook een rampzalige nacht heeft gehad. Ze zegt dat ze zo niet meer wil. Ze verzoekt u de euthanasieprocedure in gang te zetten.

U praat met mevrouw en spreekt ook nog met haar kinderen. Hoe verdrietig de situatie ook is, haar zoon en dochter hebben begrip voor het verzoek van hun moeder. Om hun moeder zo te zien, is verschrikkelijk.

U legt de procedure nogmaals goed uit. U vertelt ze de noodzaak van de tweede arts en de tijd die nodig is om alles in gereedheid te brengen om de procedure te laten slagen. Aangezien dit nog een paar dagen kan duren, bespreekt u met mevrouw, de kinderen en de thuiszorg wat de mogelijkheden van symptoombestrijding zijn tot aan de euthanasie. Morfine wordt opgehoogd, zuurstoftherapie wordt overwogen, de ventilator gaat aan. De thuiszorg wordt uitgebreid, mevrouw krijgt ook nachtzorg en u spreekt af dat u vanavond weer langskomt. Dan kunt u mevrouw voor de nacht sederen met midazolam.

15.10 Euthanasie

Wanneer er geen zicht is op genezing en er sprake is van onaanvaardbaar lijden, geeft een aantal patiënten de wens te kennen het leven te willen beëindigen en menswaardig te willen sterven. In 2014 overleden 140.000 mensen. Van deze sterfgevallen betrof het in 3,8 % euthanasie of hulp bij zelfdoding. Van alle euthanasiegevallen ging het in 73 % om kankerpatiënten en was bij 90 % de huisarts de uitvoerend arts. De procedure van euthanasie is aan veel eisen en regels onderworpen. Patiënten hebben geen recht op euthanasie of hulp bij zelfdoding. Volgens de wet is euthanasie strafbaar. Wanneer echter aan alle zorgvuldigheidseisen wordt voldaan, wordt van strafvervolging afgezien. Alleen een arts kan de euthanasie uitvoeren. In het ideale geval is deze arts ook de behandelend arts van de patiënt en kennen zij elkaar goed. Een verzoek om euthanasie is een van de meest indringende en belastende vragen die de patiënt aan de arts kan stellen. Principiële bezwaren van artsen tegen euthanasie en hulp bij zelfdoding dienen te worden gerespecteerd.

Mocht de behandelend (huis)arts inderdaad moeite hebben met de euthanasie dan kan overwogen worden een collega te vragen. Ook kan de Levenseindekliniek in consult worden gevraagd.

De zorgvuldigheidseisen houden in dat de arts:

1. de overtuiging heeft dat er sprake is van een vrijwillig en weloverwogen verzoek van de patiënt;
2. de overtuiging heeft gekregen dat er sprake is van uitzichtloos en ondraaglijk lijden van de patiënt;

3. de patiënt heeft voorgelicht over de situatie waarin deze zich bevindt en over diens vooruitzichten;
4. met de patiënt tot de overtuiging is gekomen dat er voor de situatie waarin deze zich bevindt geen redelijke andere oplossing is;
5. ten minste één andere, onafhankelijke arts heeft geraadpleegd die de patiënt heeft gezien en schriftelijk zijn oordeel heeft gegeven over de zorgvuldigheidseisen, bedoeld in de onderdelen 1 tot en met 4;
6. de levensbeëindiging of hulp bij zelfdoding medisch zorgvuldig uitvoert en meldt aan de gemeentelijke lijkschouwer.

De onafhankelijke arts kan in consult worden gevraagd door contact op te nemen met een van de regionale SCEN-teams. SCEN-artsen (Steun en Consultatie Euthanasie Nederland) zijn speciaal opgeleide collega's. Behalve voor het onafhankelijke (tweede) consult, kunt u bij hen dus terecht voor vragen en steun in verband met euthanasie. In België zijn er de LEIF-artsen. LEIF (LevensEinde InformatieForum) is een open initiatief van mensen en verenigingen die streven naar een waardig levenseinde voor iedereen, waarbij respect voor de wil van de patiënt vooropstaat. LEIF organiseert de opleiding van de LEIF-artsen, de LEIF nurses en andere zorgverleners en onderhoudt een telefonische hulplijn rond het levenseinde (LEIFlijn). Ook de website LEIF.be kan worden geconsulteerd voor vragen en formulieren.

Het moment van consulteren lijkt in belangrijke mate de kwaliteit ervan te bepalen. Euthanasie en de daarbij horende consultatie zijn veelal niet spoedeisend. Het heeft daarom de voorkeur dat de SCEN-arts op tijd en in alle rust in consult wordt gevraagd. Van de SCEN-artsen mag worden gevraagd op hun beurt in staat en bereid te zijn op korte termijn huisbezoeken af te leggen, zo nodig ook in de avonduren of in uitzonderlijke gevallen in het weekend. De SCEN-arts zal u vragen informatie over de patiënt en de ziektegeschiedenis (bijvoorbeeld brieven van de specialist) naar hem op te sturen.

Nadat de SCEN-arts de patiënt bezocht heeft, zal er een beredeneerd schriftelijk verslag met de conclusie van zijn bevindingen bij u terugkomen. U brengt vervolgens, als behandelend arts, verslag uit aan de patiënt (zie ook ▶ H. 10).

Casus (vervolg)

Dinsdagmiddag komt de SCEN-arts bij mevrouw langs. Mevrouw is goed in staat haar overwegingen met de arts te bespreken. U ontvangt diezelfde middag nog een telefoontje van uw collega. De wens van mevrouw wordt invoelbaar geacht en er is aan de zorgvuldigheidseisen voldaan. U ontvangt het verslag van het gesprek van de SCEN-arts.

U besluit nog in het begin van de avond bij mevrouw langs te gaan om dit met haar te bespreken. Mevrouw is opgelucht. Het voelde toch een beetje als een examen afleggen, met nu het gevoel dat ze geslaagd is.

Mevrouw wil nog een paar dagen thuis zijn met de kinderen en afscheid nemen van enkele naasten. U spreekt af dat de euthanasie vrijdagochtend zal plaatsvinden. Hierdoor hebt u zelf ook nog genoeg tijd om de formulieren in orde te maken, de apotheek te vragen de medicatie voor te bereiden en de agenda van u en uw collega vrij te maken voor een paar uur. U hebt in uw praktijk met uw collega's afgesproken een euthanasie, indien mogelijk, samen met een collega te doen. Zo wordt de ingrijpende procedure, ook voor u als arts, draaglijker om te doen. Dit betekent wel dat er twee artsen tijdelijk niet beschikbaar zijn voor het gewone spreekuur.

Om daadwerkelijk over te kunnen gaan tot de euthanasie is goede voorbereiding noodzakelijk.

U bent verplicht enkele formulieren in te vullen. Deze formulieren kunt u vinden op de website van het KNMG (▶http://www.knmg.nl/Diensten/SCEN/Richtlijn-en-downloads/Formulieren-euthanasie.htm).

Uitgangspunt is dat euthanasie effectief en veilig moet gebeuren. De patiënt dient zeker en binnen afzienbare tijd te overlijden en mag het sterven zelf niet ervaren.

Een belangrijke overweging is of u als arts de middelen toedient of dat de patiënt de coma-inducerende medicatie zelf inneemt (waardoor het hulp bij zelfdoding wordt).

Als u dit na overleg met de patiënt hebt besloten, moet u de hiervoor bijbehorende medicatie bestellen bij de apotheek. Op dezelfde website kunt u de richtlijn *Uitvoering euthanasie* vinden (▶http://www.knmg.nl/Publicaties/KNMGpublicatie-levenseinde/111025/Richtlijn-Uitvoering-euthanasie-en-hulp-bij-zelfdoding-2012.htm).

Casus (vervolg)

Na twee relatief rustige nachten voor de patiënt fietst u vrijdagochtend samen met uw collega langs de apotheek voor de medicatie. De apotheker heeft de medicatie klaargemaakt in een aantal grote spuiten. Ook krijgt u een noodset mee.

U hebt inmiddels al vernomen dat het ambulancepersoneel op uw verzoek bij mevrouw langs is geweest om twee infuusnaalden te prikken. Mevrouw heeft eerder aangegeven het erg op prijs te stellen als alle medicatie door de arts via het infuus wordt toegediend. Enigszins gespannen arriveert u bij mevrouw. Haar zoon, dochter en ex-man zijn ook aanwezig. Mevrouw is rustig. U vraagt nogmaals of de situatie zo is zoals mevrouw dit zelf wil. Dat beaamt ze.

U neemt plaats op een stoel naast het bed van mevrouw. Uw collega staat naast u om de medicatie aan te reiken en de tijd van toediening te noteren. De kinderen staan aan de andere kant van het bed en houden de hand van mevrouw vast.

Na het toedienen van de lidocaïne en daarna de thiopental raakt mevrouw in een diep coma. U voelt nog een heel zwakke trage pols. Na het langzaam invoeren van rocuronium sterft mevrouw rustig. De kinderen lijken opgelucht.

Dankzij uw goede voorbereiding, komt de lijkschouwer na uw telefoontje snel naar het huis van mevrouw. U vertelt kort de casus, u reikt hem de formulieren aan en toont hem de toegediende medicatie. Na het vaststellen van het overlijden door de lijkschouwer wordt het lichaam vrijgegeven.

15.11 **Nazorg**

Na de intensieve periode van het ziekbed is het belangrijk dat u na het overlijden aandacht hebt voor nazorg voor de nabestaanden. Nodig familie uit voor een gesprek, zodat ze samen met u kunnen terugkijken op de emotionele tijd en het moment van afscheid.

Geraadpleegde literatuur

Verheij THJM, Hopstaken RM, Prins JM, Salomé PhL, Bindels PJ, Ponsioen BP†, et al. NHG-Standaard Acuut hoesten (Eerste herziening). Huisarts Wet. 2011;54(2):68–92.

Chavannes NH, Kaper J, Frijling BD, Laan JR van der, Jansen PWM, Guerrouj S, et al. NHG-Standaard Stoppen met roken. Huisarts Wet. 2007;50(7):306–14.

Temel JS, et al. Early palliative care for patients with metastatic non-small-cell lung cancer. N Engl J Med. 2010;363(8):733–42.

► http://www.nelsonproject.nl/.

► http://www.oncoline.nl/kleincellig-longcarcinoom.

► http://www.oncoline.nl/niet-kleincellig-longcarcinoom.

► www.pallialine.nl.

► https://www.knmg.nl/advies-richtlijnen/dossiers/euthanasie.htm.

Melanoom en de rol van de huisarts

W.K. van der Heide, E. Rácz en V. Kruse

Samenvatting

In dit hoofdstuk worden de stappen beschreven van het consult bij de huisarts van de patiënt die zich meldt met een verdachte, gepigmenteerde (niet-huid-kleurige) laesie. Het betreft een patiënt met een melanoom. Er wordt duidelijk gemaakt hoe het in de praktijk in zijn werk gaat: via de huisarts naar de tweede lijn, naar de dermatoloog, naar de chirurg en tegenwoordig vaak ook naar de medisch oncoloog. Ingegaan wordt op de differentiële diagnostiek en er worden praktische tips gegeven: waar moet ik bij de anamnese op letten, wat zijn risicofactoren, hoe pas ik de ABCDE-regel toe en wat is de waarde van de dermatoscoop? Verdieping van kennis en begrip wordt geboden door middel van beschrijving van het diagnostisch en begeleidingstraject bij de dermato-loog en de behandeling van het gemetastaseerde melanoom door de chirurg en de medisch oncoloog. Terwijl vóór 2011 het gemetastaseerd melanoom als een ongeneeslijke ziekte gold, neemt dankzij de nieuwe systemische behandel-opties de kans op een langere overleving toe. Ondanks een vaak steeds langer wordend palliatief traject, worden de meeste patiënten uiteindelijk weer terug-verwezen naar de huisarts. Met een paragraaf over begeleiding in de terminale fase wordt het hoofdstuk afgesloten.

© Bohn Stafleu van Loghum, onderdeel van Springer Media BV 2017
A.J. Berendsen, S. Van Belle (Red.), *Oncologie*, Praktische huisartsgeneeskunde,
DOI 10.1007/978-90-368-0961-0_16

16.1   Het eerste contact bij de klacht

Casus

Begin juli 2013 bezoekt dhr. J.S., 62 jaar, uw spreekuur met de vraag om beoordeling van een bloedend plekje op zijn rug. Hij is slager en heeft een eigen zaak. U ziet op de rug een aantal ouderdomswratten (verrucae seborrhoicae), waarvan er één opvalt door de aanwezigheid van wat gestold bloed. Op zich onderscheidt deze verruca zich niet van de andere, maar gezien de anamnese besluit u toch om via een diagnostische excisie histologisch onderzoek te laten verrichten. In overleg met dhr. J.S. plant u de ingreep in de eigen praktijk: 'Dat is gemakkelijk, dokter, en dat kost mij weinig tijd, ik ben gauw weer terug in de winkel'. U wordt twee dagen later gebeld door de patholoog van het ziekenhuis met de mededeling dat de uitslag 'niet goed' is, men heeft een superficieel spreidend melanoom aangetoond zonder ulceratie met een breslowdikte van 2,1 mm; de sneevlakken zijn vrij. De aanbeveling is patiënt door te verwijzen voor een re-excisie met een marge van 2 cm.
U vraagt, zelf ook geschrokken, dhr. J.S. naar de praktijk te komen en bespreekt de uitslag met hem. Het feit dat de sneevlakken vrij zijn is gunstig, maar de breslowdikte baart u zorgen, hij heeft hierdoor een minder gunstige prognose.
Hij blijft er aardig nuchter onder: 'Gelukkig weten we nu tenminste wat er aan de hand is', en u verwijst hem naar de dermatoloog van het naburig ziekenhuis. Deze besluit de patiënt voor de therapeutische excisie en de schildwachtklierprocedure door te verwijzen naar de oncologisch chirurg. De oncologisch chirurg verricht een re-excisie van 2 cm rondom.

Wanneer een patiënt met een mogelijk verdacht huidplekje op het spreekuur komt, zal de huisarts de differentiatie moeten maken tussen een zeker benigne en een (on)zeker maligne laesie. Gezien de epidemiologie in de eerste lijn, zullen de meeste laesies benigne zijn en komt de patiënt om gerustgesteld te worden; angst voor (huid)kanker is een belangrijke reden voor de komst naar het spreekuur.

Ongeveer 1 op de 50 à 60 Nederlanders en Belgen krijgt een melanoom voor het 85e levensjaar; jaarlijks worden bijna 5.000 Nederlanders en 2.600 Belgen gediagnosticeerd met een melanoom. De incidentie van melanoom laat een duidelijk stijgende trend zien vanaf de jaren tachtig van de vorige eeuw. Hoewel andere vormen van huidkanker, het basalecelcarcinoom (BCC) en het plaveiselcelcarcinoom (PCC) veel vaker voorkomen (1 op de 5 à 6 mensen krijgt een basalecelcarcinoom en 1 op de 14 à 24 een plaveiselcelcarcinoom in Nederland), is melanoom verantwoordelijk voor het grootste deel van huidkankergeassocieerde mortaliteit.

16.1.1 Pathofysiologie

Een ophoping van normale pigmentproducerende cellen uit zich klinisch in een moedervlek. Als een moedervlek enkele kenmerken van een melanoom draagt, maar niet voldoende om te spreken van kwaadaardigheid, bijvoorbeeld groter dan 5 mm (5–12 mm), onregelmatig/grillig en onscherp begrensd, roze tot bruin, of met wisselende pigmentatie, dan spreekt men over een *klinisch atypische naevus*. Indien ook histopathologisch onderzoek enkele, maar niet voldoende kenmerken toont van een melanoom, dan wordt gesproken over een dysplastische naevus. Niet alle klinisch atypische naevi zijn histologisch dysplastisch, en vice versa.

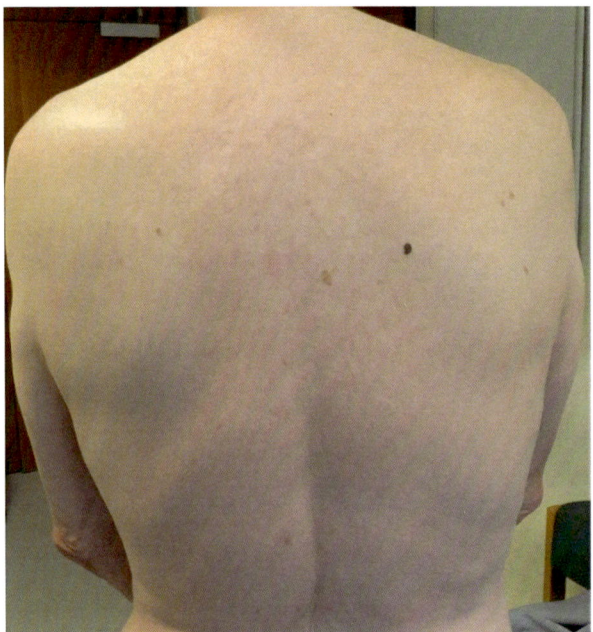

◘ Figuur 16.1   'Ugly duckling'-signaal

Een melanoom ontstaat uit melanocyten, de pigmentproducerende cellen, die zich kwaadaardig ontwikkelen. Behalve op de huid kan het melanoom primair uveaal voorkomen en op de slijmvliezen (mondholte, paranasale sinussen, anogenitaal, conjunctiva).

16.1.2 Diagnostiek

Om de huisarts te ondersteunen bij het maken van een juiste keuze, goed of fout, ook wel pluis of niet-pluis, zijn er hulpen: de anamnese, het lichamelijk onderzoek inclusief algoritmes zoals de ABCDE-regel en het 'ugly duckling'-signaal (◘ fig. 16.1), en de dermatoscoop. Wanneer is besloten bij een bepaalde mate van verdenking op een maligniteit een diagnostische excisie te doen, volgt er evident ook het pathologisch-anatomisch (PA-)onderzoek. Bij de diagnostiek zal de ene huisarts, vaak meer ervaren, vooral gebruikmaken van patroonherkenning – zij of hij heeft vele ziektescripts op het gebied van huidplekjes opgebouwd – de andere, vaak wat minder ervaren, zal systematisch te werk willen gaan. In beide gevallen is het belangrijk de diagnose kritisch te heroverwegen bij de herbeoordeling van huidafwijkingen.

16.1.3 Anamnese

Bij het melanoom van de huid is de zichtbare afwijking zelf vaak de klacht, waarbij men meestal een grote (>5 mm), vaak donkere, asymmetrische huidafwijking ziet. De duur van het bestaan van het plekje, de groei, verandering, pijn of jeuk en eventueel bloeden kunnen wijzen op een maligniteit. Overigens bloeden de meeste melanomen niet bij ontdekken. Het bloeden van de verruca seborrhoica op de rug van de patiënt uit de casus deed de huisarts besluiten een diagnostische excisie met PA-onderzoek te verrichten. De meeste melanomen veranderen langzaam door de jaren heen, hoewel snelle groei of verandering soms wijst op

huidtype	zonverbranding	bruining	uiterlijke kenmerken
I	altijd en zeer snel	nooit	zeer lichte huid, vaak sproeten; rood/lichtblond haar; blauwe ogen
II	meestal en snel	nauwelijks en langzaam	lichte huid; blond haar, grijze, groene of blauwe ogen
III	wel eens	meestal en gemakkelijk	licht getinte huid; donderblond tot bruin haar; vrij donkere ogen
IV	bijna nooit	gemakkelijk en goed	getinte huid; donker haar; donkere ogen
V	nooit	goed	bruine huid; donker haar; donkere ogen
VI	nooit	goed	donker bruin/zwarte huid; zwart haar; donkere ogen

◘ Tabel 16.1 De zes huidtypen volgens Fitzpatrick

de maligne aard van een afwijking. Daarom is 'mole mapping', het regelmatig (bijv. jaarlijks) fotografisch vastleggen van alle gepigmenteerde huidafwijkingen van het lichaam, doorgaans gebruikt door dermatologen, een beproefde manier om de veranderende laesies te herkennen en tijdig te verwijderen. Het beoordelen van het huidtype hoort bij het proces van risico-inschatting tussen goed en fout: met name patiënten met huidtype I en II (zie ◘tab. 16.1) hebben een hoger risico op het krijgen van cutane maligniteiten.

Ook vragen over zonverbranding in het verleden en de familieanamnese met betrekking tot melanoom zijn belangrijk voor risico-inschatting. In ◘tab. 16.2 staat het overzicht van de risicofactoren voor het krijgen van een melanoom.

Lichamelijk onderzoek

Een melanoom kan zowel ontstaan in een bestaande moedervlek als in normale huid. Melanomen zijn er in allerlei gedaanten. Men onderscheidt vier typen, op basis van de groeiwijze, anatomische locatie en de mate van zonschade (◘fig. 16.2):

- *Superficieel spreidend melanoom (SSM)* (◘fig. 16.2a) is het meest frequent voorkomende type. SSM breidt zich aanvankelijk radiair uit; na maanden tot jaren kan verticaal infiltratieve groei optreden. Klinische kenmerken zijn scherpe begrenzing en meerdere kleuren.
- *Nodulair melanoom (NM)* (◘fig. 16.2b), dat direct zowel radiair als verticaal infiltratief groeit.
- *Lentigo maligna melanoom (LMM)* (◘fig. 16.2c), dat zich ontwikkelt vanuit het lentigo maligna (M. Dubreuilh, intra-epidermaal), op zonbeschadigde huid, wordt gekenmerkt door onscherpe begrenzing, en ontstaat vaak op oudere leeftijd.
- *Acrolentigineus melanoom (ALM)* (◘fig. 16.2d) is het meest voorkomende type bij mensen met een gekleurde huid. ALM heeft dezelfde groeiwijze als SSM, maar komt voornamelijk voor op handpalmen en voetzolen. Ook het subunguaal melanoom hoort tot dit type.
- *Zeldzamere typen* zijn: nevoïd melanoom, desmoplastisch melanoom, melanoom ontstaan in een reuzecongenitale moedervlek, (nodulair) amelanotisch melanoom en het mucosaal melanoom.

Bij het lichamelijk onderzoek wordt met name de vaardigheid inspectie gebruikt, hoewel palpatie van de laesie ook als hulpmiddel kan worden ingezet. Beoordeel altijd het gehele lichaam. Wij spreken van een positief 'ugly duckling'-signaal als een gepigmenteerde laesie

◘ Tabel 16.2   Risicofactoren voor het krijgen van melanoom

risicofactor	relatief risico volgens meta-analyse
totaal aantal naevi >100	7,0
atypische naevi >5	6,4
huidtype: licht, pigmentarm	2,1
haarkleur: rood	3,6
blond	2,0
oogkleur: blauw	1,5
sproeten	2,1
actinische schade/lentigines	2,0
basalecelcarcinoom of plaveiselcelcarcinoom in de voorgeschiedenis	4,3
zonnebankgebruik op jonge leeftijd	3,5
chronisch gebruik van immunosuppressieve medicatie	4
het familiair voorkomen van melanoom	

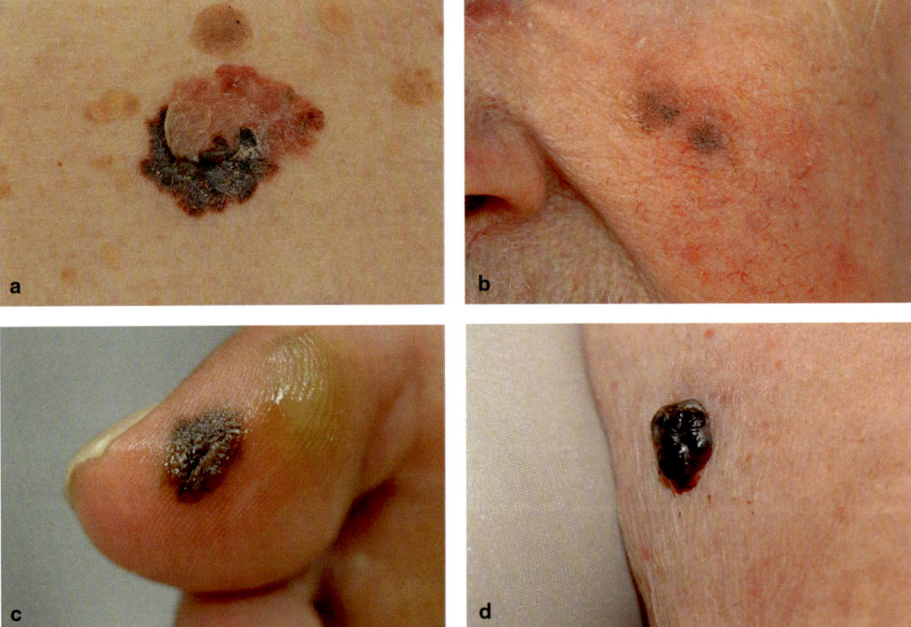

◘ Figuur 16.2   Melanoom subtypen: **a** superficieel spreidend; **b** nodulair; **c** lentigo maligna; **d** acraal lentiginieus melanoom

afwijkt van de rest van de moedervlekken (◘fig. 16.1). De diagnostische waarde van het 'ugly duckling'-signaal is niet goed onderzocht, maar het feit dat de laesie 'afwijkend van de rest' is, is een teken dat serieus genomen moet worden.

Bij het beoordelen van een individuele laesie kan de ABCDE-regel worden gebruikt: asymmetrie (A), scherpe begrenzing (B), de aanwezigheid van verschillende kleuren (Color, C), een diameter >5 mm (D), en verandering in de tijd (evolution, E). De aanwezigheid van deze factoren (atypische kenmerken) kan dus wijzen op maligniteit. Ook ulceratie en bloeding kunnen voorkomen bij een melanoom.

Wat is de waarde van de dermatoscoop?

De dermatoscoop is een vergrotende loep met een ingebouwde verlichtingsbron, waarmee het mogelijk is door de hoornlaag heen te kijken en dieper liggende structuren waar te nemen. Door het gebruik van de dermatoscoop wordt de diagnostische accuratesse groter: er kan beter onderscheid worden gemaakt tussen benigne en maligne afwijkingen. Hiervoor is scholing echter essentieel. Ook het regelmatig gebruik van de dermatoscoop is belangrijk om deze onderzoeksmethode op de juiste manier te kunnen toepassen.

In de huisartsenpraktijk blijkt de dermatoscoop vooral een nuttig instrument te zijn om met name zeker benigne aandoeningen te kunnen herkennen zoals de verruca seborrhoica en het angioom. Daardoor kunnen het onnodig verwijderen van benigne afwijkingen en het aantal onnodige verwijzingen worden beperkt. Er is twijfel of bij de diagnostiek van de melanocytaire afwijkingen (de gewone moedervlek, de naevus naevocellularis, de atypische moedervlek en het melanoom) de dermatoscoop in de huisartsenpraktijk een toegevoegde waarde heeft. Er is immers een leercurve nodig om deze techniek in de vingers te krijgen en met voldoende zekerheid te kunnen toepassen.

Differentiële diagnostiek

De differentiële diagnostiek van het melanoom omvat benigne en maligne gepigmenteerde en/of bloedende huidafwijkingen. Een bijzonder probleem is er bij de diagnostiek van het melanoom door het zeldzaam voorkomende (nodulair) amelanotische melanoom, dat zich als een snel bloedend roze-rood gezwelletje kan presenteren.

Benigne huidafwijkingen (◘fig. 16.3)

- de *moedervlek* (◘fig. 16.3a en e) (melanocytaire naevus, incl. blue naevus): rondovale, lichtbruine (in geval van de blue naevus blauwgrijze) vlekken;
- de *verruca seborrhoica*: (◘fig. 16.3b) wratachtige of soms gladde gezwellen, in kleur variërend van wit tot zwart;
- het *dermatofibroom*: (◘fig. 16.3c) vaste, roze tot bruine bolvormige zwelling van 5 à 15 mm, bestaat uit fibroblasten;
- het *granuloma teleangiectaticum* (of lobulair capillair hemangioom): rode, snel bloedende tumor;
- het *angioom*: donkerrode vlekken of zwellingen, bestaan uit vaatjes (◘fig. 16.3d);
- *verruca vulgaris* met bloeding;
- *venous lake*: paarsblauwe bulten op gelaat (meestal op de lippen), bestaan uit een uitgezet met bloed gevuld stuk vene;
- *bloeding*, met name onder de nagels of op voetzool.

Maligne huidafwijkingen

- gepigmenteerd basalecelcarcinoom (◘fig. 16.3f)

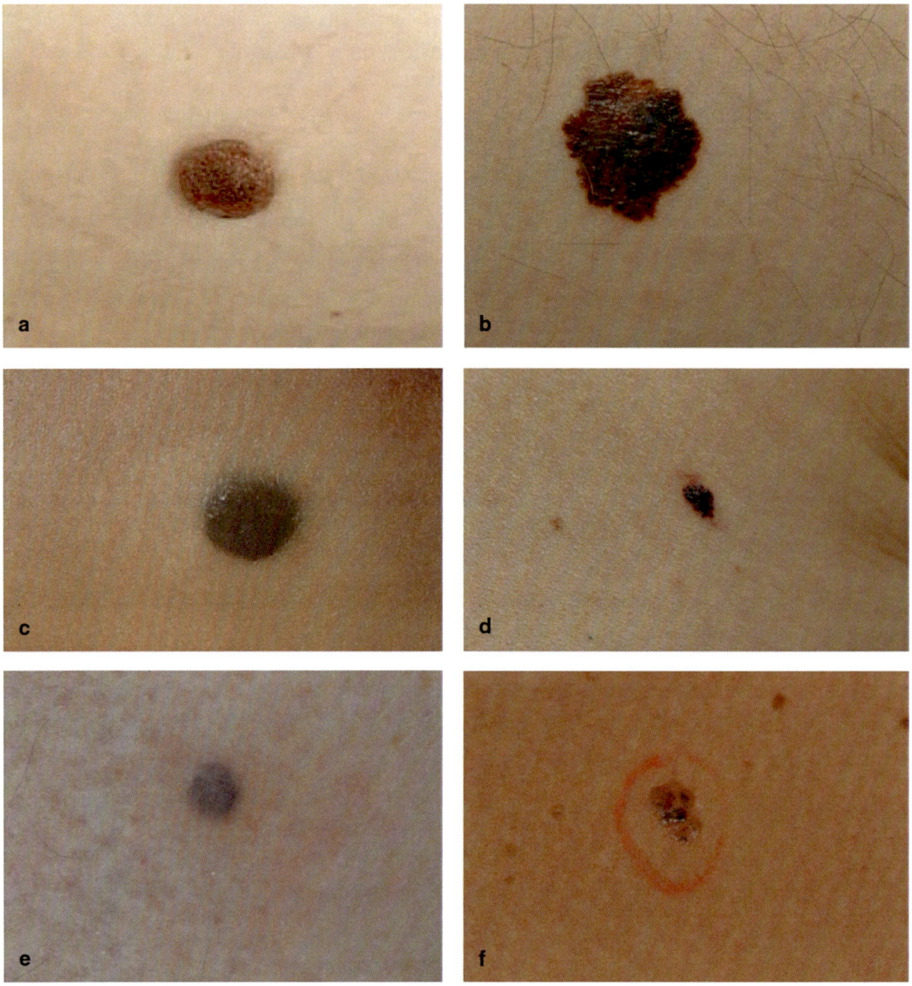

◘ Figuur 16.3   Vaak voorkomende gepigmenteerde huidafwijkingen die kunnen lijken op een melanoom (klinische differentiaaldiagnose van het melanoom) **a** moedervlek, naevus naevocellularis; **b** verruca seborroica; **c** dermatofibroom; **d** angioom; **e** blue naevus; **f** gepigmenteerd basocellulair carcinoom

Histopathologie

Histopathologie is de gouden standaard van de diagnostiek van melanoom. Histopathologische kenmerken bepalen het histologische stadium en hiermee het verdere beleid (hoe ruim exideren, wel of geen schildwachtklieronderzoek). Deze histopathologische kenmerken zijn: de breslowdikte (de dikte van de tumor in mm, gemeten tussen de granulaire laag van de epidermis tot de diepste tumorcel); dermale mitosen en ulceratie. Belangrijk is er bewust van te zijn dat histopathologisch onderzoek van melanocytaire huidafwijkingen lastig kan zijn voor de patholoog. Anders dan bij andere vormen van huidkanker is het bij een gepigmenteerde laesie noodzakelijk de gehele afwijking te verwijderen en op te sturen, een incisiebiopsie of een shave-preparaat kan leiden tot een foute diagnose.

Familiair en erfelijk melanoom

Ongeveer 10 % van alle melanoompatiënten heeft een familielid met een melanoom. Een positieve familieanamnese voor melanoom is geassocieerd met een hogere kans op het ontwikkelen van melanomen. Dit risico is het hoogst als iemand een eerstegraads familielid heeft met meerdere primaire melanomen, of meerdere eerstegraads familieleden met een primair melanoom. Wij spreken over familiair melanoom indien er minimaal drie melanomen voorkomen in een familie bij eerstegraads familieleden (twee daarvan kunnen in één persoon voorkomen), of als er twee melanomen voorkomen in eerstegraads familieleden van wie één familielid onder het 40e levensjaar een melanoom ontwikkelde, of als er naast twee melanomen ook pancreascarcinoom in de familie voorkomt. Als er sprake is van familiair melanoom dan komen eerstegraads familieleden van de patiënten met melanomen ook in aanmerking voor jaarlijkse controle bij een dermatoloog, vanaf hun 12e levensjaar. De meest frequent voorkomende genafwijkingen bij het familiair melanoom komen voor in het CDKN2A-gen (ca. 40 %). Als er in een familie afwijkingen in dit gen zijn aangetoond dan hebben we het over erfelijk melanoom. Bij erfelijk melanoom komen ook tweedegraads verwanten van de patiënten met een melanoom in aanmerking voor jaarlijkse screening door de dermatoloog, vanaf hun 20e levensjaar. Voor mutatiedragers is ook screening op pancreascarcinoom geïndiceerd, vanaf hun 50e levensjaar.

16.1.4 Beleid

Vaak is het mogelijk op grond van anamnese en de uitkomsten van het lichamelijk onderzoek een werkdiagnose te stellen wanneer de patiënt met een verdachte laesie op het spreekuur komt. Terughoudendheid is geboden bij afwachten en bijvoorbeeld over een aantal maanden het spreekuur opnieuw te laten bezoeken. Het uitstellen van een beslissing schuift het diagnostisch dilemma vaak in de tijd naar voren. Het is beter om direct te beslissen en bij onzekerheid gepaste actie te ondernemen. Doorpakken, zoals in de casus, is belangrijk om doctor's delay te voorkomen.

Verwijzing

Zowel bij onzekerheid als bij zekerheid dat er een maligniteit, een melanoom in het spel is, moet er gehandeld worden. Bij zekerheid van 'niet goed' dient men snel en accuraat, eventueel na telefonisch overleg met de specialist te verwijzen. Bij onzekerheid eigenlijk ook, maar er zijn situaties te bedenken dat de huisarts zelf een diagnostische excisie verricht om een histologische diagnose te verkrijgen. Het is belangrijk in alle gevallen het vermoeden van een maligniteit met patiënt te bespreken en een afspraak te maken voor bespreking van het verdere beleid als uitslagen zijn binnengekomen.

In zijn algemeenheid wordt naar een dermatoloog of naar een chirurgisch oncoloog verwezen. Steeds vaker is de behandeling multidisciplinair en zijn (regionale) centra daarin gespecialiseerd. Verwijs in principe naar die collega bij wie u uit ervaring weet dat de zorg voor de patiënt met een melanoom in goede handen is.

Diagnostische excisie

Diagnostische excisie (vindt in principe plaats in de tweede lijn)
- Neem bij voorkeur een foto van de laesie
- Neem 2 mm marge
- Volg de huidlijnen, en op extremiteiten de lengterichting (denk aan mogelijkheid van een ruime re-excisie)
- Excideer tot in de subcutis
- Stuur altijd op voor histopathologisch onderzoek

Bij een matige tot grote verdenking op een melanoom is het advies aan de huisarts geen diagnostische excisie te doen in de huisartsenpraktijk en de patiënt direct naar de tweede lijn te verwijzen. Bij een lage verdenking kan het voorkomen dat de huisarts besluit om lege artis een diagnostische excisie (inclusief pathologisch-anatomisch onderzoek, PA) van de laesie te doen. Voor de technische uitvoering van de ingreep, zie *Handboek diagnostische verrichtingen in de huisartspraktijk* (Prelum Uitgevers BV, Nederlands Huisartsen Genootschap 2012) en het kader hiervoor voor meer aanknopingspunten.

Het is overigens denkbaar dat de huisarts bij een matige tot hoge verdenking toch besluit tot een diagnostische excisie, vanwege de context: slecht mobiele patiënt, grote comorbiditeit, bedlegerigheid, hoge leeftijd. Ook dan dient men het preparaat altijd in te sturen voor PA-onderzoek.

Wat is de waarde van smartphone apps bij het herkennen van verdachte huidplekken?
Er worden tegenwoordig veel nieuwe applicaties aangeboden voor de diagnostiek van verdachte huidafwijkingen. Naast informatie over huidkanker, de risicofactoren en de preventie, bieden sommige de mogelijkheid om verdachte plekken fotografisch vast te leggen en deze te volgen in de tijd om veranderingen tijdig te herkennen. Andere beloven ook, meestal door gebruik te maken van de ABCDE-regel, dat ze mogelijk kwaadaardige huidafwijkingen kunnen identificeren. Belangrijk om te weten is dat de meeste apps niet zijn gevalideerd, en de weinige studies die gedaan zijn naar het nut wezen uit dat door het gebruik melanomen worden gemist.
Daarnaast worden opvallende huidafwijkingen wel eens gevolgd in de tijd, waarbij andere laesies die de leek niet opvallen maar wel kwaadaardig zijn, over het hoofd worden gezien. Uiteraard is het gebruik van de toepassingen aan te moedigen als het gaat om informatie over risicofactoren en preventie.

Follow-up van gelokaliseerde ziekte

Patiënten met een dun melanoom (<1 mm breslowdikte zonder mitosen of ulceratie) worden in Nederland na de re-excisie (zie ▶par. 16.2.1) eenmalig gecontroleerd door de specialist, hierna vinden geen verdere controles plaats. Patiënten die een dun melanoom hebben gehad, hebben wel een hogere kans op het krijgen van een tweede melanoom dan de algemene populatie. Het ontstaan van lokale recidieven, lymfeklier- en afstandsmetastasen komt – hoewel zelden – ook voor bij patiënten met een dun melanoom in de voorgeschiedenis.

Casus (vervolg)	

Een maand later wordt volgens plan een 'sentinel node'-biopsie verricht inguïnaal beiderzijds. De uitslag: links geen metastasen, rechts een macrometastase. Om tot een volledige stadiëring te komen wordt een aanvullende PET-CT verricht; er zijn geen afstandsmetastasen. Dat is op zich geruststellend, maar gezien de uitslag van de 'sentinel node'-biopsie wordt *weer een maand later* bij dhr. J.S. een oppervlakkige lymfeklier-dissectie verricht in de rechter lies. Uitslag: negen lymfeklieren zonder maligniteit. Hij heeft postoperatief wel veel last van geïnfecteerd seroom, waardoor het werken een aantal weken echt niet lukt en hij hulp moet vragen van familieleden om de slagerij draaiende te houden. Uiteindelijk volgt een heropname voor operatieve drainage. U bezoekt dhr. J.S. thuis. Hij is blij dat hij weer uit het ziekenhuis is en dat hij binnenkort weer aan het werk kan gaan. U geeft advies om toch kalm aan te starten en u vraagt hem contact op te nemen met de praktijk indien nodig.

Dat is inderdaad nodig, want na *drie maanden, in januari,* belt zijn echtgenote de assistente. Dhr. J.S. is ziek, rillerig en heeft hoge koorts. Hij ligt in bed, hij is 'uitgeteld'. U constateert een cellulitis van het rechter bovenbeen en laat hem opnemen. Na intraveneuze behandeling met antibiotica komt hij acht dagen later weer thuis en krijgt hij via thuiszorg een steunkous aangemeten. Hij start halve dagen met werken, maar moet het zware werk overlaten aan anderen. Helaas worden bij controle in het ziekenhuis in *maart een jaar later* blauwzwarte palpabele zwellingen van enkele millimeter grootte gevonden lateraal en craniaal van het litteken in de rechter lies, histologisch onderzoek geeft lokalisatie melanoom. Aanvullend PET-CT wordt verricht voor een volledige stadiëring: uitgebreide metastasen in het skelet, lever, milt, longen en mediastinale/hilaire lymfeklieren. U bespreekt thuis met dhr. J.S. en zijn echtgenote de sombere berichten uit het ziekenhuis. De stemming is gelaten, 'We zullen wel zien waar het schip strandt'. Gelukkig is het gelukt om de slagerij over te doen aan familieleden; dat geeft het echtpaar rust.

16.2   Behandeling in de tweede lijn

16.2.1 Stadiëring en prognose

De eerste stap in de stadiëring is de TNM-classificatie (❏tab. 16.3); op basis hiervan kan men het stadium volgens de American Joint Committee on Cancer (AJCC-)richtlijn bepalen (❏tab. 16.4). In het algemeen geldt dat de prognose samenhangt met het stadium waarin de ziekte zich bevindt bij het stellen van de diagnose (❏fig. 16.4).

Bij een melanoom stadium I en II is er sprake van gelokaliseerde ziekte. De vijfjaarsoverleving van het stadium I-melanoom is bijna 100 %. Een stadium II-melanoom is gelokaliseerde ziekte met slechtere prognostische kenmerken, met een vijfjaarsoverleving van 80 à 90 %.

Bij melanoom stadium III is er sprake van lymfekliermetastasen, in-transitmetastasen of satellietletsels en zijn er geen aanwijzingen voor metastasen op afstand (viscera, bot of hersenen). Dit stadium kan curatief behandeld worden, echter met een blijvend hoog risico op lokaal recidief of metastasen op afstand. De vijfjaarsoverleving is tussen 26,7 en 69,5 %. Bij melanoom stadium IV zijn er altijd metastasen op afstand. De vijfjaarsoverleving is dan slechts rond 9,5 %.

◻ **Tabel 16.3**   TNM-classificatie van melanoom Bron: *Richtlijn melanoom* (2.0), ▸www.oncoline.nl

classificatie	tumordikte (mm)	ulceratie/mitosen
T		
Tis	n.v.t.	n.v.t.
T1	≤1,0	a: zonder ulceratie en mitosen <1/mm^2 b: met ulceratie of mitosen ≥1/mm^2
T2	>1,0–2,0	a: zonder ulceratie b: met ulceratie
T3	2,0–4,0	a: zonder ulceratie b: met ulceratie
T4	≥4,0	a: zonder ulceratie b: met ulceratie
N	aantal kliermetastasen	mate van aantasting van de lymfeklier
N0	0	n.v.t.
N1	1	a: micrometastase[a] b: macrometastase[b]
N2	2–3	a: micrometastase[a] b: macrometastase[b] c: in-transitmetastasen of satellieten zonder aangedane lymfeklieren
N3	4 of meer aangedane klieren, of conglomeraat van kliermetastasen of in-transitmetastasen en/of satellieten met aangedane klieren	
M	locatie van de metastasen	serum LDH
M0	geen metastasen op afstand	n.v.t.
M1a	huid-, subcutane of kliermetastasen op afstand	normaal
M1b	longmetastasen	normaal
M1c	alle andere viscerale metastasen of elke vorm van metastasering op afstand	normaal verhoogd

n.v.t.: niet van toepassing; LDH: lactaatdehydrogenase.
[a] Micrometastasen gediagnosticeerd na schildwachtklierprocedure of electieve klierdissectie.
[b] Macrometastasen gedefinieerd als klinisch detecteerbare lymfekliermetastasen (histologisch bevestigd).

◘ Tabel 16.4 Stadiëring van het melanoom (AJCC 2009) Bron: ▶ www.oncoline.nl

klinische stadiëring[a]				pathologische stadiëring[b]			
AJCC	T	N	M	AJCC	T	N	M
0	Tis	N0	M0	0	Tis	N0	M0
IA	T1a	N0	M0	IA	T1a	N0	M0
IB	T1b	N0	M0	IB	T1b	N0	M0
	T2a	N0	M0		T2a	N0	M0
IIA	T2b	N0	M0	IIA	T2b	N0	M0
	T3a	N0	M0		T3a	N0	M0
IIB	T3b	N0	M0	IIB	T3b	N0	M0
	T4a	N0	M0		T4a	N0	M0
IIC	T4b	N0	M0	IIC	T4b	N0	M0
III	alle T	N > N0	M0	IIIA	T1-4a	N1a	M0
					T1-4a	N2a	M0
				IIIB	T1-4b	N1a	M0
					T1-4b	N2a	M0
					T1-4a	N1b	M0
					T1-4a	N2b	M0
					T1-4a	N2c	M0
				IIIC	T1-4b	N1b	M0
					T1-4b	N2b	M0
					T1-4b	N2c	M0
					alle T	N3	M0
IV	alle T	alle N	M1	IV	alle T	alle N	M1

[a] Klinische stadiëring: histologie van het primaire melanoom en klinisch onderzoek naar metastasen.
[b] Pathologische stadiëring: histologie van het primaire melanoom en histologische informatie over de regionale lymfeklieren na schildwachtklierprocedure en eventueel completerende lymfadenectomie.

Gelokaliseerde ziekte: therapeutische re-excisie

Het histopathologisch onderzoek van het diagnostische excisiepreparaat bevestigt de diagnose maligne melanoom, en bepaalt het primair stadium van het melanoom op basis van de breslowdikte en het aan- of afwezig zijn van dermale mitosen en ulceratie (◘ tab. 16.3). Omdat in de omgeving van het melanoom microsatellieten aanwezig kunnen zijn, wordt altijd een therapeutische re-excisie verricht. De marge van deze re-excisie wordt bepaald op basis van de breslowdikte: 0,5 cm bij in situ-melanoom, 1 cm tot en met een breslowdikte van 2 mm, en 2 cm bij een breslowdikte van >2 mm. Indien ook een schildwachtklierprocedure wordt verricht dan kan deze in dezelfde sessie als de re-excisie plaatsvinden.

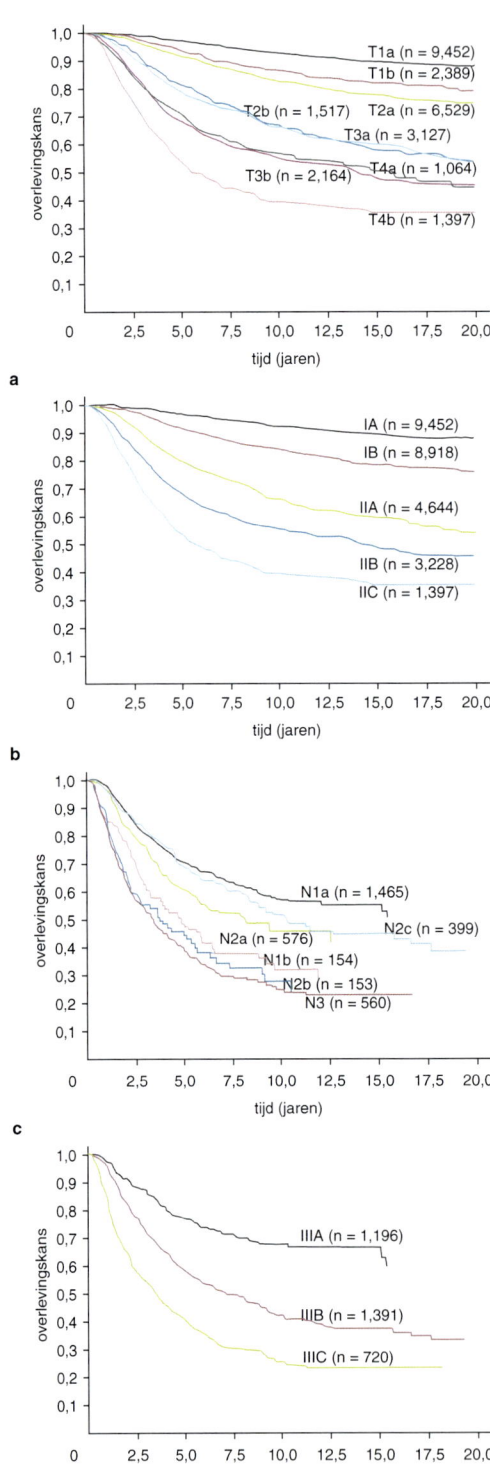

Adjuvante therapie

Gezien het hoge risico op recidief, kan adjuvante therapie aangeboden worden na heelkunde. De patiënt is in principe dus al curatief behandeld en er is sprake van een preventieve behandeling om terugval te voorkomen. In bepaalde centra wordt Intron A (interferon alfa-2b) voorgeschreven aan geselecteerde patiënten, ook al is deze behandelstrategie onderwerp van een jarenlange discussie. In een meta-analyse op basis van 8.122 patiënten zag men een duidelijke verbetering in ziektevrije en globale overleving, maar er kon geen duidelijkheid gecreëerd worden omtrent dosis of behandelingsduur. Vaak hanteert men daarom een lage of intermediaire dosis.

De nieuwere geneesmiddelen, zoals ipilimumab, de anti-PD1-antilichamen en de BRAF-inhibitoren worden nog onderzocht in klinische studies, maar deze behandelingen behoren zeker nog niet tot de standaardbehandeling voor deze patiënten. Tumorvaccinaties met bijvoorbeeld een dendritisch-cel(DC-)vaccin als adjuvante behandeling wordt eveneens alleen in klinische studies aangeboden.

16.2.2 Gemetastaseerde ziekte

Metastasering van het melanoom verloopt lymfogeen naar de regionale lymfeklieren en hematogeen vooral naar longen, hersenen, lever, bot en huid. Bijzondere vormen van metastasering zijn: satellietmetastasen – huidmetastasen binnen twee centimeter rond de primaire tumor – en in-transitmetastasen, lymfogene metastasen in de huid tussen het gebied van de primaire tumor en het regionale lymfeklierstation op meer dan twee centimeter van de tumor.

Chirurgische behandeling

Schildwachtklierprocedure

De schildwachtklierprocedure is het chirurgisch verwijderen van de lymfeklier waar het melanoom rechtstreeks op draineert. Voor het opsporen van deze klier wordt een radioactieve tracer gebruikt (lymfescintigrafie voorafgaand aan de ingreep), en een blauwe kleurstof (tijdens de operatie). Histopathologisch onderzoek van deze klier kan de aanwezigheid van micrometastasen aantonen. Dit is het geval in circa 20 % van de verrichte procedures. Een positieve schildwachtklier is geassocieerd met een slechtere prognose. Het behandelen van metastasen in een microscopisch stadium leidt tot een betere kans op genezing dan wanneer wordt gewacht op het ontstaan van palpabele lymfekliermetastasen.

Lymfeklierdissectie

Lymfeklierdissectie wordt verricht als er micrometastasen worden geïdentificeerd met de schildwachtklierprocedure. Bij micro- of macrometastasen in lymfeklieren is verwijdering van het gehele regionale lymfeklierpakket geïndiceerd. Afhankelijk van de lokalisatie van de schildwachtklier kan dit verricht worden in de hals, oksel, of de lies. Complicaties van het verwijderen van lymfeklieren zijn op de korte termijn wondinfectie, wondgenezingsstoornissen, seroom (zie casus), en op de lange termijn lymfoedeem, cellulitis, erysipelas. Deze laatste komen vaker voor indien de lymfeklierdissectie wordt gevolgd door aanvullende radiotherapie.

In geval van een uitgebreide lymfeklierdissectie waarbij kapseldoorbraak wordt vastgesteld, valt postoperatieve radiotherapie te overwegen, gezien de verbetering met betrekking tot lokale ziektecontrole. Door radiotherapie toe te passen tracht men een lokaal recidief te voorkomen.

Behandeling van in-transitmetastasen

In-transitmetastasen zijn melanoommetastasen in de huid tussen de primaire tumor en de regionale lymfeklieren, op meer dan 2 cm afstand van de primaire afwijking. In de huidige stadiëring worden deze als nodale metastasen beschouwd. Chirurgisch verwijderen is de beste behandeling. Dit is echter niet altijd mogelijk, vanwege de grootte of het aantal afwijkingen. Het ontstaan van in-transitmetastasen is tevens een reden om de uitgebreidheid van de ziekte opnieuw te evalueren.

In geval van inoperabele in-transitmetastasen zijn locoregionale procedures zoals elektro-chemotherapie, T-VEC (oncolytisch virus) of geïsoleerde perfusie waardevolle behandelinitiatieven ten opzichte van systeemtherapie.

Casus (vervolg)

Eind april doet dhr. J.S. een beroep op uw zorg wegens heftige pijn in het rechter ribskelet. U denkt aan de mogelijkheid van pathologische ribfracturen en start met adequate pijnstilling. Daarnaast vindt een verwijzing plaats naar het oncologisch centrum van het nabijgelegen UMC en in *mei* geeft de behandelend oncoloog de volgende samenvatting: een 62-jarige patiënt met een gemetastaseerd melanoom. Redelijk goede klinische toestand. Laboratoriumonderzoek laat een sterk verhoogd LDH zien, hij komt daarom nu niet in aanmerking voor immuuntherapie (ipilimumab). Afhankelijk van de aanwezigheid van een BRAF-mutatie, kan er gestart worden met een BRAF-remmer. Analyse naar BRAF-mutatie wordt ingezet. Tevens nog MRI-cerebrum.

Omdat het een BRAF+ gemetastaseerd melanoom is, wordt gestart met de BRAF-remmer dabrafenib en in *juni* volgt eenmalig een bestraling op de wervels L1–S3 en ribben 6–7 rechts in verband met pijn door de ossale metastasen.

Systemische behandeling van het gemetastaseerde melanoom

Bij diagnose van een gemetastaseerd melanoom is de patiënt in principe niet meer curatief te behandelen. Dankzij de nieuwe behandelingsmogelijkheden is er vaak wel sprake van een prognose van meerdere jaren. Afhankelijk van het type melanoom (al dan niet aanwezigheid van een BRAF-mutatie), lokalisatie en grootte van de metastasen, comorbiditeit en persoonlijke wensen van de patiënt, wordt de meest geschikte therapie gekozen.

Bij diagnose van gemetastaseerde ziekte wordt de BRAF-status bepaald. Activerende mutaties in het BRAF-gen zijn aanwezig bij 40 tot 60 % van alle patiënten met een gevorderd melanoom. Aanwezigheid van een BRAF-mutatie veroorzaakt activatie van de MAP-kinaseroute (zie ▶ par. 15.5.1). Dat geeft aanleiding tot celgroei en ontstaan van kanker.

Doelgerichte therapie – BRAF/MEK-inhibitoren

Door de MAP-kinaseroute te blokkeren op één (BRAF-inhibitie) of twee niveaus tegelijk (BRAF-inhibitie plus MEK-inhibitie) kan de evolutie van de ziekte snel afgeremd worden. Helaas is de werkzaamheid van beperkte duur door het ontstaan van resistentie.

De BRAF- en MEK-inhibitoren (per os) zijn alleen werkzaam bij patiënten met een bewezen BRAF-mutatie. Deze behandelingen zijn gekenmerkt door een zeer snelle werking. De behandelingen worden gecontinueerd tot ziekteprogressie optreedt. Dit wordt op vaste tijdstippen geëvalueerd, gewoonlijk om de acht weken.

◘ Tabel 16.5   BADO-richtlijnen voor de behandeling van gemetastaseerd melanoom

	eerste keuze	tweede keuze	derde keuze

BRAF-negatief	– anti-PD1
	– ipilimumab
	– nivolumab +
	  ipilimumab[a]
	– imatinib (cKIT)[d]
	– voor een beperkt
	  aantal metastasen
	  heelkunde[b] of
	  gammaknife[c]
	– klinische studie
		– anti-PD1
		– ipilimumab
		– nivolumab +
		  ipilimumab[a]
		– chemotherapie
		  (DTIC)
		– best supportive care
		  (BSC)
		– klinische studie
			– klinische studie
			– chemotherapie
			– best supportive
			  care (BSC)

BRAF-positief	– BRAFi + MEKi
	– zie BRAF-negatief
		– zie BRAF-negatief
		– BRAFi + MEKi bij
		  gebrek aan respons
		  op immuuntherapie
			– zie BRAF-negatief

BADO-richtlijnen gepubliceerd met toestemming van prof. dr. Lieve Brochez, hoofd BADO – Belgian Association of Dermato-Oncology.
[a] Momenteel niet beschikbaar in België.
[b] Bij één of een zeer beperkt aantal metastasen in hersenen, long, GI-tractus of huid.
[c] Bij één of een beperkt aantal hersenmetastasen.
[d] Bij patiënten met een bewezen cKIT-mutatie, zeer zeldzaam en valt buiten het bestek van dit boek.

De bijwerkingen van de BRAF- en MEK-inhibitoren, zoals dabrafenib-trametinib, zijn pyrexie, rillingen, vermoeidheid, huiduitslag en nausea. Bij ontstaan van koorts kan er een proeftherapie met paracetamol worden voorgeschreven na het uitsluiten van een onderliggende infectie. Bij een BRAF-inhibitor in monotherapie ziet men vooral spinocellulaire carcinomen van de huid, hyperkeratosis, huidpapilloma's, alopecie en hand-voetziekte.

Bijwerkingen gerelateerd aan een andere combinatie (vemurafenib-cobimetinib) zijn oftalmologische bijwerkingen (centraal sereus retinopathie), diarree, nausea en overgeven, fotosensitiviteit, verhoogde transaminasen en een verhoging van creatinekinase.

Immuuntherapie

Immuuntherapie kan voorgesteld worden aan melanoompatiënten onafhankelijk van de BRAF-mutatiestatus. Er zijn verschillende soorten immuuntherapie, maar bij patiënten met een melanoom worden vooral de checkpoint inhibitoren voorgeschreven. De voor- en nadelen van immuuntherapie of targeted therapie als eerste keuze zijn onderwerp van veel wetenschappelijke discussies (◘tab. 16.5).

De eerste checkpoint inhibitor die goedgekeurd werd voor de behandeling van gemetastaseerd melanoom is ipilimumab. Het betreft een ambulante therapie, elke drie weken via een infuus. Hoewel de responsratio laag is (±11 %), is er wel kans op langdurige controle bij patiënten bij wie het geneesmiddel werkzaam is. Er zijn gevallen beschreven van patiënten die tien jaar na starten van de behandeling nog in leven zijn. Volgens de laatste gegevens is 46 % van de patiënten in leven na één jaar en na twee jaar 24 %. Ipilimumab heeft nog steeds een belangrijke plaats in de behandeling van gemetastaseerd melanoom. Er zijn echter steeds nieuwe immuuntherapieën in ontwikkeling met betere resultaten en minder uitgesproken toxiciteit. Er is hier vooral sprake van anti-PD1-antilichamen, zoals pembrolizumab en nivolumab (zie ▶H. 6).

Typerend voor de behandeling met immuuntherapie is een andere benadering met betrekking tot responsevaluatie. Bij klassieke chemotherapie en targeted therapie, zoals BRAF- en MEK-inhibitoren, is een afname van alle metastasen een teken van respons. Bij immuuntherapie kan er sprake zijn van een pseudoprogressie van de kanker, waarbij men initieel een toename van enkele metastasen ziet, zelfs met ontstaan van nieuwe letsels, gevolgd door een late respons. Ook vanwege dit fenomeen vereisen gebruik en interpretatie van de werking van immuuntherapie een zekere expertise.

Het is een bekend fenomeen, dat checkpoint inhibitoren aanleiding kunnen geven tot unieke bijwerkingen, de zogenoemde 'immune-related adverse events' (*irAE's*). Typische bijwerkingen zijn rash, vitiligo, colitis, pneumonitis, hepatitis, thyreoïditis, nefritis en hypofysitis. Deze bijwerkingen verschillen in graad en ernst; niettemin zijn snelle diagnose en interventie van groot belang. Zoals eerder vermeld, geven de nieuwere anti-PD1-antlichamen minder uitgesproken toxiciteit en betere respons, terwijl de combinatie anti-PD1/anti-CTLA4 nog meer toxiciteit veroorzaakte (graad 3/4 irAE's bij 50 %). Er zijn gegevens die een betere overleving suggereren bij patiënten met huidtoxiciteit en vitiligo op immuuntherapie, maar dit is een vraag die verder geëxploreerd dient te worden. Dosislimiterende toxiciteit op ipilimumab sluit niet uit dat de patiënt op een later tijdstip baat kan hebben van behandeling met nivolumab of pembrolizumab, zonder verhoogd risico op toxiciteit. Ook het risico op toxiciteit vereist een zekere expertise in het omgaan met immuuntherapie.

Wat is de beste volgorde van systeemtherapie?

Zoals eerder vermeld, dient op het moment van diagnose van gemetastaseerde ziekte de BRAF-mutatiestatus steeds te worden bepaald. In de tijd van ipilimumab en BRAF-inhibitoren werd vaak aanbevolen om te opteren voor een BRAF-inhibitor (bij voorkeur met een MEK-inhibitor) bij patiënten met een bewezen BRAF-mutatie, meerdere metastatische sites, hoog LDH en CRP. Door de veelbelovende resultaten met de anti-PD1-antilichamen, waaruit blijkt dat deze geneesmiddelen ook werkzaam kunnen zijn bij patiënten die eerder andere therapieën kregen of bij een verhoogd LDH, is het op dit moment moeilijk een vaste sequentie van therapie te definiëren, onafhankelijk van de BRAF-status. Gezien de lage kans op respons, wordt er zelden voor chemotherapie gekozen. In ▢tab. 16.5 staan de Belgian Association of Dermato-Oncology (BADO-)richtlijnen voor de behandeling van gemetastaseerd melanoom vermeld. De Nederlandse aanbevelingen zijn te vinden op ▶www.oncoline.nl: Melanoom> behandeling>gemetastaseerdeziekte>werkafspraken (▶http://www.oncoline.nl/uploaded/docs/melanoom/MO_01-2016_def_p32-34behandeling.pdf).

Specifieke situaties

Hersenmetastasen

Hersenmetastasen zijn een frequent probleem bij patiënten met een gemetastaseerd melanoom. Bij één of een zeer beperkt aantal letsels is chirurgie een aanvaardbare keuze, al dan niet gevolgd door adjuvante radiotherapie. Stereotaxie is een alternatief voor chirurgie, onder andere bij patiënten met een slechte perfomance status en/of een beperkte verwachte levensduur, bij wie heelkunde geen optie is.

Bij patiënten met meerdere hersenmetastasen is er indicatie voor pancraniële radiotherapie om progressie te voorkomen. Pancraniële radiotherapie is echter geassocieerd met een risico op laattijdige neurocognitieve complicaties. Bij BRAF-gemuteerde patiënten zijn BRAF-inhibitoren, al dan niet in combinatie met MEK-inhibitoren, vaak werkzaam ter hoogte van de hersenmetastasen met een bewezen respons bij 30 tot 40 % van alle patiënten. Aldus vormt targeted therapie een alternatief voor pancraniële radiotherapie.

Botmetastasen

Radiotherapie kan ook overwogen worden bij pijnlijke botmetastasen, gezien het bekende antalgische effect. Een andere indicatie voor radiotherapie is bijvoorbeeld symptomatische metastasen in long of klieren. De beslissing omtrent deze vorm van radiotherapie wordt steeds genomen tijdens een multidisciplinair oncologisch consult (MOC). Bij diagnose van botmetastasen is behandeling met zoledroninezuur of denosumab en calcium/vitamine D per os tevens aangewezen.

16.3 Begeleiding van de patiënt en familie in de terminale fase

16.3.1 Begeleiden algemeen en door de specialist

Begeleiden van de patiënt en diens familieleden in de vaak laatste gang door de gezondheidszorg hoort bij alle dokters die betrokken zijn bij het ziekteproces. Deze taak hoort niet alleen thuis bij de huisarts maar ook bij de artsen van de tweede lijn, de oncologisch chirurg en/of de medisch oncoloog. Zij begeleiden de patiënt tijdens een lang, palliatief, traject dat vaak met ups en downs gepaard gaat en zij ervaren deze begeleiding als een belangrijk en dankbaar onderdeel van hun dokter-zijn. Uiteindelijk stopt hun bemoeienis vaak bij voortschrijdende ziekte en het gebrek aan therapeutische opties – het begeleiden lijkt voltooid –, maar het bespreekbaar maken van het feit dat er geen mogelijkheden tot behandeling zijn is daar nog wel onderdeel van. Deze stap, 'u bent nu uitbehandeld', dient met zorg besproken te worden. Daarbij hoort een goede overdracht naar de huisarts en het aanbieden van consultatie als er toch nog vragen zijn die de patiënt en diens familieleden ook in de thuissituatie nog bezighouden.

> **Casus (vervolg)**
>
> Het gaat niet goed, dhr. J.S. komt het huis eigenlijk niet uit en zit/ligt veel op de bank. De pijn is te dragen en u bezoekt hem in toenemende frequentie. De stemming is somber en verdrietig, 'Ik had nog zo veel willen doen'. Zijn echtgenote kan de verzorging goed aan en laat zich niet uit het veld slaan, zij is een hele steun! Later in het ziekteproces treden problemen op met hoesten, benauwdheid en pijn en *begin juli* overlijdt dhr. J.S. in de thuissituatie aan de complicaties van een gemetastaseerd melanoom. Dat is dan precies twee jaar na zijn komst bij de huisarts met een bloedend plekje op zijn rug.

16.3.2 Begeleiden door de huisarts

Bij de patiënt met een gemetastaseerd melanoom komt het vaak voor dat de huisarts als begeleider een periode uit beeld is. De patiënt heeft vaak een lange ziektegerichte behandelingsfase, waarin de controles en begeleiding vanuit het ziekenhuis plaatsvinden. Door de intrede van de behandeling met immuuntherapie en doelgerichte therapie wordt de palliatieve fase steeds langer en hebben patiënten in deze periode ook gedurende een relatief lange periode een goede kwaliteit van leven. Meestal wordt de behandeling redelijk goed verdragen en kan men blijven werken. Dat is een goed en belangrijk gegeven. Door deze jarenlange periode kan de huisarts het contact met de patiënt echter verliezen.

Er is een slag voor de huisarts te maken door op de hoogte te blijven van het ziekteproces, te toetsen hoe in deze fase kwaliteit van leven wordt ervaren en te informeren hoe de behandeling wordt verdragen. Zo kan de huisarts de rol van medebegeleider terugkrijgen. Ook is het belangrijk om na te gaan of de patiënt een eigen inbreng wil en kan hebben in het ziekteproces, zeker op belangrijke beslismomenten zoals stoppen van de behandeling of juist doorgaan. Als op deze manier nazorg wordt verleend, is het gemakkelijker om mee te denken in het dilemma van wel of niet stoppen en om te communiceren met de behandelaar in het ziekenhuis. Door deze communicatie te onderhouden, weet de specialist op zijn beurt de huisarts te vinden als er geen therapeutische opties meer zijn. Bij de overdracht van de patiënt naar de eerste lijn kan er samen gekeken worden naar de beste opties voor begeleiding in de laatste periode van de palliatieve fase, de terminale fase. Afhankelijk van de omstandigheden duurt de terminale fase vaak enkele weken tot een paar maanden. In die periode begeleidt de huisarts de patiënt en diens naasten door optimale symptoombestrijding, eventueel met hulp van (gespecialiseerde) thuiszorg of palliatieve consultatie, bij de afronding van het leven en bij de voorbereiding op het naderende levenseinde.

Essentiële begrippen bij de vergelijking van verschillende oncologische behandelingen

begrip	definitie	betekenis
PFS	progression free survival progressievrije overleving	tijd tussen start therapie en ziekteprogressie volgens RECIST
OS	overall survival globale overleving	tijd tussen start therapie en overlijden, ongeacht oorzaak
RR	response rate responsratio	percentage van alle behandelde patiënten bij wie het geneesmiddel werkzaam is
RECIST		'repons evaluation criteria in solid tumors' progressieve ziekte (PD) ≥20 % toename van de som van de grootste diameter van alle 'doelletsels' (target lesions) partiële respons (PR) ≤30 % afname van de som van de grootste diameter van alle 'doelletsels' (target lesions) stabiele ziekte (SD) = tussen minder dan 30 % afname en minder dan 20 % toename van de som van alle doelletsels (target lesions)

Geraadpleegde literatuur

Dummer R, Hauschild A, Lindenblatt N, Pentheroudakis G, Keilholz U. ESMO guidelines committee. cutaneous melanoma: ESMO clinical practice guidelines for diagnosis, treatment and follow-up. Ann Oncol. 2015;26(Suppl 5):v126–32. ▶doi:10.1093/annonc/mdv297. No abstract available.

Grundmeijer HGLM, Rutten GEHM, Damoiseaux RAMJ, Red. Het geneeskundig proces. Klinisch redeneren van klacht naar therapie. Amsterdam: Reed Business; 2014.

Jongh TOH de, Grundmeijer HGLM, Lisdonk EH van de, Red. Praktische preventie. Houten: Bohn Stafleu van Loghum; 2009.

NHG-Standpunt Oncologische zorg in de huisartspraktijk (▶https://www.nhg.org/themas/publicaties/nhg-standpunt-oncologische-zorg-de-huisartsenpraktijk).

Richtlijn melanoom (▶http://www.oncoline.nl/melanoom). Up To Date; 2015.

Vries J de, et.al., editor. Oncologie voor de algemene praktijk. Assen: Koninklijke Van Gorcum; 2005.

Zeldzame kwaadaardige huidtumoren. KCE-rapport. Brussel: Federaal Kenniscentrum voor de Gezondheidszorg (KCE); 2015.

Bijlagen

© Bohn Stafleu van Loghum, onderdeel van Springer Media BV 2017
A.J. Berendsen, S. van Belle (Red.), *Oncologie*, Praktische huisartsgeneeskunde,
DOI 10.1007/978-90-368-0961-0

Register

A

aanvullend onderzoek, indicaties 153
aanvullende zorg 76
active surveillance 33, 177
adenomateuze poliep 123
adjuvante therapie 131, 156
afatinib 198
ALK-translocatie 193
amplificatie 60
anaplastic lymphoma kinase (ALK) 62
angiogenese 63
angst 204
antihormonale therapie 158
anxiolyticum 205

B

behandeleffecten, late 133
behandeling, transmurale 20
benzodiazepine 203, 205
beslissingsondersteuning 18
bevolkingsonderzoek 125
BI-RADS-classificatie 152
borstkanker 148
– incidentiecijfers 143
– risicofactoren 143
botmetastase 185, 203
brachytherapie 178
BRAF 61
BRCA1 en BRCA2 143
BRCA1-gen 52
breslowdikte 216
bronchoscopie 192

C

cachexia 203
cardiotoxiciteit 112
– trastuzumab 113
cetuximab 198
chemotherapie 184, 197
– palliatieve 200
chirurgie 129
coach 19
college voor oncologie 89, 95
colorectaal carcinoom 123, 124
– metastasen 136
– TNM-classificatie 129
coloscopie 126
communcatie
– proactief 82
– goede 80

communicatieve vaardigheid 82
complexe oncologische zorg,
    concentratie van 92
conceptuele kader 28
consulentendiensten 92
continuïteit van zorg 82
coronaire hartziekte 113
corticosteroïden 202
CT-colografie 126
cyste 147
cytotoxic T-lymphocyte-associated
    protein 4 (CTLA4) 69

D

DCIS 155
de novo mutatie 48
densiteit 152
diagnostiek 36
– over- 28
– vroegtijdige 27
diagnostisch proces 39
distress 80
– psychologische 81, 82
distressmeter 75
doorlooptijd, diagnostische 37
driver mutatie 61
ductaal carcinoom 155
Dutch Institute for Clinical Audi-
    ting 90, 94
Dutch Surgical Colorectal Audit 94
dyspneu 203

E

echografie mammae 152
EGFR 60
– -mutatie 193
emotionele belasting 85
emotionele betrokkenheid 84
endocriene stoornis 114
epidemiologische studie 29
epileptisch insult 203
erfelijkheidsonderzoek 51
erlotinib 198
euthanasie 104, 205
evaluatie 33
evaluatiestudie 30
expertisecentrum palliatieve
    zorg 103

F

FDG-PET-CT-onderzoek 192
fibroadenoom 148
flowchart 144
focale therapie 179

G

gefitinib 198
genmutatie 197

H

HER2, overexpressie 155
hersenmetastase 202
hoesten 189, 203
hoofdpijn 203
hormoontherapie 63, 183
huidafwijking
– benigne 215
– maligne 215
huidtypen 213
huisarts 82
hypercalciëmie 201

I

immunisatie 29
immuuntherapie 66, 197
informatie-uitwisseling, adequate 85
Integraal Kankercentrum
    Nederland 92
intensiteitsgemoduleerde
    radiotherapie 178
intermenselijke relatie 84
interventiestudie 29

K

kanker
– erfelijk of familiair 48
– erfelijke belasting voor 51
kankerbehandeling
– late effecten 111
kankerincidentie 5, 8
– trend 11
kanker
– -mortaliteit 27
– -overleving 37
– -registratie 12, 93

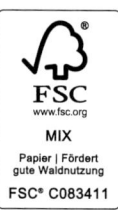

Zeitfracht Medien GmbH
Ferdinand-Jühlke-Straße 7
99095 Erfurt, Deutschland
produktsicherheit@kolibri360.de